BENITA CANTIENI

CATPOWER

DAS ULTIMATIVE KÖRPERBUCH

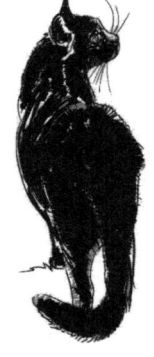

BENITA CANTIENI

CATPOWER

DAS ULTIMATIVE KÖRPERBUCH

südwest°

Inhalt

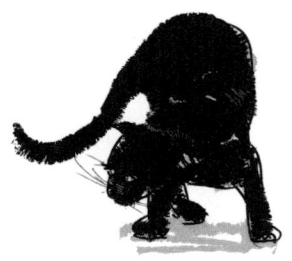

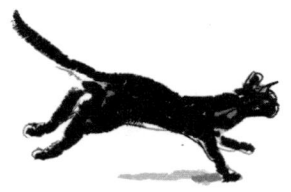

»Die Körper wären nicht schön,
wenn sie sich nicht bewegten.«

Johannes Kepler, deutscher Naturphilosoph, evangelischer
Theologe, Mathematiker, Astronom, Astrologe und Optiker
27. Dezember 1571 bis 15. November 1630

Ihr Meisterwerk

Die gute Nachricht: Sie besitzen ein echtes Meisterwerk, Ihren Körper. Die schlechte Nachricht: Sie haben wenig, sehr wenig bis keine Ahnung, wie dieses Meisterwerk behandelt werden will, damit es 100 Jahre funktionieren, damit es Ihnen jeden Tag Ihres Lebens Freude und Wohlbehagen schenken kann. Ihre Haltung im Moment ist eine mehr oder weniger körperfreundliche Gewohnheit, nicht Ihre Natur. Die Beschwerden im Fuß, im Knie, im Hüftgelenk, die Schmerzen im Kreuz, in den Schultern, im Handgelenk – alles hausgemacht.

Lassen Sie jetzt bitte nicht den Kopf hängen, denn Sie können nichts für Ihre Ahnungslosigkeit. Es hat Ihnen niemand die Gebrauchsanweisung für Ihr Meisterwerk Körper erklärt. Die Eltern nicht, die Lehrer nicht, der Physiotherapeut auch nicht, und schon gar nicht Ihr Arzt. Der interessiert sich für Sie und Ihren Körper erst, wenn das Meisterwerk beschädigt ist, nicht mehr reibungslos läuft. Dann wird geflickt und repariert, behandelt und operiert.

»Der Arzt«, sehen Sie mir die Verallgemeinerung bitte nach, tut in der Regel sein Bestes. Da er selber die Gebrauchsanweisung für das Meisterwerk menschlicher Körper nicht kennt, ist sein Bestes nur meistens nicht gut genug. Das ist eine vermessene Behauptung, ich weiß. Was ich meine: Der Arzt kennt den Körper, nicht den Umgang mit ihm. Sonst würde er Ihnen bei Kreuzschmerzen die richtigen Übungen verschreiben, nicht das Schmerzmittel. Sonst würde er Ihnen bei Spannungskopfschmerzen die gute Kopfhaltung zeigen, statt Medikamente zu verteilen. Sonst würde er Ihnen bei Organsenkungen den Levator Ani erklären, nicht die Operationstechnik.

Die moderne Medizin ist in vielerlei Hinsicht großartig, ich verdanke ihr wahrscheinlich jetzt schon die Hälfte meines Lebens. Meine Kritik bezieht sich auf den Umgang mit dem Bewegungsapparat, den Umgang mit Knochen, Gelenken, Muskeln, Sehnen, Bändern, Faszien. Da hat seit Leonardo da Vinci keiner mehr hingeschaut, da schreibt und zeichnet einer dem anderen ab. Im Computerzeitalter werden immer raffiniertere Roboter kreiert, indes existiert kein perfektes Skelettmodell – perfekt im Sinne von ideal. Pathologen und Präparatoren an anatomischen Instituten bestätigen mir das: Ihre Aufgabe ist die Sichtbarmachung oder Abbildung dessen, was sie finden, dessen, was ist, nicht dessen, was sein könnte. Daraus können auch nur bedingt Rückschlüsse und Schlussfolgerungen auf »die Menschheit« gemacht werden, denn wir sind körperlich so einmalig und unterschiedlich wie in den Gesichtszügen oder im Fingerabdruck.

Sehen Sie sich in der Praxis Ihres Arztes oder Physiotherapeuten oder Masseurs einmal um. Da hängen oder stehen S-krumme Wirbelsäulen herum, altersverformte Schlüsselbeine, verdrehte Schultern, Becken mit Schrauben mitten im Kreuzbeingelenk, das in Tat und Natur ein Meisterwerk an Beweglichkeit und Geschmeidigkeit ist. Hüften und Schultergelenke mit Schrauben und Drähten in chronischer Fehlhaltung erstarrt. Will ich Ihnen die Funktion einer gesunden Schulter zeigen, muss ich das Modell komplett auseinandernehmen ...

Vor 16 Jahren fing ich aus eigener Not an, den Körper zu erforschen. Alles, was ich in den 16 Jahren gelernt, entdeckt und gefunden habe, verdanke ich lebendigen Körpern. Meinem Körper und den Körpern der Menschen, die sich auf meine Arbeit einlassen: Klientinnen und Klienten, Schülerinnen und Schüler, Kolleginnen und Kollegen (herzlichen Dank an alle). Die Theorie in den Anatomiebüchern, die Schulanatomie, zeigt, was ist. Da gibt es Abbildungen und Nachbildungen von Menschen, die mehr oder weniger zufällig in der Pathologie gelandet sind. Anatomiebücher zeigen nicht, was sein könnte.

Ich bin dabei, eine logische Anatomie zu erstellen, die jeder Mensch verstehen kann. Wichtiger: die jeder Mensch sofort umsetzen kann. Noch wichtiger: die jeder Mensch sofort am eigenen Leib auf ihre Funktionsfähigkeit prüfen kann. Und auch wichtig: die der Einmaligkeit jedes Menschen gerecht wird. Grob vereinfacht, handelt diese logische Anatomie davon, wie Sie aus Ihrem einmaligen Bauplan Leichtigkeit, Bewegungsfreude und Schmerzfreiheit herausholen können, indem Sie Ihre eigenen Knochen ideal ausrichten. In dieser idealen Ausrichtung sind alle skeletthaltenden Muskeln aktiv und sämtliche Gelenke jederzeit reaktionsbereit.

Das ist mein Angebot an Sie: Glauben Sie nicht an die trockene, zweidimensionale Schulbuchanatomie, an der Sie Ihr Arzt oder Therapeut vielleicht misst.

Arthrosen in den Gelenken sind nicht normal, nur weil so viele ältere Menschen daran leiden. Inkontinenz im Alter ist nicht normal, nur weil so viele daran leiden. Schulterverspannungen sind nicht normal, nur weil so viele daran leiden. Das alles und noch vieles mehr können Sie verhindern, wenn Sie die Wartung Ihres Bewegungsapparats selbst in die Hände nehmen. Entdecken Sie Ihre eigene Anatomie, die einmalig ist und wunderbar. Ich liefere Ihnen die Logik des Bauplans und seiner Funktionen, Sie und nur Sie können ihn für sich selbst umsetzen.

»… Ich war vor Kurzem im Krankenhaus und man unterrichtete mir genau das Gegenteil von dem, was Sie anleiten. Da soll ich beim Wasserlassen den Strahl anhalten, um den Beckenboden zu trainieren …«

»Alle anderen Bücher beschreiben das genaue Gegenteil Ihrer Ansicht zum Zwerchfell. Ich weiß nun nicht, was richtig ist …«

»Mein Physiotherapeut sagt etwas ganz anderes. Ich soll das Becken leicht kippen, um den Rücken zu entlasten. Ich bin ganz durcheinander. Was stimmt nun?«

»Der Physiologe hat den Kopf geschüttelt, als ich Ihre These über die Zusammenarbeit von Zwerchfell und Beckenboden erklärte. Er zeigte mir sogar sein Anatomiebuch. Da steht das Gegenteil von dem, was Sie anleiten. Daraufhin kam ich ins Grübeln: Was ist richtig und was ist falsch?«

Solche Zuschriften von verunsicherten Leserinnen und Lesern erhalte ich fast täglich. Ich verstehe die Irritation und empfehle: Ausprobieren.

Und wenn meine Methode auch bei Ihnen wirkt, die Schmerzen lindert, heilt, den Mut aufbringen, sich selbst zu glauben, nicht dem vermeintlichen Fachmann. Das ist mir ganz wichtig, das hat mir zum besten, leichtesten, gesündesten Körper verholfen, den ich je hatte: Die einzige Autorität für meinen Körper bin ich. Die einzige Autorität für Ihren Körper sind Sie.

Was ich Ihnen vorschlage, ist nicht neu, Sie konnten das alles schon mal, als Kind. Und falls Sie es, wie ich, als Kind nicht er- und ausleben konnten, so steckt es doch in Ihrem ursprünglichen Körperbauplan und wartet darauf, dass Sie es umsetzen. Wir hatten für die Entwicklung dieses Bauplans über vier Millionen Jahre Zeit. Die Evolution machte ihre Arbeit gut, der menschliche Körper ist perfekt – auch für 100 Jahre Lebenszeit. Höchste Zeit, dass Sie Ihre Gebrauchsanweisung zur Hand nehmen.

»Seit ich Ihre Methode konsequent umsetze, bin ich vollkommen schmerzfrei.«

»Sie haben mir Operationen erspart. Ich bin leichter, beweglicher und kräftiger, als ich mir je zu träumen wagte.«

»Danke für Ihre wirksame Methode! Wer diese nicht kennt, hat wirklich etwas verpasst.«

»Dank Ihres Trainingsprogramms kann ich wieder Bergwandern und Tanzen. Das hat auch meine Lebensfreude zurückgebracht.«

»Die Entdeckung meiner Natur mithilfe Ihrer Methode schenkte mir eine katzenhafte Leichtigkeit.«

»Es gibt eine Frau in der Schweiz, die ist unserer Zeit weit, weit voraus … Das Wahre, Echte und Einfache setzt sich durch – aber meist immer viel später … Die CANTIENICA®-Methode ist deswegen so großartig und herausragend, weil sie unserer einzigartigen Körperintelligenz entspricht. Frau Cantieni bewegt sich auf den Spuren dieser genialen Konstruktion.«

»Es geht meiner Meinung nach bei der CANTIENICA®-Methode um viel mehr als um reines Bodyworkout und körperliche Fitness – es geht um das Leben selbst, und das ist immer eine Einheit von Geist und Körper – eines ist ohne das andere nicht möglich – das ist die universale Intelligenz!«[1]

Sie finden zu allen meinen anatomischen Erkenntnissen ein paar meiner Lieblingsübungen zum Ausprobieren. Ich möchte erstens meine Erkenntnisse weitergeben, Sie zweitens damit unterhalten und Sie drittens und vor allem dazu verführen, das Beste aus Ihrem Körper zu machen: ein Meisterwerk in Aktion. Wecken Sie Ihre Catpower!

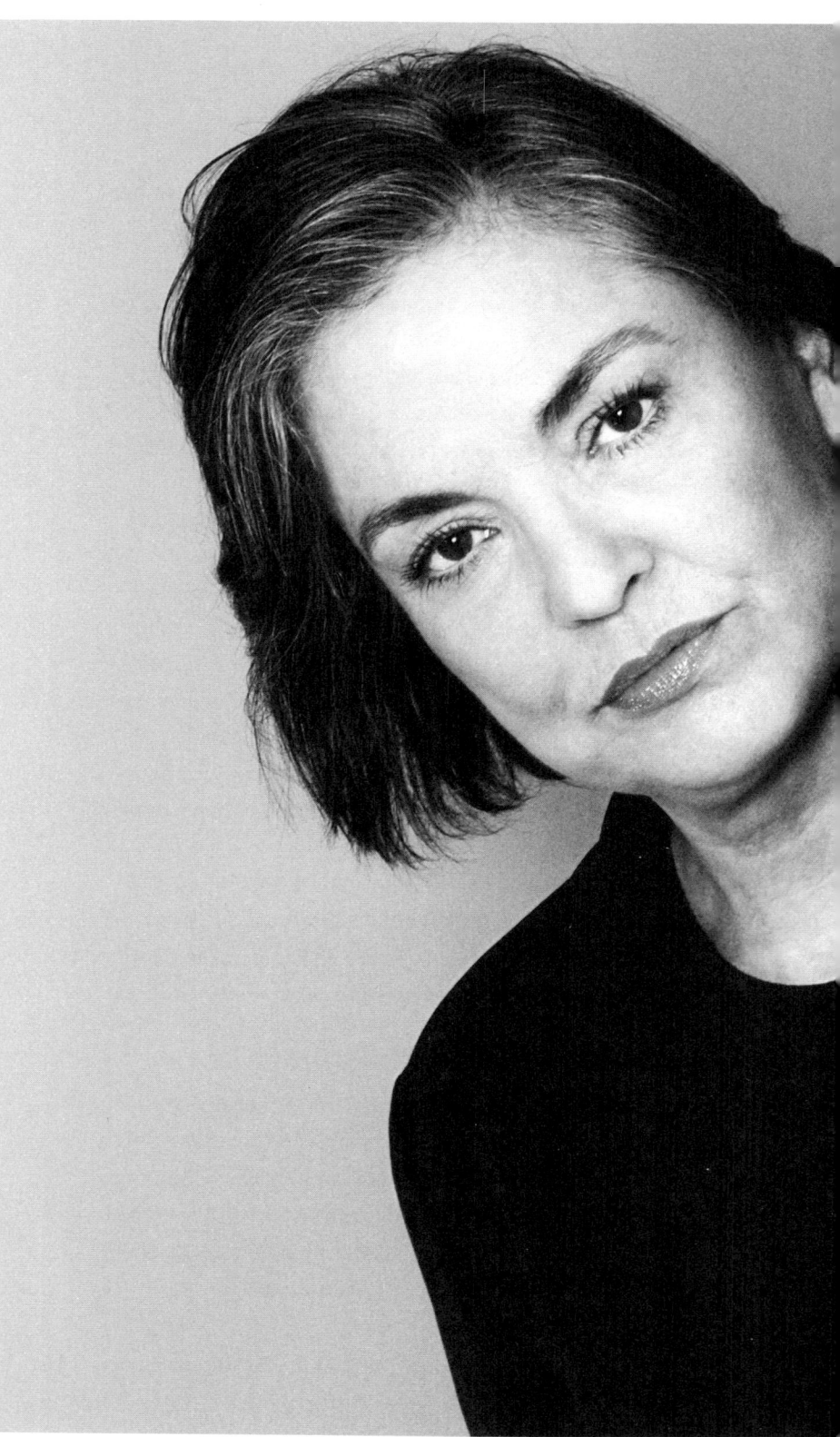

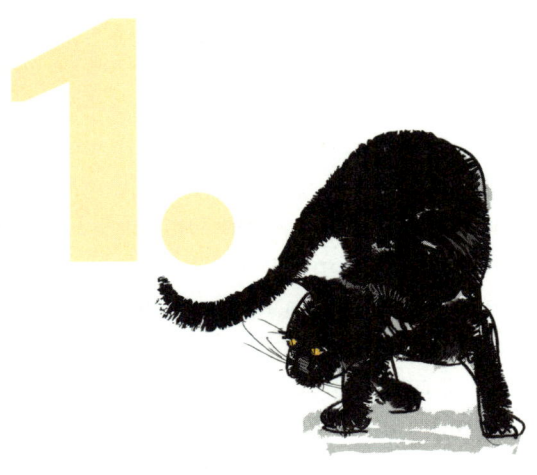

Der Körper als Gefängnis –
wie ich mir und
der Welt vormachte,
eine Intellektuelle
zu sein

Malediven. In der Lagune einer Trauminsel. Ich stehe auf einem Surfbrett. Na ja, ich versuche, auf dem Ding zu stehen und gleichzeitig die Stange mit dem Segel zu halten. »Schatz, schau, so einfach geht das«, ruft der Ehemann L. vom benachbarten Brett. Elegant und aufrecht wie ein junger Bambus gleitet er an mir vorbei. Ein Spurenelement Wind reißt das Segel und meine Arme und meine Schultern nach vorn, mein Hintern versucht, den Zug auszugleichen, ruck, schnellen die Schultern nach hinten, ruck, schnellt das Becken nach vorn, ruck, knalle ich rücklings ins Wasser, ruck, Segel obendrauf. »Schatz, was hast du denn gemacht?«, ruft der Ehemann, der gerade gewendet hat und wieder an mir vorbeisegelt, »brauchst du Hilfe?«

Mit der Eleganz eines Nilpferds wuchte ich mich wieder auf das Brett, angle mit dem Seil das Segel, versuche, aus dem Zickzack meines Körpers irgendetwas Aufrechtes zu basteln, das wenigstens entfernt daran erinnert, dass ich zur gleichen Spezies gehöre wie der Mann, der mich gerade wieder kreuzt. »Schau, mach das doch einfach so wie ich. Füße fest und Scheitel ...« Den Rest schluckt das Windchen, schwups, diesmal köpfle ich vorwärts ins Wasser, über das Segel hinaus. Nilpferd wieder aufs Brett, Ehemann mit besten Ratschlägen links und rechts und vorne und hinten an mir vorbei, als hätte er nie etwas anderes gemacht, dabei steht er heute zum ersten Mal auf einem Surfbrett, genau wie ich. Füße verankern, Hintern einziehen, Bauch einziehen, Schultern entspannen, platsch, Nilpferd aufs Brett. Immer mehr blaue Flecken, violette Flecken, Fingernägel ab, Zeh verstaucht. Ich lege mich aufs Brett und paddle an den Strand, schenke dem Ehemann die gebuchten Stunden und melde mich für den Tauchkurs an, da kann keiner sehen, was für ein Bewegungsidiot ich bin.

Im Tauchkurs hatte ich natürlich die Sauerstoffflasche als Erste leer, weil ich so rumzappelte. Ich machte blutige Bekanntschaft mit Feuerkorallen. (Ich sah allerdings auch als Erste den sehr seltenen Tigerhai, perfekt getarnt im Sand, denn beobachten, das kann ich.)

Als Kind war das nicht anders. Auf den Skiern schämte ich mich so, dass ich mich in Nasenbluten flüchtete, um von den Schulkameraden nicht für meine Plumpheit ausgelacht zu werden. Vor dem Schulturnen konnte ich mich dank meiner Skoliose drücken, traurig beobachtete ich die anderen Kinder, wie sie Räder schlugen, an Ringen und auf Barren herumturnten. Beim Gummitwist auf dem Pausenplatz flog ich als Erste raus. Ein einfacher Purzelbaum in Nachbars Garten ging knapp an einem Genickbruch vorbei. Also zog ich mich zurück. In mich und in Tagträume, in Lesebücher und Schreibhefte. Die Emigration nach innen gelang ganz gut, »du bist halt die Intellektuelle«, hieß es immer öfter.

Dabei sehnte ich mich so nach Körper, nach Leichtigkeit, nach Geschmeidigkeit und Kraft. Ich konstruierte aus mir eine Mogelpackung, die auf sexy und körperlich machte und hinter der Fassade nur litt. Ich nahm meine Wirbelsäulenverkrümmung persönlich, hielt sie für eine Strafe Gottes, und Gottesstrafen, das war mir mit meiner erzkatholischen Erziehung klar, waren immer gerecht. Und ich schämte mich für die Gottesstrafe.

Die Skoliose wurde festgestellt, als ich sechs Jahre alt war. Fortan hörte ich ständig: »Das kannst du nicht, dein Rücken ist nicht gesund.« Ich ging in die Falle, mit 18 war ich überzeugt: »Ich kann das nicht, ich bin nicht gesund.« Ich war mir sicher, dass ich mit der Skoliose und all ihren Folgeschäden würde leben müssen: Rückenschmerzen, Hüftgelenksarthrose, Kiefergelenksarthrose, Zähneknirschen, Spannungskopfschmerzen, Hallux-valgus-Bildung an den Füßen. Und unförmig sah das alles auch noch aus: Kopf schief, Mund schief, Nase schief, Rücken bucklig, Reiterhosen an den Oberschenkeln, Hintern zu groß und zu schlaff, Brüste ungleich groß ...

Ich suchte Hilfe, gegen die Schmerzen, in der Sprachschule, in der Schauspielschule, in Psychodrama, beim Psychologen, Astrologen, im Krafttraining, im Samadhi-Tank, in Yoga, Feldenkrais-Methode, Alexander-Technik, Rolfing, in Meditation und Homöopathie, in Physiotherapie und Chiropraktik, in Akupunktur und Ultraschall, Neuraltherapie und Hypnose ... (Weil oft die Frage kommt, was mich denn für meine Körperarbeit inspiriert habe: das alles. Alles, was ich erlebt habe.) Einige Therapien brachten kurzfristig Linderung, nichts half nachhaltig. Mein Körper war mein Gefängnis. Ich wachte mit Schmerzen auf, ich schlief mit Schmerzen ein. Der Schlaf dazwischen war die schmerzfreie Insel.

Mit 41 holte ich mir beim Umzug von München nach Zürich eine Kreuzbeinfraktur, einen haarfeinen Spalt innerhalb des rechten Kreuzbeins. Ich tat mit meinem Körper, was wir alle in solchen Situationen versuchen: kompensieren. Den Körper noch mehr verbiegen, um dem Schmerz auszuweichen. Doch der ließ sich nicht übertölpeln. »Endlich operieren oder für den Rest Ihrer Tage Schmerzmittel schlucken«, sagte der Arzt. Er sagte auch: »In Ihrem Alter haben die meisten Leute Rückenschmerzen.« Das war mehr Schock als Trost.

Heute weiß ich, dass er leider recht hat. Irgendwann fängt es mit den Zipperlein an: Das Knie muckt, die Füße schmerzen, die Hüfte tut bergauf und -ab weh, »das Kreuz« bietet mit seiner filigranen, vielgelenkigen Konstruktion viel Angriffsfläche, die Schultern, der Nacken, die Handgelenke. Und weil so viele an Ähnlichem leiden, gilt das Leiden als normal. Man gewöhnt sich daran: »Jeder hat sein Päckchen zu tragen, mit dem Alter kommt das halt.« Sehr beliebt ist auch: »Bei uns liegt der Hallux valgus (der Rundrücken, das Hohlkreuz, die X-Beine, die O-Beine) in der Familie, alle Frauen (alle Männer) haben ihn.«

Ich hatte schon auf den ersten Vorschlag, mein rechtes Hüftgelenk durch ein künstliches zu ersetzen – »dann haben Sie Ruhe und können wieder alles machen« –, geantwortet: »Was soll ich mit künstlichen Gelenken, wenn ich mit meinen eigenen nicht zurechtkomme?« Da war ich 27 Jahre alt. Nein, mit Mut hatte das nichts zu tun, für mich war es eine logische Folgerung. Ich wusste, mit einem künstlichen Hüftgelenk war die Wirbelsäulenverkrümmung zementiert. Wollte sie sich verschlimmern, musste sie neue Windungen suchen. Ich konnte nicht gewinnen.

(Zu Operationen kam es dann doch: Das Nasenbein war so schief, dass ich zu wenig Luft bekam. Zysten fraßen Löcher in die Kieferknochen, ein Dutzend kleine und ein großer chirurgischer Eingriff retteten mein Gesicht, und ich bin dankbar für die Möglichkeiten der modernen Medizin und Chirurgie.)

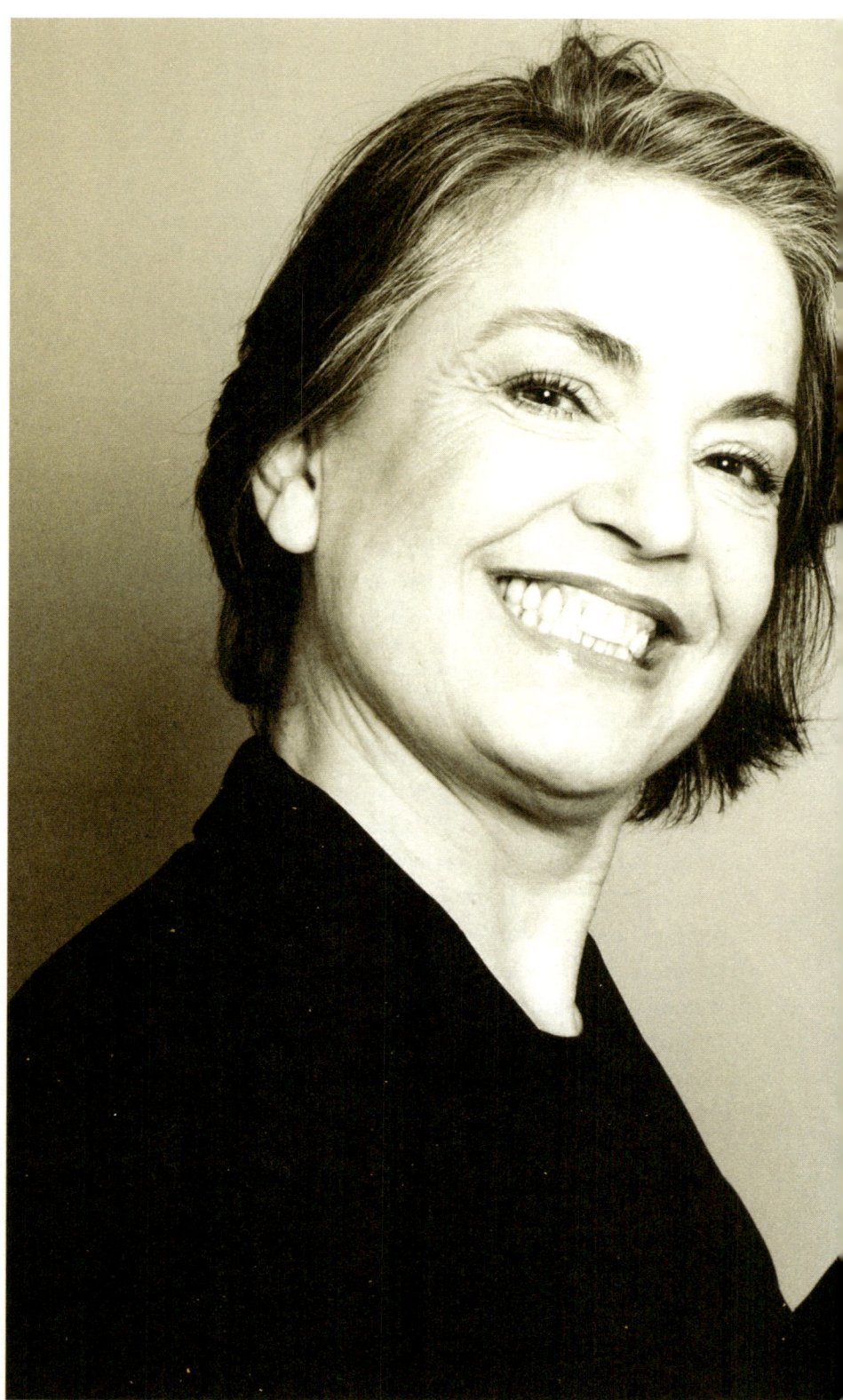

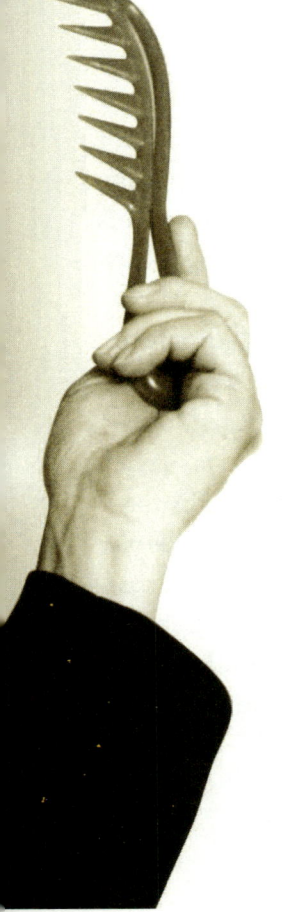

2.

Das Leben wirft mir die Körperarbeit vor die Füße – von Callanetics zur CANTIENICA®-Methode

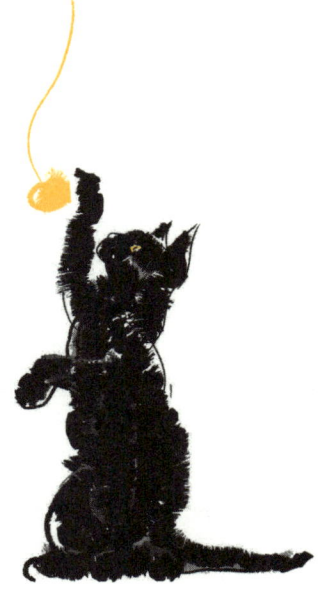

Mit 16 ging ich von zu Hause weg, hatte eine Lehre als Verkäuferin im Schreibwarengeschäft meiner Mutter gemacht, dazu Maschinenschreiben und Stenografieren gelernt, jobbte als Sekretärin, wechselte in ein Modehaus, lebte mal in London, mal in Kapstadt, wurde Directrice in einem Modehaus an der Zürcher Bahnhofstrasse, bewarb mich 1972 für die Aufnahme in die Ringier Journalistenschule in der Schweiz, wurde angenommen, machte im Eilverfahren Karriere – es war Aufbruchzeit für Frauen im Journalismus, ich suhlte mich in den Möglichkeiten wie die Made im Speck –, wurde Chefreporterin, Mitentwicklerin der ersten Schweizer Sonntagszeitung, versuchte mich als TV-Moderatorin (unbegabt), wurde schließlich Chefredakteurin des Schweizer Frauenmagazins Annabelle, von da aus ging es nach München als Chefin der Vogue. Der Job, von dem ich noch nicht mal geträumt, der sich einfach ergeben hatte, entpuppte sich als Albtraum mit sexuellen Belästigungen. Raus aus dem schönen Schein, anhalten, nachdenken, was wollte ich wirklich vom Leben, Pause machen.

Zurück in der Schweiz arbeitete ich als freie Journalistin, schrieb für das Magazin Sonntags-Blick das, was ich am liebsten machte: Porträts, Interviews, Reportagen, unterrichtete nun selbst in den Journalistenschulen. Das Leben hätte so weitergehen können, ich war gerne Journalistin.

Das Jahr 1992 spülte mir Callanetics vor die Füße. Das war jene Trainingsmethode, die Aerobic ausläutete und allen sanften Ansätzen wie Core-Training, Pilates etc. den Weg ebnete. In genau vorgeschriebenen Positionen wurden klitzekleine Bewegungen 100-mal wiederholt. Der Typ, der im ersten Kapitel naturtalentiert windsurfte, inzwischen Ex-Ehemann, überre..., äh, überzeugte mich, mein Erspartes in eine Masterfranchise für die Schweiz zu investieren, damals sagenhafte 285.000 US-Dollar. Nun wollte ich wissen, in was ich so viel Geld gesteckt hatte, und reiste nach Denver, Colorado.

Dort turnte ich am ersten Tag in einem verspiegelten Gymnastikraum mit dunkelrotem Teppich an einer Stange, überzeugt, ich sei in den falschen Film geraten. Die Trainerinnen zupften an meiner Schulter, schoben mein Becken in Position, zerrten an meinem Kopf. »High touch, no Tech« hieß das im Marketingjargon, sinngemäß zu übersetzen mit »viel Berührung, keine Geräte«. Als ich an die Reihe kam, Teilnehmerinnen in der Gruppe in die richtigen Positionen zu bringen, hörte ich mich sagen: »Nein, das mache ich nicht, ich berühre doch nicht einfach fremde Menschen.« Jeanne, eine der Ausbilderinnen, lachte mich an und sagte: »Oh yes, Benita, you will. Give it a try.« Versuch's doch einfach, Benita, es wird dir gefallen.

Es gefiel mir. Und wie. Am Ende der Woche war ich »Benita with the magic hands«, die mit den magischen Händen. Ich war auf ein Talent gestoßen, von dem ich keine Ahnung hatte, dass es in mir schlummerte. Im Schnellverfahren wurde ich Callanetics Teacher, Callanetics Senior Teacher, Callanetics International Senior Teacher. Ich arbeitete eng mit der Erfinderin, Callan Pinckney, zusammen, einer Südstaatenschönheit mit Südstaatenakzent (ungefähr so hatte ich mir immer die in die Jahre gekommene Scarlett aus »Vom Winde verweht« vorgestellt). Der Exmann adaptierte das Franchising-System auf die Schweiz, ich schrieb Handbücher, bildete Callanetics-Lehrerinnen und -Lehrer aus. Die Ausdehnung ins benachbarte Ausland ließ sich gut an, scheiterte allerdings an den Preisvorstellungen der

Amerikaner. Der Exmann brach auf zu neuen Geschäften, die Schweizer Bank verwandelte sein Kontokorrent für mich über Nacht in Schulden, mit der klaren Ansage, als Frau in dieser Fitnessbranche sei ich nun mal ein Risiko ...

Zusammen mit allem, was ich über Aufrichtung und Haltung gelernt hatte, brachte mir Callanetics in einigen Bereichen Linderung. Bestimmte Anweisungen, Positionen, Bewegungen in Callanetics bereiteten mir indes noch mehr Schmerzen. Ich beherzigte den Rat von Callan, die Position einfach um ein paar Millimeter zu verändern, bis sich Schmerzfreiheit einstellte. Es wurden Zentimeter, dann änderte sich die ganze Richtung: Statt das Bein einzudrehen, drehte ich es aus, statt den Rücken rund zu machen, spannte ich ihn auf. Ich probierte die veränderten Positionen in den Gruppenklassen aus, sie funktionierten! Für ausnahmslos alle Teilnehmerinnen und Teilnehmer (Letztere waren damals an einer Hand abzuzählen)! So entstanden völlig neue Positionen. Immer mehr immer neue Übungen kamen dazu, ich kreierte NEW CALLANETICS®, schrieb ein Buch darüber[2], Callan fungierte als stille Co-Autorin. Die Zukunft in und mit Callanetics schien besiegelt.

Callanetics boomte einige Jahre, die Studios schossen weltweit wie Pilze aus den Böden. Die Mutterfirma übernahm sich am schnellen Erfolg, floppte fast über Nacht (trotz meiner ach so hart erarbeiteten 285.000 Dollar) und wurde verkauft. Eine ehrgeizige Callanetics-Lehrerin mit reichem Mann übernahm die Marke, das Schaffen machte mich nun nicht mehr froh. 1997 trennte ich mich schweren Herzens von Callanetics, taufte NEW CALLANETICS® auf CANTIENICA® um, stellte es den Franchisenehmerinnen und Franchisenehmern frei, weiterhin Callanetics anzubieten oder auf die neue Methode umzustellen (und staunte, dass von zwei Dutzend Lizenznehmerinnen und -nehmern drei an mich glaubten). Callanetics arbeitet übrigens bis heute mit meinen Unterlagen für NEW CALLANETICS®.

1997 schrieb ich das erste CANTIENICA®-Buch: »Tiger Feeling – Das sinnliche Beckenboden-Training«. Zwei Verlage lehnten das Manuskript ab, ein kleiner Ex-DDR-Verlag, Gesundheit, druckte es – und verdiente sehr viel Geld damit. Ich konnte mit meinem Geld die junge Firma retten. »Tiger Feeling« war das erste populäre Buch über Beckenbodentraining, es begründete den ganzen Beckenbodenboom im deutschsprachigen Raum. Inzwischen ist die fünfte Überarbeitung in der ungefähr 30. Auflage auf dem Buchmarkt. Das Buch wurde und wird kopiert, imitiert und plagiiert, wie das mit sehr erfolgreichen Büchern nun mal passiert. Anfangs ärgerte es mich, dass ganze Passagen abgeschrieben und die gleichen Illustratorinnen zum Nachzeichnen angeheuert wurden, dass andere Verlage das Buchkonzept unverblümt kopierten. Schließlich beschloss ich, meine Methode einfach zur besten zu machen, denn nichts ist so schwer zu kopieren wie Qualität. An dieser Absicht hat sich bis heute nichts geändert.

Der geliebte Journalismus hielt mir die Treue. Ich bekam genau im richtigen Moment das Angebot, die Fitnesszeitschrift Shape in Deutsch zu konzipieren und für den Schweizer Verlag Marquard Media herauszugeben. Von 1998 bis 2003 konnte ich durch die schöne, herausfordernde Arbeit als Chefredakteurin die schöne, herausfordernde Arbeit in der Körperforschung gemächlich angehen, ich musste nicht von ihr leben. Der lange Abschied aus dem Journalismus ermöglichte es mir, die CANTIENICA®-Methode langsam und sorgfältig wachsen zu lassen.

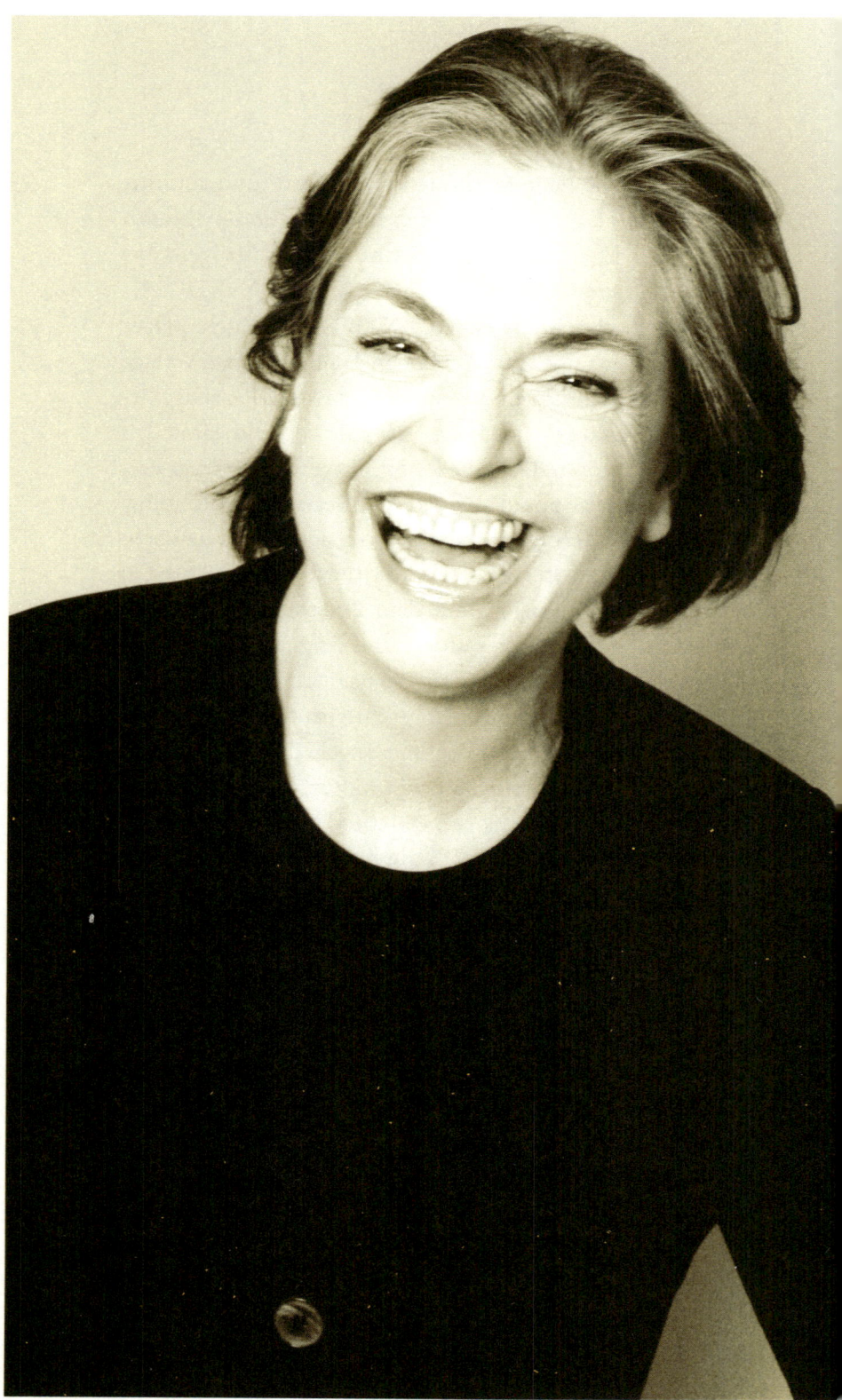

3.

Der Beckenboden
fordert sein Recht ein:
Er will für mich arbeiten.
Ohne Gegenleistung

Ein Arzt sprach 1993 mir gegenüber den Satz aus, der mein Leben von Grund auf verändern sollte: »Was, wenn du die Skoliose nicht hast, sondern machst?« Der Satz durchdrang alle Schichten der dicht gewirkten Glaubenssätze. Wie eine Supernova schlug er durch die Mauern meiner Überzeugungen. Ich wusste in diesem Augenblick: In mir lebte ein gesunder, gerader Mensch. Und ich konnte diesen Menschen unter den Verwachsungen und Krümmungen hervorholen, konnte ihn ans Tageslicht bringen. Ich wusste: Wie ich war, wie ich mich gab, das entsprach nicht meinem Bauplan. Das war einfach nur ein Missverständnis.

Christian Larsen stellte mir diese Frage, die mich bis in die Knochen traf. Er begann zu der Zeit gerade mit der französischen Physiotherapeutin Yolande Deswartes, das anatomische Fundament für die Spiraldynamik[3] zu definieren. Wir probierten damals aus, ob wir zusammenspannen könnten. Es zeigten sich bald die Unvereinbarkeiten. Er, Arzt, stur, verankert im akademischen Netzwerk, ich, Empirikerin, stur, wie es nur Pioniere sein können (und müssen). Er kreierte mit seinem Team eine Methode für Physiotherapeuten, also für manuelle, manipulative Behandlungen an anderen. Ich wollte die Logik der Anatomie für Laien aufschlüsseln, für jeden und von jedem selber machbar, ohne Manipulation, spürbar über die Selbstwahrnehmung, sichtbar von außen. Vor allem wollte ich »mein Ding« durchziehen.

Ich wusste, ich war etwas auf der Spur, das es so nicht gab: einer anatomischen Gebrauchsanweisung für Laien, die sich an der Einmaligkeit jedes Menschen ausrichtet und doch den logischen Gesetzen des menschlichen Bauplans folgt.

Einer Anatomie, die den einzelnen Menschen zur Autorität über seinen Körper macht. Einer Anatomie, die davon ausgeht, dass wir so, wie wir sind, in Ordnung sind, vorausgesetzt, wir leben wirklich und wahrhaftig in unseren Körpern und nicht nur im Kopf.

Seither haben sich die Wege der Spiraldynamik und meiner CANTIENICA®-Methode in unterschiedliche Richtungen entwickelt, zum Teil vertragen sie sich, zum Teil überhaupt nicht. Egal, wie fern wir uns heute sind, Christian hat mit diesem einen Satz mein Leben aus den Fugen gehoben: »Was, wenn du die Skoliose nicht hast, sondern machst?« Das bedeutete für mich: Ich kann die krumme Wirbelsäule gerade machen. Und so geschah es. In jahrelanger, manchmal mühsamer, meistens beglückender Feinarbeit eroberte ich meinen Körper, erschuf ihn neu, formte mich um. Selbstwahrnehmung, Achtsamkeit, Selbstbeobachtung waren die wichtigsten Instrumente für diese Selbsteroberung. Na ja, der Mut, die notwendigen Schmerzen auszuhalten, gehörte wohl auch dazu. Erst hatte ich die Einsicht, die Erkenntnis, dann verifizierte ich sie durch Nachforschungen. Im nächsten Schritt probierte ich aus, ob es auch mit anderen Menschen funktionierte. War das der Fall, ohne Wenn und Aber und ohne Ausnahme, übernahm ich es in die Methode, die Ausbildungen, die Studiokurse. Diese Formel ist bis heute geblieben. Meine logische Anatomie kennt keine Widersprüche, und nichts geht auf Kosten von etwas anderem.

Während ich dieses schreibe, befinde ich mich in der längsten schmerzfreien Phase meines Lebens. Vielleicht bin ich jetzt durch mit dem Umbau, vielleicht ist das nun die maximale Leichtigkeit, die das Leben für mich bereithält.

Eigentlich rechne ich damit, dass weitere Quantensprünge auf mich warten. Doch schon diese Leichtigkeit ist leichter als alles, was ich mir je vorgestellt oder erträumt habe. Der Körper, der so lange Gefängnis war, fühlt sich wohl und leicht und in der Mitte, er bewegt sich gern, er hat Kraft, ist geschmeidig und flexibel wie nie – auch nicht als Kind. Aus meiner eigenen Verwandlung vom Nilpferd aus Kapitel eins in eine fast 60-jährige Powerkatze nährte sich der Mut, diesen Weg zu gehen, wenn ich für Entdeckungen mal wieder von links und von rechts angefeindet wurde. Auch einige chronische Erkrankungen blieben auf der Strecke, mit denen ich mich längst eingerichtet hatte. Meine Immunkraft ist robuster denn je. (Ich werde in Kapitel sechs die Vermutung wagen, weshalb das so ist.) Der Preis für mein Körperglück oder, in Anlehnung an den Titel, diese Catpower, diese Katzenkraft, ist zugleich ihr Lohn: Achtsamkeit, Selbstwahrnehmung.

Falle ich gelegentlich noch aus dieser Achtsamkeit, indem ich mich im Sog des Alltags vergesse, so schickt mir mein bester Freund Körper ein Signal, einen schnellen Alarm: den Freundschmerz, und ich kann die notwendige Veränderung vornehmen, kann das Becken ausrichten, den Fuß gut setzen, die Schultern entspannen, das Zwerchfell aufspannen.

Zurzeit bin ich dabei, dieses wunderbare und so einfache System auf meine innerkörperlichen Ebenen zu übertragen: das Skelett meiner Seele aufzurichten, die Krümmungen und Verformungen der Vergangenheit wahrzunehmen und loszulassen. Dies ist eins der großen Abenteuer meines Lebens – und der Grund, weshalb ich monatelang um das Schreiben dieses Buchs herumtigerte, tausend Ausreden fand. Ich glaubte, ich müsse irgendwie »fertig« sein, sonst sei ich nicht authentisch. Bis ich merkte, dass ich mich mit diesem Anspruch wirklich fertigmachte.

Immer, wenn eine Lebenslektion zur Reife kommt, von mir verstanden werden will und kann, widerspiegelt sie sich in meinem Alltag. Diese Lektion heißt: Ich bin unfertig und werde es bis zu meinem letzten Atemzug sein. Und das ist die Geschichte von uns allen. Bewusst leben heißt wachsen und werden. Dass mir mein Körper diese Lektion erteilt, ist eine der fantastischen Geschichten, die nur das Leben schreiben kann. Ich kann nicht darauf warten, bis ich vor meinem strengen inneren Spiegel perfekt bin, denn dann kann ich Ihnen meine Geschichte nicht mehr erzählen ...

Zurück zum Mann, der mit einem einzigen Satz mein Leben veränderte. Christian Larsen erklärte mir, das Fundament für die Wirbelsäule sei »der Beckenboden«. Er zeigte mir handgreiflich, wie ich die Sitzbeinhöcker zusammenziehen konnte. Ich spürte augenblicklich, beim allerersten Versuch, eine Art Zwischenstockwerk in meinem Hochhaus Körper, und ich wusste: Das ist es. Das war der Anfang einer Körperreise zu meiner wahren Natur. Ich realisierte auch in diesem Moment: Das, was ich für den Beckenboden gehalten hatte, das war er nicht.

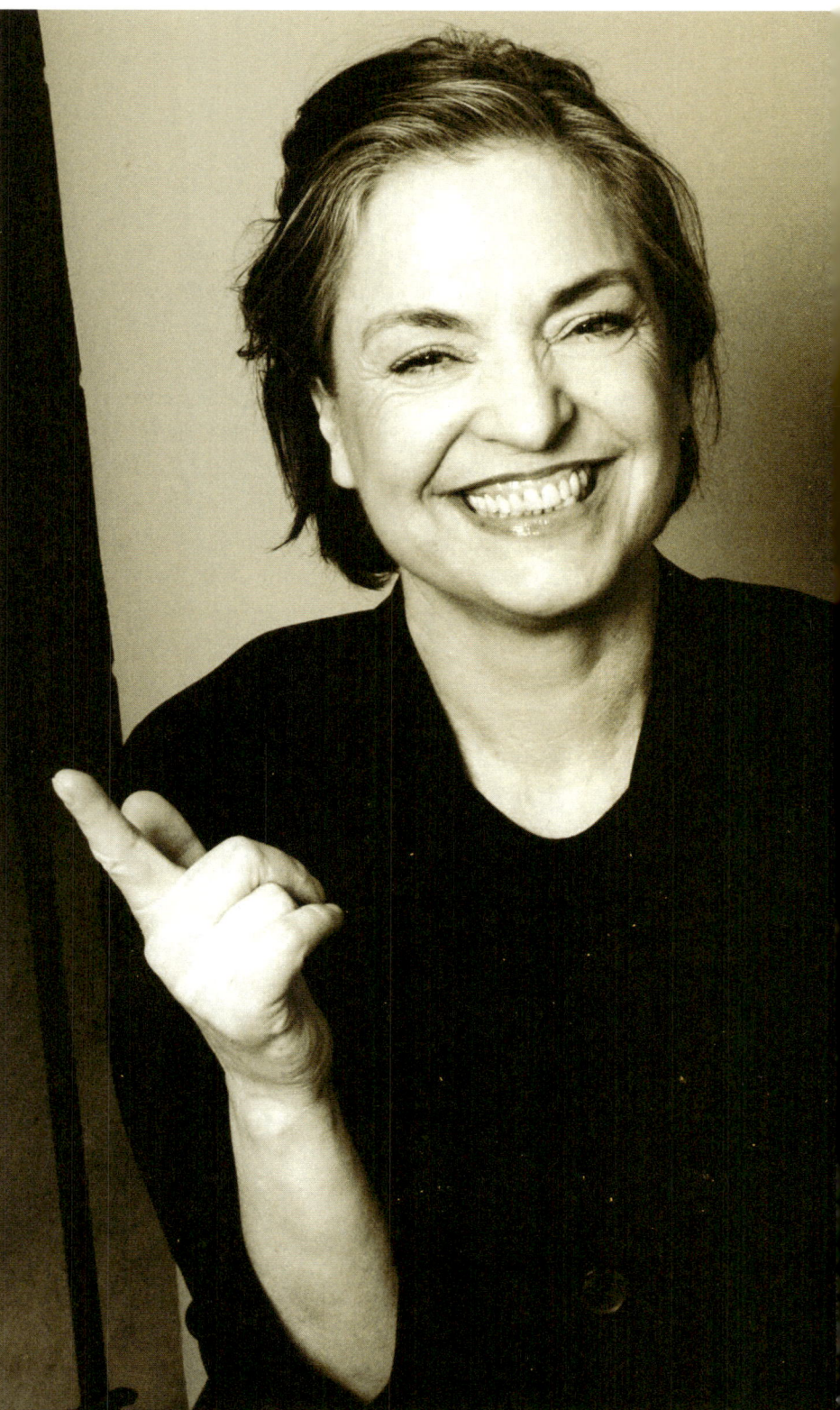

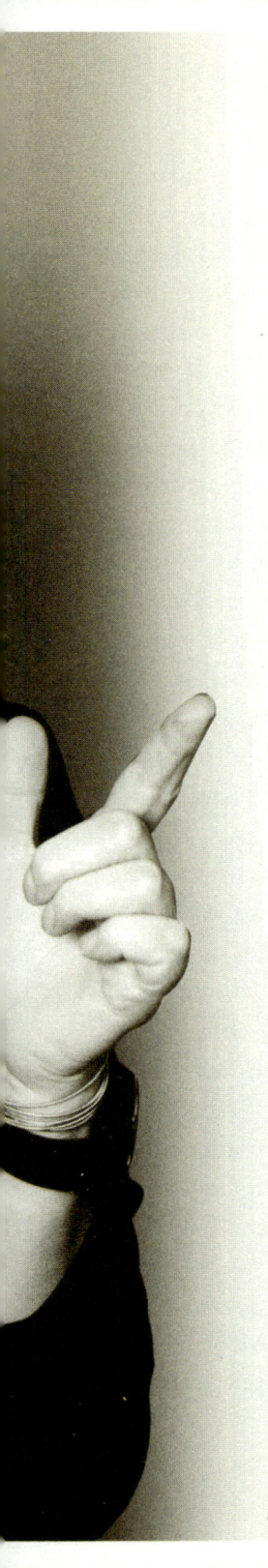

4.

Der Muskelkater meines Lebens, oder jede gute Geschichte hat mindestens zwei Anfänge

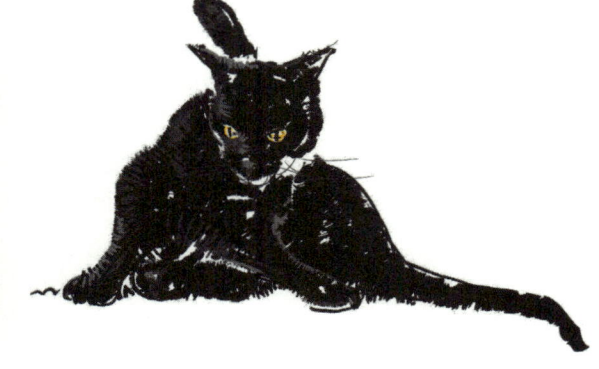

Jane Fonda trägt einen blauen Leotard, so nennen Insider in den 80er-Jahren Trainingsbodys aus einem Stück, dazu blaue Stulpensocken. Sie ist verschwitzt. Frisur und Make-up sind wie aus dem Ei gepellt, obwohl sie mir gerade eine Stunde vorgeturnt hat, und zwar Aerobic für Fortgeschrittene. Ab Video. Sie sagt: »Now we do the Kegels«, dann sagt sie nur noch »squeeze, squeeze, squeeze«, pressen, pressen, pressen, sie presst dazu die Lippen zusammen, als beiße sie auf eine Zitrone, das ganze Gesicht macht mit, eine Steilfalte presst sich über der schönen Stirn zusammen. Ich rätsle, dass es nicht darum gehen kann, sich Falten ins Gesicht zu pressen, und meine bei sehr genauem Hinsehen zu bemerken, dass sich die Fältchen an Janes Leotard zwischen den Beinen leicht bewegen. Aha, »Kegel-Exercises«, hatte ich schon mal gehört, Beckenboden, und ich squeezte und squeezte die Muskeln zwischen den Beinen, die sich eben squeezen ließen.

Anschließend ging ich auf Recherche, das war damals noch im Archiv, Papier und Mikrofilm und so was. Dr. Arnold Kegel war ein, wahrscheinlich der Pionier des Beckenbodentrainings. 1950, in meinem Geburtsjahr, kam er mit der ersten Anleitung, die wahrscheinlich gleich auch noch die Erfindung des Biofeedbacks war. Dabei wurde ein Finger in die Vagina gesteckt, und die Frau musste versuchen, mit den Muskeln den Finger zu fassen. Einmal entdeckt, wie's funktioniert, war der Finger nicht mehr notwendig, die Pressübungen konnten jederzeit und überall im Unsichtbaren durchgeführt werden.

Zur Verstärkung empfahl Dr. Kegel, beim Wasserlösen kurz den Strahl anzuhalten. Auf der Suche nach Mehrwert, entsprechend unserer soziokulturellen Programmierung, mehr vom Guten sei immer besser, entstand das Gerücht, dieses Wasserstrahl-Anhalten sei möglichst oft zu vollführen. Hält sich bis heute hartnäckig, das Gerücht. Tat ich in meiner angestrengten Jugendlichkeit auch – und holte mir eine Blasenentzündung. Mein damaliger Gynäkologe wollte mir einreden, die käme vom Onanieren, das sei für Frauen eben ausgesprochen ungesund, sie reiben sich die eigenen Bakterien in die Blase. Ich hörte mir den Schwachsinn auch noch an!

Außerdem zwängte ich mich in die höchsten Stöckelschuhe – Charles Jourdan und Sergio Rossi waren damals die »Sex and the City«-Marken. Im Frühjahr 2008 wurde wieder hartnäckig eine Studie durch die Medien geschleust, die beweisen sollte, das Tragen von Stöckelschuhen trainiere den Beckenboden. Das ist vollkommener Unsinn, wahrscheinlich finanziert von serbelnden italienischen Schuhmarken.

Stöckelschuhe zwingen die Trägerin, die Knie durchzustrecken, das zwingt das Becken in die Kippung und das raubt den Beinmuskeln die natürliche Verschraubung. Stöckelschuhe, stundenlang getragen, verkrampfen allenfalls die zitierten Schließmuskeln, sie verkrampfen auch einzelne Hüftmuskeln (zum Beispiel den Piriformis, der arge Beschwerden machen kann) und Muskelanteile des Gesäßes (Gluteus medius und minimus). Der eigentliche Beckenboden, der Levator Ani, wird durch diese Einengung geschwächt. Informelle Beobachtung in meinen 16 Jahren Beckenbodenarbeit hat unter den Stöckelschuhträgerinnen sehr viel mehr Inkontinenzen, Arthrosen, Fußdeformationen ausgemacht als unter den Flachschuhgängerinnen. (Ja, zu deformierten Füßen gehört immer auch ein erschlaffter Beckenboden. Dazu komme ich später ausführlich.)

Die Entdeckung des wahren Beckenbodens

Kegel-Übungen trainierten und trainieren isoliert die Schließmuskeln, die Vagina und Darm nach Bedarf schließen und öffnen. Sie sind wichtig, nur haben sie mit dem BeckenBODEN wenig zu tun. Diesen wahrhaften Becken-BODEN spürte ich erst, als ich da auf dem Rücken lag und Dr. Larsen mich dazu brachte, meine Sitzbeinhöcker zu orten und zu bewegen. Er setzte seine Finger auf die Knochen am unteren Beckenrand und wies mich an: »Zieh meine Finger zusammen.« Hm. Wer. Wie. Was. Wo. Er bewegte die Finger näher zueinander, immer und immer wieder, geduldig wie sonst nur meine Schutzengel, da, jetzt, aha, halt, Moment mal, ja, ja, ja – ich spürte ein Muskelzucken, und ließ es nicht mehr los, bis auf den heutigen Tag. An diesem Nachmittag unter Christians bestimmten Ärztehänden war es ein zweidimensionales Zusammenziehen und Loslassen der Sitzbeinhöcker.

Noch am gleichen Abend nahm ich die Bewegung vor dem Einschlafen wieder auf, spürte den Muskeln nach, die sich dadurch aktivierten, spürte, wie ich »es« ausdehnen konnte, hinten zum Kreuzbein, vorne bis zum Bauch, spürte, wie ich es verstärken konnte, abschwächen, beide Sitzbeinhöcker gleichzeitig, jeden Sitzbeinhöcker einzeln. Die Knochenhöcker wurden immer beweglicher, ich konnte sie auch lang ziehen, einziehen, ausdrehen. Vor allem auf der rechten Körperseite tat sich Dramatisches: Ich spürte, wie sich die rechte Seite des Beckens bewegte, wie sich das Kreuzbeingelenk öffnete und schloss, wie sich das chronisch arthrotische rechte Hüftgelenk veränderte. Wie plötzlich, von einer Sekunde auf die andere, der Schmerz wegging.

(Ach, übrigens, Jane Fonda hat seit Jahren ein künstliches Hüftgelenk und musste sich mehrfach Knieoperationen unterziehen. Ich hätte sie gerne davor bewahrt.)

Von Henri Nannen, dem legendären Journalisten und Stern-Verleger, ist der Satz überliefert:»Ich bin ein Mensch, der wenig weiß und vieles kann.« Der Satz könnte von mir stammen. Ich habe noch nicht mal einen richtigen Schulabschluss, aber ich kann präzise beobachten und logisch folgern (Sie erinnern sich an den Tigerhai aus Kapitel eins). Mir war an diesem Abend klar, was durch das stundenlange Experimentieren mit den Sitzbeinhöckern passiert war: Ich hatte meine Beckenknochen neu sortiert, hatte die von Arthrose befallenen Gelenkteile so auseinanderbewegt, dass die Knochen nicht mehr aneinander rieben, sondern Raum hatten. Ich hatte in meinem Rumpf einen tragfähigen Bauchboden eingezogen.

Um diese köstliche Entdeckung, die den Unterschied machte zwischen Dauerschmerz und Wohlsein, über Nacht nicht zu vergessen, »pulsierte« ich noch ein paar tausend Mal mit den Sitzbeinhöckern - so taufte ich das in derselben Nacht, und so fühlte es sich auch an, wie ein Pulsieren tief im Innern meines Beckens -, schlief kurz ein, erwachte und spürte, wie der Körper ein neues Eigenleben probte, wie er die Knochen neu sortierte und mit Muskeln pulsierte, von denen ich am Vortag noch nicht gewusst hatte, dass sie überhaupt da sind. Am nächsten Morgen hatte ich wieder Schmerzen. Unbekannte. Neue. Aufregende. Schmerzen, die ich sofort als Wohlschmerz identifizieren konnte, als Freundschmerz: Ich hatte zwischen den Beinen und tief unter den Gesäßmuskeln und hinten an den Oberschenkeln Muskelkater. Den Muskelkater meines Lebens. Erst flatterten meine

Beine haltlos mit den Schritten, wie bei einem neugeborenen Kamel. Doch meine klugen, neu erwachten Muskeln retteten mich. Sie zogen das Becken unten schmal zusammen, das gab die Gelenke frei, die Beine fanden ihre Achse.

Ich ging ins Studio und probierte mit den Teamkolleginnen und -kollegen aus, ob das Pulsieren bei ihnen auch funktionierte – oder ob sie alle »den Beckenboden« natürlich benutzten und nichts spürten, weil das ganz normal für sie war. Siehe da, absolut jede Frau und die wenigen Männer, die damals die Lektionen besuchten, hatten Aha-Erlebnisse. Kleine, große, erschütternde, befreiende, Tränen provozierende. Die Augen begannen zu strahlen, die Beine begannen zu zittern, ich begann zu begreifen: Das, was ich bis dato mit meinen Muskeln gemacht hatte, war nur die Spitze des Eisbergs. Der wahre Schatz war darunter verborgen. Die sichtbaren, großflächigen Muskeln sind nur die Verpackung. Die Stütze des Skeletts, die Gesundversicherung für die Gelenke, das Stütz- und Schützkorsett liegen darunter.

Wie groß dieser brachliegende Muskelschatz ist, ahnte ich. Heute weiß ich: Ich benutzte in meinem körperunglücklichen Leben trotz Kraft- und Ausdauertrainings höchstens 50 Prozent meiner Muskulatur, auf dem Surfbrett in den Malediven waren's wahrscheinlich nur 33 Prozent. Der Rest blieb ungenutzt. Und wissen Sie was? Das ist bei Ihnen höchstwahrscheinlich auch der Fall, sonst würden Sie dieses Buch nicht lesen. Viele Menschen in meinem Alter, also um die 60, laufen vielleicht noch auf 30 Prozent Muskeln, können dies nicht mehr und das nicht, man ist halt auch nicht mehr der, die Jüngste. Und die ganz alten Menschen, die sich am Gehwägelchen fortbewegen, leben mit dem absoluten Existenzminimum an Muskulatur. Mit dem mangelnden

Einsatz der Muskeln schrumpft alles: die Haltung, die Körpergröße, die Haut, die Leit- und Fühlfähigkeit der Nerven. Eine aktive, dynamische, lebendige, kraftvolle Gesamtmuskulatur erhält den Körper jung, reaktionsschnell. Gute Haltung, die dem Menschen Ausstrahlung verleiht, ist indes nur mit aktiver Tiefenmuskulatur möglich.

Während meines ersten Urlaubs in meiner neuen Zeitrechnung »mit Beckenboden«, das war in Hawaii, stand ich wieder auf dem Surfbrett: Diesmal freundete ich mich mit kleinen Wellen an, wurde von großen immer noch aus der Balance gebracht, robbte mich immerhin mit der Eleganz eines Seehunds zurück aufs Brett. Im Wasser bewegte ich mich jetzt wie ein Delfin, zu Lande mit Catpower und Tiger Feeling.

Was ist eine normale Anatomie?

So. Jetzt kommt die Anatomie. Die Anatomie lebendiger Menschen. Das ist wichtig, wenn wir die Reise zur Catpower miteinander unternehmen wollen.

Erstens: Die Anatomie in den Büchern bildet ab, was ist, nicht, was sein könnte. Sie bildet ab, was Pathologen bei und an toten Menschen vorfinden. Das soll weder eine Kritik an der Pathologie sein noch an der Anatomie. Es ist das erklärte Ziel der Anatomie, zu zeigen, was gefunden wird. Das ist einfach so. Daran hat sich nichts geändert, seit Leonardo da Vinci im Keller bei Kerzenschein Menschenkörper sezierte.

Zweitens: Den anatomischen Instituten stehen heutzutage fast nur Körper alter Menschen zur Verfügung, die Körper junger Verstorbener werden für Organtransplantationen benötigt. Finden die Fachleute, die in den anatomischen Instituten arbeiten, mehrheitlich erschlaffte Beckenmuskeln vor, erschlaffte oder verkümmerte autochthone Wirbelsäulenmuskeln, so gilt das als normal.

Drittens: Das vermeintlich Normale gründet auf einer Minderheit. Ich hatte die Möglichkeit, in einem anatomischen Institut in Erlangen einen Saal voller präparierter Körper zu studieren, die für eine Medizinerabschlussprüfung vorbereitet waren. Nachdem ich über 20 der Körper angeschaut hatte, auf der Suche nach Beweisen zu meinen Theorien, rief ich voller Ehrfurcht: »Da sieht ja jeder Körper und jeder Kopf anders aus, wie können Sie überhaupt etwas als normal bezeichnen?« Antwortet einer der Pathologen wie aus der Pistole geschossen: »Wenn sich drei von zehn gleichen.« Das bedeutet: Sieben aus zehn Menschenkörpern entsprechen von vornherein nicht der Norm. Solche Erlebnisse schmälerten meinen Respekt vor der Abbildung des Lebens in den Büchern, dafür steigerten sie meinen Respekt für die lebendige Natur ins Unermessliche.

Viertens: Alles, was ich an anatomischen Erkenntnissen und Thesen hier zusammentrage, habe ich an lebendigen, von lebendigen, mit lebendigen Menschen gelernt, erfahren, erprobt. In Europa arbeiten rund 1.000 Menschen (Physiotherapeuten, Ärzte, Osteopathen, Fitnessinstruktoren, Hebammen und einige Quereinsteiger/innen wie ich) autorisiert und sehr erfolgreich mit meiner Methode.

Jetzt kommt sie aber wirklich: die Anatomie des Beckenbodens

Die innerste Schicht des Beckenbodens besteht aus einem Muskelfächer. Er ist symmetrisch angelegt aus zweimal fünf Muskeln. Fünf für die linke Seite des Beckens, fünf für die rechte. Diese Symmetrie ist wichtig, denn sie ermöglicht es, die beiden Beckenseiten unabhängig voneinander zu bewegen und das Meisterwerk der körpermenschlichen Evolution zu orchestrieren: den aufrechten Kreuzgang. Für diesen aufrechten Kreuzgang musste sich aus der Bauchwand des vierbeinigen Wirbelsäugetiers, das wir irgendwann mal ge-

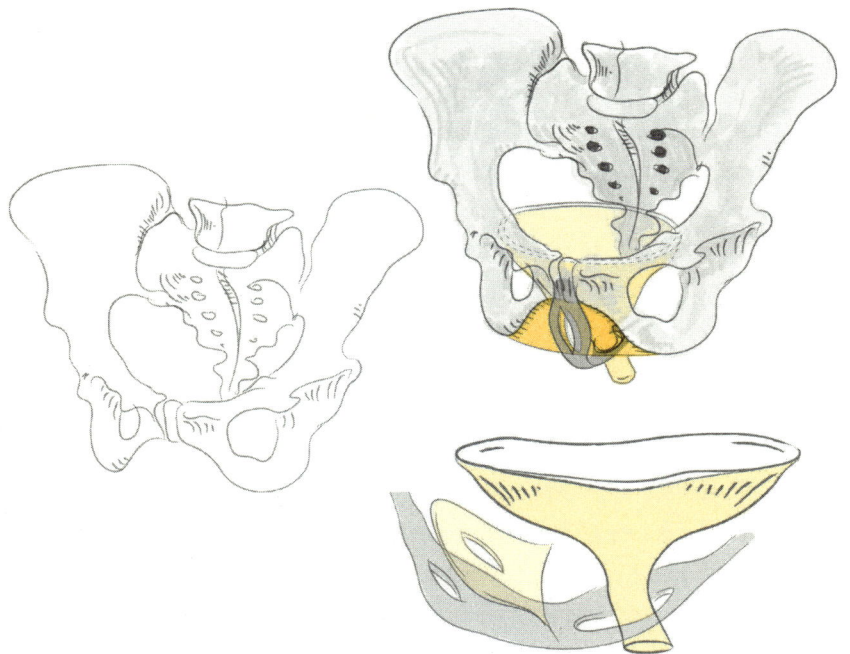

Links oben: Das knöcherne Becken ohne Boden.
Rechts oben: Die innerste Beckenbodenschicht, der Levator Ani, bildet die Schale für die Organe. Je trainierter er ist, umso tragfähiger und robuster ist diese Beckenschale. Unten: Die drei Muskelschichten des Beckenbodens. Innen der Levator Ani, in der Mitte die mittlere Schicht, eine Art Beckenwand. Die Achterschlaufe außen steht für die äußerste Schicht mit den Schließmuskeln.

wesen sind, ein Bauchboden entwickeln, ein tragfähiges Fundament für den aufgerichteten Körper. Tragfähig, ohne die Beweglichkeit einzubüßen, denn Bewegung ist unsere Natur, so wie sie die Natur aller Wirbelsäuger ist. Wir brauchten den Bauchboden zusätzlich zur Beweglichkeit, nicht anstatt. Die Kreuzbeingelenke sind, um im Bild des Orchesters zu bleiben, quasi die Dirigenten des perfekten menschlichen Gangs.

Jemand nannte diesen Muskelverbund, der den menschlichen Torso am unteren Ende abschließt, Levator Ani, übersetzt Anusheber. In der Tat hebt der Muskelverbund den Anus, also das Rektum, den Enddarm und auch die Schließmuskeln am unteren Ende des Darms an. Er hebt auch den Darm, die Blase und die Prostata beim Mann an, sowie Darm, Vagina, Blase, Gebärmutter bei der Frau. Der Levator Ani kleidet wie eine Schale mit Hals die gesamte untere Beckenöffnung aus. In Teamarbeit mit den Muskeln des Bauchs und des Rückens stützt, schützt, trägt und massiert er die Organe im Becken und im Bauchraum.

Dieser Levator Ani bildet den eigentlichen Beckenboden. Er erstreckt sich vom Kreuzbein zum Schambein und verbindet die seitlichen Wände der Beckenschaufeln. Am Kreuzbein verbindet er sich vielschichtig und solide mit den tiefsten Schichten der Rückenmuskulatur, den sogenannten autochthonen Muskeln: paarigen Muskelbündeln, die jeden Wirbel in sich stützen, schützen und verstreben, horizontal und vertikal, und diagonal die Verbindungen zu den Rippen herstellen. Autochthon heißt selbsttätig, das heißt laut Lehrmeinung, dass die Muskeln ohne bewusstes Zutun funktionieren. In der artgerechten Aufrichtung und Grundspannung ist das in der Tat der Fall. Bei unseren Wirbelsäugeverwandten, etwa der Giraffe, dem Flamingo, der Katze, ist diese autochthone Muskulatur 24 Stunden am Tag in Aktion. Wahrscheinlich auch bei Menschenvölkern, die noch naturnah leben.

Bei uns ach so hochzivilisierten, urbanen Menschen geschieht dieses Aufspannen nicht mehr aus sich selbst heraus. Wir sitzen zu viel, bewegen uns zu wenig. Wir sitzen falsch, lassen uns einreden, ein Rücken brauche eine Stützlehne, bewegen uns unbewusst, am Außen orientiert und verlieren schon in der Grundschule die kreatürliche Körperlichkeit. Und wir haben ein völlig gestörtes Verhältnis zur Schwerkraft. Wir tun so, als drücke sie uns runter, als mache sie uns klein. Dabei ermöglicht uns die Schwerkraft erst den aufrechten Gang. Ohne Schwerkraft hätten wir keinen Halt, keine Muskeln, keine Aufspannung. In der Schwerelosigkeit bilden sich die Muskeln rasend schnell zurück. (Das Thema bekommt im nächsten Kapitel zur Wirbelsäule Raum.)

Der Levator Ani liegt tief im Becken, unter den Gesäß-, Hüft- und Bauchmuskeln. Er entzieht sich unserer Kontrolle von außen. Umso leichter lässt er sich von innen aufspüren: über die Sitzbeinhöcker. Sie sind quasi die knöchernen Referenzpunkte. Wenn Sie sitzen, während Sie dies lesen, sitzen Sie mehr oder weniger auf diesen Sitzbeinhöckern, zwei beweglichen Ringknochen am unteren Ende des Rumpfs. Bewegen sich diese Ringknochen, so sind Muskeln am Werk, genauso wie wenn wir einen Arm bewegen, ein Bein, den Kopf. Werden sie zusammengezogen, aktiviert sich der Levator Ani, das Becken wird unten schmaler, oben weiter, wie ein V.

Ohne Halt durch den Levator Ani gehen die Sitzbeinhöcker im Laufe des Lebens immer weiter auseinander. Aus der trichterartigen V-Form wird eine U-Form, und wie im U hängt der Beckenboden erschlafft durch, die Organe haben weniger Halt im Becken, werden nicht geschützt und nicht gestützt und sinken ab, erschlaffen. Das verändert die Statik des Körpers und belastet die Gelenke.

Der Grund, weshalb sich alte Menschen so leicht den Oberschenkelhals brechen, hat nur am Rand mit der Brüchigkeit der Knochen zu tun, er ist vor allem eine Folge der veränderten Beckenform. Auch die meisten Rückendeformationen bei alten Menschen haben ihren Ursprung im haltlosen Becken, das sich ohne die Spannung und die Tragkraft des Levator Ani unten immer mehr ausweitet, oben immer enger wird und die Skelettknochen im Kreuz regelrecht ineinanderschiebt und verschachtelt. Knochen und Gelenke nehmen Schaden.

Die mittlere Beckenbodenschicht ist mehr Bauchwand als Bauch-Becken-Boden. Quergestreift und einfach gestrickt, hält sie die Schambeinhälften zusammen, verbindet die vorderen Anteile der Sitzbeinhöcker und erstreckt sich bis zum Damm. Die große Fläche zwischen Damm und Kreuzbein hat nichts von der mittleren Schicht, sie ist auf den Levator Ani angewiesen.

Die äußerste Schicht: Sie ist wichtig, wichtig, wichtig. Indes sie ist, um im Orchesterbild zu bleiben, nur der Bogen, nicht die Geige. Das eine kann nicht ohne das andere, doch der Bogen macht ohne Geige gar keine Musik, die Geige schon.

Wer nun jahrelang seine Schließmuskeln isoliert und trainiert hat, tut sich schwer bei der Umstellung, denn das großflächige, zarte Levator-Ani-Gefühl im Becken erscheint dem Ungeübten weniger effektiv. Wir vertrauen allem, was anstrengend und aufwendig ist, viel mehr als dem, was leicht geht und sich einfach nur gut anfühlt. Werden die Schließmuskeln stark zusammengezogen, verkrampft sich der ganze Körper. Es gibt noch immer und weitverbreitet Beckenbodentrainings, bei denen es als gutes Zeichen gilt, wenn sich mit dem Beckenboden auch die Stirn in Falten legt, der Mund verkrampft.

Gute, logische Anatomie sucht, will, braucht, fördert die Ökonomie. Ein gesunder Körper bewegt sich gern und leicht. Ein sinnvoll trainierter, mit der gesamten umliegenden Muskulatur vernetzter Levator Ani aktiviert sich selbsttätig, leicht und ohne Aufwand. Die beiden symmetrischen Hälften orchestrieren den aufrechten Gang, setzen die Kettenreaktion der Gelenke in Aktion, leiten die Informationen zu den Füßen, zum Kopf, zu den Händen.

Wie konnte uns ein solcher Muskelschatz abhandenkommen? Ich weiß es nicht, kann nur Vermutungen anstellen. Wir werden in unserer kreatürlichen Entwicklung früh, zu früh gebremst. Kaum können wir stehen, gehen, purzeln und rennen, müssen wir still sitzen. Das Gehirn des Kleinkinds registriert: Was ich mache, wie ich es mache, das ist nicht richtig. Und es beginnt in diesem Moment jene Menschen zu imitieren, die es nähren, pflegen und lieben, also in der Regel die Eltern.

Schon mit sechs Jahren kann sich in der Haltung eines Kinds die perfekte Imitation der Haltung des Vaters, der Mutter, des älteren Geschwisters widerspiegeln. »Er kommt ganz nach dem Vater«, »sie ist ganz die Mutter«, heißt es dann, und es werden »die Gene« verantwortlich gemacht für Formen und Bewegungen, die einfach nur kopiert, imitiert, nachgemacht sind.

Catpower üben, spüren, wahrnehmen

Sie finden zu jedem anatomischen Kapitel Übungen, um auszuprobieren, was gemeint ist und wie es sich anfühlt. Ich habe möglichst unterschiedliche Übungen zusammengestellt, einfache und anspruchsvollere, Übungen im Sitzen, im Liegen, im Stehen. Klappt ein Versuch nicht, so halten Sie sich nicht damit auf, versuchen Sie es einfach mit der nächsten Übung.

Kontaktübung im Sitzen

Was diese Übung will: Die Füße wachsen beim Embryo direkt aus dem Teil der Wirbelsäule, der später das Kreuzbein bildet. Die Verwandtschaft hält fürs Leben. Über die Füße bauen Sie in dieser Übung sanft und sicher Kontakt auf zu der innersten, wichtigsten Beckenbodenschicht, dem Levator Ani. Ganz nebenbei ist das auch eine eindrückliche Wahrnehmung der Vernetzung von allem mit allem in und an unserem Körper.

Setzen Sie sich an den vorderen Rand eines Hockers. Füße hüftweit auseinander, in leichter V-Stellung, das heißt, die Fersen stehen sich etwas näher als die großen Zehen. Knie exakt über den Fersen ausrichten, so ist die anatomisch gute Beinachse gewährleistet. Richten Sie nun Schambein und Steißbein nach unten aus, Richtung Hocker. Ziehen Sie das andere Ende des Körpers, den Kopf, nach oben, als sei er an seinem höchsten Punkt an einem goldenen Faden aufgehängt. Idealerweise zieht der Goldfaden am Kronenpunkt, so nenne ich den Punkt, der in aufgerichteter Position genau über dem Damm und genau über dem Mittelpunkt der Wirbelsäule liegt.

Das Kinn steht im rechten Winkel zum Hals. Stellen Sie sich vor, Sie können die Wirbel einfach auseinanderziehen, Richtung Kronenpunkt auf dem Kopf. Mund ganz leicht öffnen. Zunge im Mund aufrichten und an den Rachen legen.

Hände verschränken, Arme mit verschränkten Händen über den Kopf strecken. Handflächen Richtung Decke dehnen und gleichzeitig die Schultern weich und weit setzen. Nun die rechte Ferse in den Boden stupsen, dann die linke, die rechte, die linke. Nichts anderes, nur die Fersen mehr in den Boden denken. Die Zehen bleiben entspannt liegen. Das, was Sie am unteren Ende des Beckens nun hoffentlich spüren, sind die Sitzbeinhöcker, bewegt vom Levator Ani. Richten Sie Ihre Aufmerksamkeit nun auf die zwei wichti-

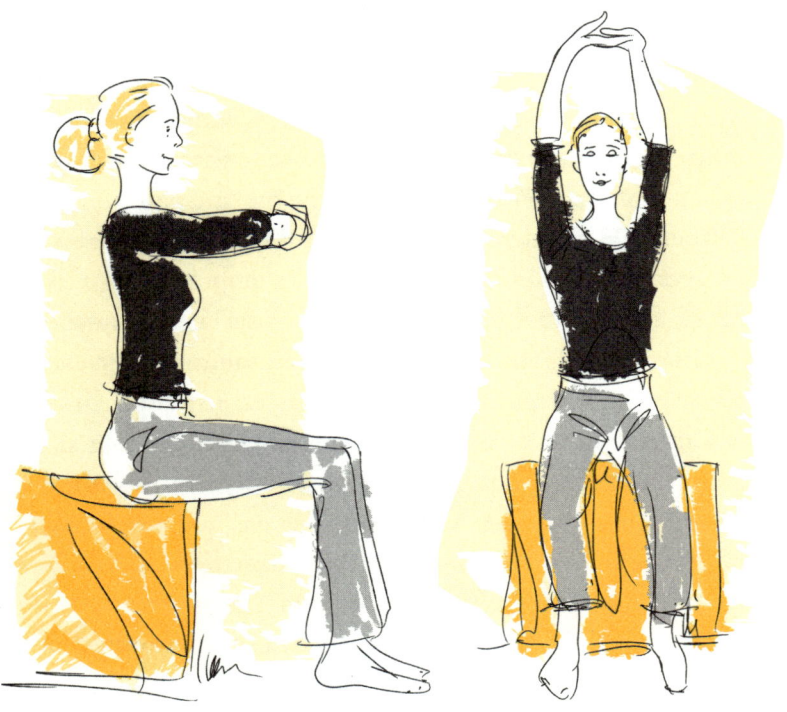

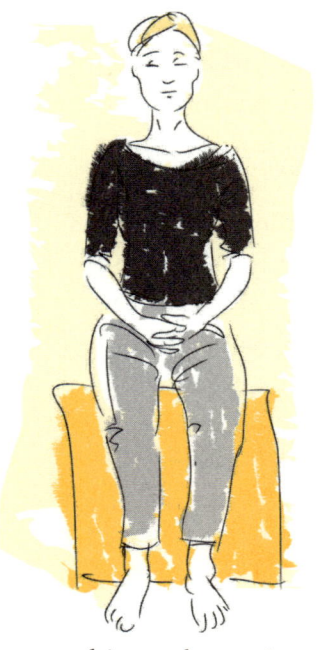

gen Kontaktpunkte des Fußes, auf das Grundgelenk der Großzehe und den exakten Mittelpunkt der Ferse. Stupsen Sie beide Punkte gleichzeitig in den Boden. Stupsen verwende ich in der Hoffnung, dass Sie eben stupsen, leicht und ohne Anstrengung. Aus meinen ersten Büchern weiß ich, wie schnell Anweisungen wie schieben, stoßen oder pressen missverstanden werden, wie bereitwillig Sie, liebe Leserin, lieber Leser, viel zu viel machen. Das Stupsen ist leicht, je leichter, desto größer die Reaktion. Das ist paradox für unsere leistungsverdorbenen Gehirne, aber es ist anatomisch logisch. Sie erinnern sich an mein Versprechen: Menschsein an sich ist wunderbar leicht.

Inzwischen mussten Sie die Arme wahrscheinlich längst lösen, um umzublättern. Behalten Sie die Aufspannung der Wirbelsäule bei, denn Ihr Levator Ani braucht die Grundaufspannung des Skeletts, um sich überhaupt richtig zu entfalten. Nur in der Aufspannung kann er die Beckenknochen unten enger zusammenziehen. Dieses Zusammenziehen vergrößert den oberen Rand des Beckens, strafft zugleich die gesamten Muskelverbindungen, der Levator Ani hebt sich höher ins Becken und zieht dabei alle Organe, die in ihm liegen, mit nach oben. Sie können sich das wie eine Hängematte vorstellen: wird sie straffer gespannt, hebt sie sich an. Diese Verbindung Fuß zu Sitzbeinhöckern besteht und arbeitet immer für Sie, wenn Sie das Skelett anatomisch in Gutspannung auf- und ausrichten.

Lümmeln Sie auf dem Stuhl, wird die Verbindung gekappt. Das können Sie ganz leicht nachprüfen. Einfach den Oberkörper rund machen, einsinken, hinter die Sitzbeinhöcker absinken. Stupsen Sie mit den Fußpunkten und nehmen Sie den Unterschied wahr. Die Sitzbeinhöcker rühren sich nicht.

Bereit für den Beckenboden-Test?

Viele Menschen sind unsicher, welches denn nun welche Beckenbodenschicht ist und wie sich die einzelnen Schichten anfühlen. Ich versuche Sie nun zu den beiden anderen Schichten zu führen, Sie müssen mir einfach glauben: Das leichteste, eleganteste Gefühl ist das richtige.

Auf den Sitzbeinhöckern ausrichten. Kronenpunkt zur Decke. Füße hüftweit und in leichter V-Stellung, damit die Sitzbeinhöcker das Becken selbst auch V-förmig unten verengen und oben weit machen können. Die beiden Fußpunkte links, rechts abwechselnd in den Boden stupsen. Das Gefühl klar etikettieren: »So fühlt es sich an, wenn ich über die Sitzbeinhöcker den Levator Ani aktiviere.«

Auf zur mittleren Schicht. Stellen Sie die Füße A-förmig, also Zehen näher als Fersen. Pressen Sie die Knie zusammen. Krampfen Sie die Sitzbeinhöcker so stark zusammen, bis sich der Bauch und das Gesäß anspannen. Der Hals wird dick

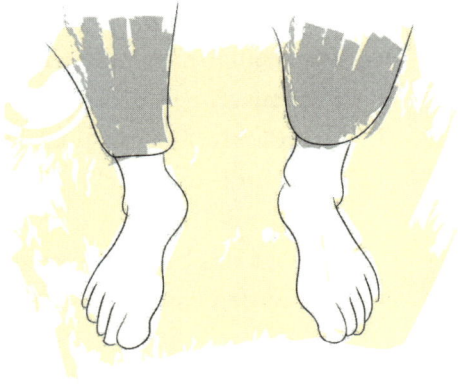

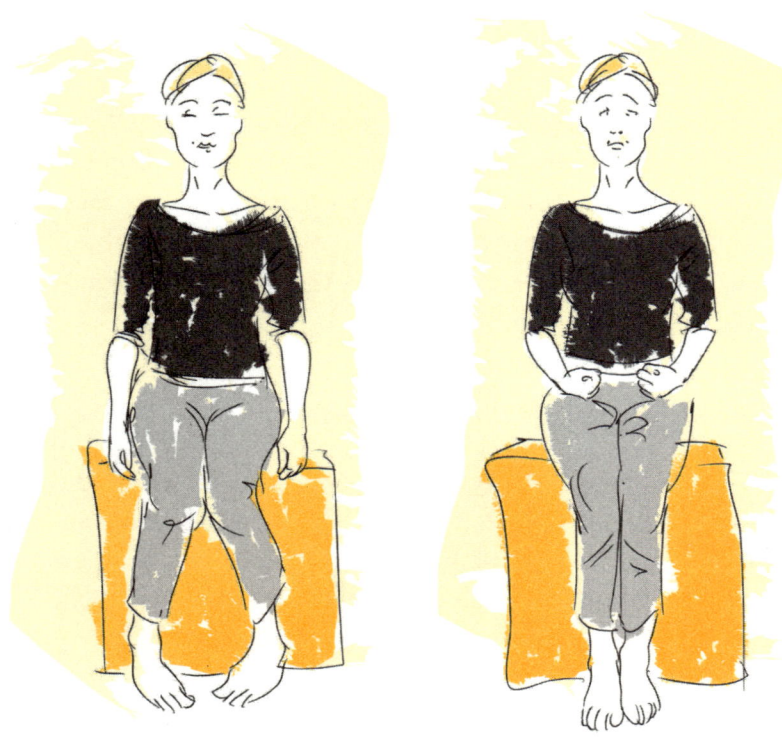

dabei? Super. So fühlt sich die mittlere Schicht an, wenn sie übertrieben angespannt wird.

Aufspannen, wieder das gute, leichte Gefühl aus der inneren Schicht abholen.

Versuchen Sie nun, die Sitzbeinhöcker loszulassen, um den Levator zu entspannen. Geht fast von selbst, wenn Sie sich mit dem Oberkörper leicht hinter die Höcker fallen lassen.

Ziehen Sie jetzt die Schließmuskeln zusammen und ein, als wollten Sie Urin und Stuhl zurückhalten. Anspannen. Mehr und noch mehr. Frauen stellen sich nun auch noch vor, dass die Spannung am Vaginaschließmuskel wie ein Lift (so wird das buchstäblich angeleitet) die Vagina hochgezogen werden kann. Ihre Stirn runzelt sich, alles wird eng und verkrampft? Es gibt Beckenbodentrainerinnen der alten Kegel-Schule, die Sie nun sehr loben würden.

Ich lobe Sie nicht. Alles, was eng macht und hässlich, macht eng und hässlich. Ihr Körper möchte leicht und schön sein, das ist Ihre Natur, nicht dieser Murks. Übertrainierte Schließmuskeln können mit der Zeit besser schließen als öffnen. Das verursacht am Anus Hämorrhoiden und Verstopfung, an der Harnöffnung Harnverhalten, am Vagina-Ausgang Engegefühl und Schmerzen. Diese Enge kann so intensiv werden, dass es zu Scheidenkrämpfen kommen kann.

Entspannen, aufrichten, Füße in V-Stellung, Rücken lang, pulsieren mit den Fußpunkten oder direkt mit den Sitzbeinhöckern, indem Sie den linken ein bisschen anziehen, den rechten, den linken ... Das ist es, das kann sich mühelos in den Alltag einfügen, kann Sie buchstäblich auf Schritt und Tritt begleiten.

Catpower für das Becken

Brücke mit Schiele-Sitzbeinhöcker und Schiele-Schambein

Was diese Übung will: Spüren Sie, wie sich Ihre beiden Beckenhälften unabhängig voneinander bewegen können. Die Kreuzbeingelenke, die Facettengelenke zwischen Kreuzbein und unterstem Lendenwirbel werden beweglich. Die Gelenkspalte öffnet sich, die Gelenkteile genießen mehr Raum und keine Reibung – auch die Hüftgelenke.

Rückenlage. Füße und Knie hüftweit auseinander, Füße in V-Position zart aufsetzen, Großzehengrundgelenk und Mitte Ferse bewusst und leicht in Bodenkontakt bringen, ohne Druck, bereit, sich anzuheben. Torso aufspannen: Der Kronenpunkt dehnt sich in Körperrichtung nach oben,

Scham- und Steißbein in die Gegenrichtung; und jetzt den Rücken so lassen, bitte keine horizontalen Anpassungen, nichts runterdrücken, nichts anheben. Einfach nur lang und leicht aufliegen. Im Idealfall kann unter dem Bauchnabel, am Übergang Brustwirbel zu Lendenwirbel, ein kleiner Schmetterling schlafen. Beckenhälften vollkommen entspannen und mit den Sitzbeinhöckern schielen: Der rechte zielt nach links, der linke nach rechts.

Wenn Sie sich zum ersten Mal mit meinen Übungen beschäftigen, beachten Sie bitte unbedingt: Es ist keine absichtlich von außen zu sehende Bewegung. Die Bewegung kommt aus den Gelenken, sie ist zwar sichtbar, doch sehr, sehr klein. Die äußere Gesäßmuskulatur bleibt entspannt, der Bauch ist entspannt, das Becken hebt sich noch nicht vom Boden.

Zur Steigerung zieht der rechte Sitzbeinhöcker leicht nach unten, Richtung Boden, dann nach links oben Richtung linke Kniekehle. Ungefähr so, als ob Sie mit den Sitzbeinhöckern Vanille-Eis löffeln könnten. Der linke Sitzbeinhöcker dehnt erst nach unten, dann zur rechten Kniekehle. 10-mal wiederholen. Je entspannter Sie arbeiten, umso leichter geht's.

Jetzt beide Sitzbeinhöcker Richtung Boden schieben, die Sitzbeinhöcker näher zur Mitte ziehen, um den Levator Ani zu aktivieren. Beide Sitzbeinhöcker zu den Kniekehlen dehnen, das Steißbein von der Unterlage heben, das Kreuzbein, ein bis maximal zwei Lendenwirbel. Den Bauch vollkommen entspannen und einsinken lassen. Der untere Rücken bildet eine kleine Brücke.

Schielen Sie mit den Sitzbeinhöckern in der Luft, der linke zieht nach rechts oben, der rechte nach links oben, behutsam im Wechsel. 30-mal. Wirbel, Kreuzbein, Steißbein nacheinander, bewusst und gedehnt zurück auf die Unterlage bringen. Entspannen. Scheitel nach oben und den Rücken in die Unterlage fließen lassen. Wiederholen.

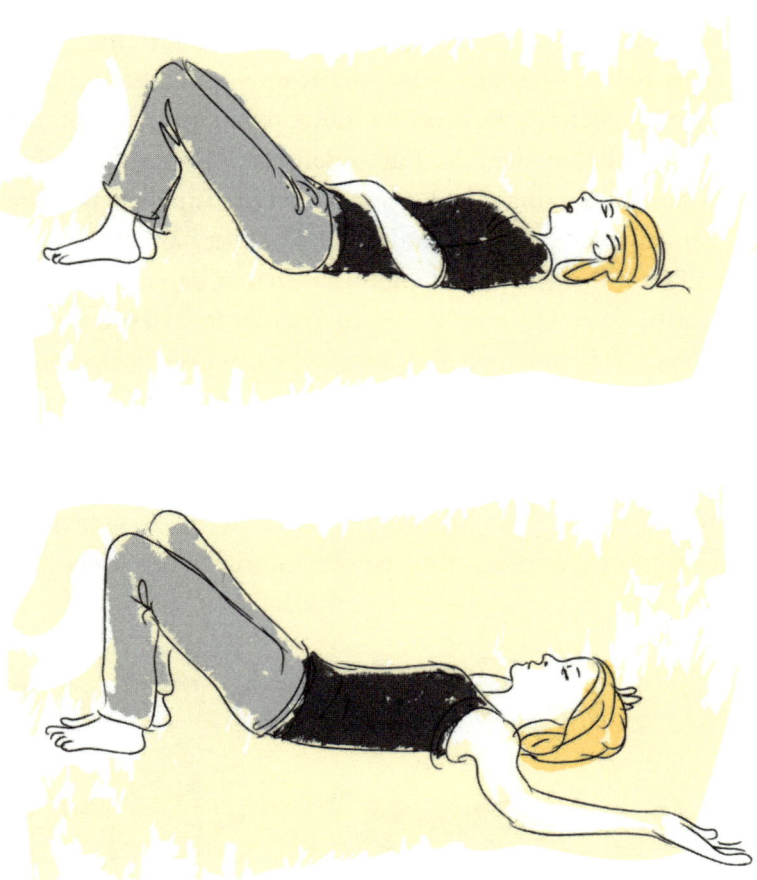

Empfehlung: Diese sanfte kleine Brücke kann morgens im Bett nach dem Aufwachen den Rücken entspannen. Abends vor dem Einschlafen hat sie dieselbe Wirkung.

Fußsohlenfrosch

Was diese Übung will: Ihr Gespür für die Vernetzung und Verschraubung der Fuß-Bein-Beckenmuskulatur wecken. Die sanfte Macht des Levator Ani fühlbar machen. Die Geschmeidigkeit aller Beckengelenke fördern.

Rückenlage, Beine angewinkelt. Nach dem Prinzip Zug und Gegenzug den Körper aufspannen: Scham- und Steißbein ziehen Richtung Füße, der Kronenpunkt zieht in die Gegenrichtung. Fußsohlen sanft aneinanderlegen, die Zehen küssen sich, die Fußaußenseiten liegen möglichst entspannt aneinander. Fersen in die Luft anheben. Nur die Fersen! Diesen Zehen- und Fersenkontakt halten.

Das rechte Knie aus dem Körper ziehen, den rechten Sitzbeinhöcker Richtung Boden. Auf der anderen Seite wiederholen: Knie aus dem Körper, Sitzbeinhöcker nach unten. Stellen Sie sich vor, Sie können Ihre Knochen nach Lust und Laune in die Länge ziehen. Knie entspannen, Muskeln der Oberschenkel ausdrehen, Bauchnabel zum Brustbein hochziehen, um die Bauchmuskeln zu dehnen und zu vernetzen. Diese Aufspannung und Grunddehnung beibehalten.

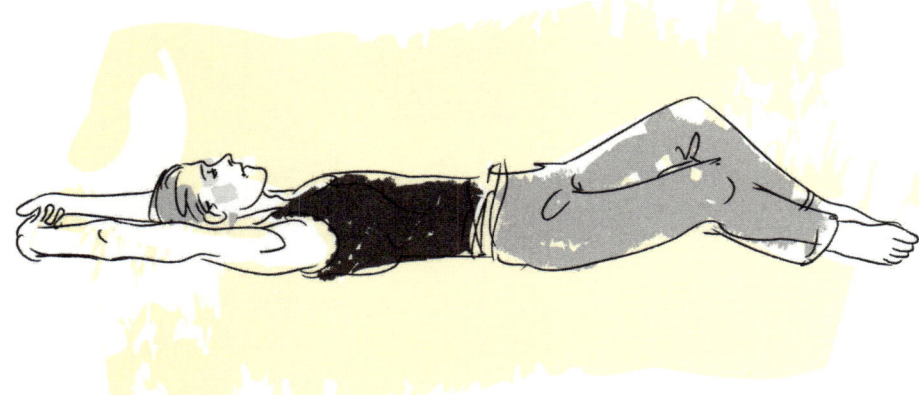

Schielen Sie mit den Sitzbeinhöckern, wie Sie das bei der Brücke bereits gelernt haben: Der rechte Sitzbeinhöcker zieht nach vorne links, der linke Sitzbeinhöcker zieht nach vorne rechts. Im eigenen, angenehmen Rhythmus arbeiten. 20-mal.

Wer sofort das Kreuz oder das Gesäß verkrampft, kann mit den Schambeinspitzen schielen: Die rechte Schambeinspitze schielt nach links vorne, die linke nach rechts vorne. Sie arbeiten so immer noch mit den Sitzbeinhöckern, einfach ganz am vorderen Rand. Viele Kursteilnehmerinnen und -teilnehmer spüren mehr Entlastung und Entspannung im Kreuz, wenn sie vom Schambein her arbeiten. Ausprobieren, was Ihnen leichter fällt.

Für die Selbsterfahrung, die Wahrnehmung: Menschen ohne Rückenbeschwerden können auch mal das Gesäß anspannen und den Rücken in den Boden drücken, um zu spüren, wie unangenehm das ist. Lösen. Hohlkreuz, Rücken zurückfließen lassen, ohne Anstrengung. Den Unterschied bewusst spüren. Das ökonomische, koordinierte Muster einprägen.

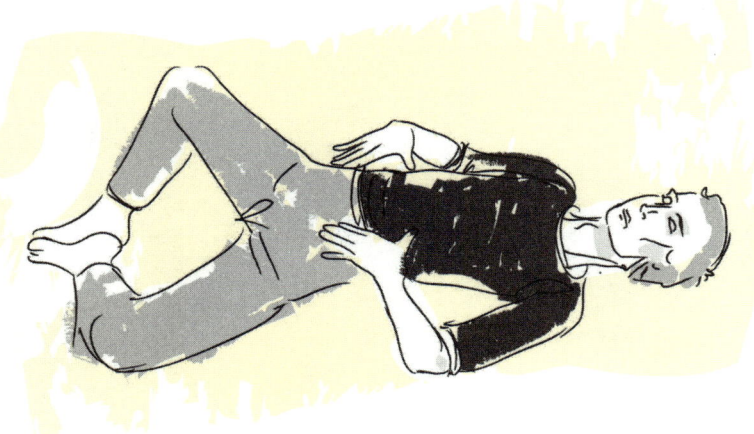

Pyramide mit Rotationen der Beckenhälften
Was diese Übung will: Zentimeter, die Sie schon geschrumpft sind, aus der Wirbelsäule und dem Becken zaubern. Wirbelkörper und Bandscheiben entlasten. Hüftbeuger und Kniesehne dehnen. Schultern perfekt ausrichten. Und Spaß will sie machen.

In die Hocke gehen, Hände auf dem Boden aufsetzen und ein paar Handschritte nach vorne gehen, die Fersen bleiben am Boden. Die Hände schulterbreit platzieren, Daumenballen sanft auf dem Boden verankern, Handteller leicht anheben, Finger locker halten. Ellenbogen entspannen. Die Oberarmmuskeln ausdrehen und die Schulterblätter Richtung Becken ziehen, die Distanz zwischen Ohr und Schulter möglichst groß machen. Wirbel um Wirbel in die Länge dehnen und langsam die Beine strecken, bis ein schönes, gleichmäßiges Dreieck entsteht.

Falls die Fersen nicht mehr am Boden sind, wandern Sie mit den Händen Richtung Zehen, bis die Fersenmitte den Boden berührt. Der Hals ist lang, entspannt und hängt in der Verlängerung der Wirbelsäule. Handwurzeln am Boden leicht vorschieben und die Sitzbeinhöcker in die Luft strecken.

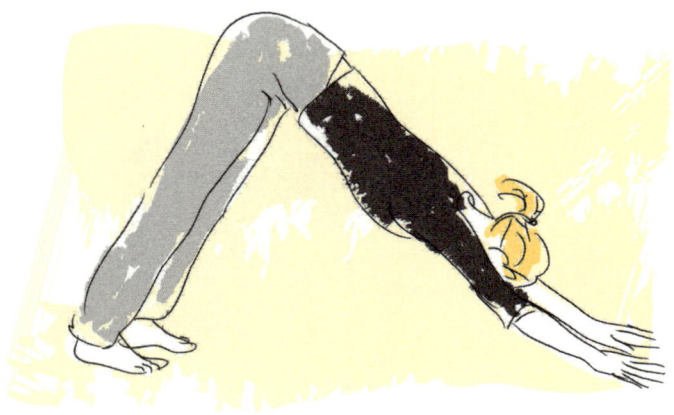

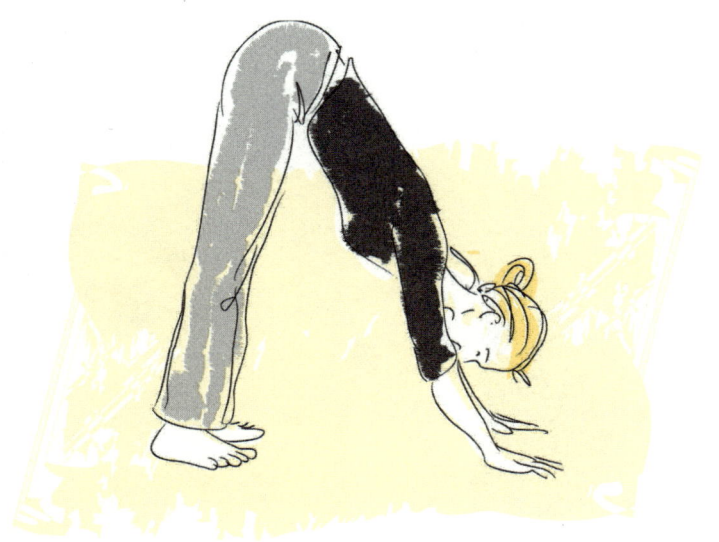

Aktionen: Mit den Sitzbeinhöckern abwechselnd Richtung Decke schielen. Das Schambein Richtung Decke dehnen, bis Sie das Gefühl haben, Ihr Rücken mache ein Hohlkreuz. Keine Angst, geht nicht in dieser Haltung, fühlt sich nur so an, wenn Sie den Rücken in so einer Position zum ersten Mal aufgespannt kriegen.

Mitte Brustbein einatmen, die Hälfte des Atems durch das Schambein zur Decke leiten, die andere Hälfte durch den Kronenpunkt. Mitte Wirbelsäule einatmen, die Hälfte des Atems zum Steißbein schicken, die andere Hälfte zum Kronenpunkt. Wiederholen, sooft es angenehm ist.

Tiefer in die Knie gehen, mit den Händen zurückwandern, den Oberkörper auf den Oberschenkeln ruhen lassen, entspannen. Nun die Arme nach hinten ausstrecken, die Mittelfinger bewusst nach hinten ausstrecken, Rücken gerade machen, Kronenpunkt nach vorne und zügig und leicht hochkommen.

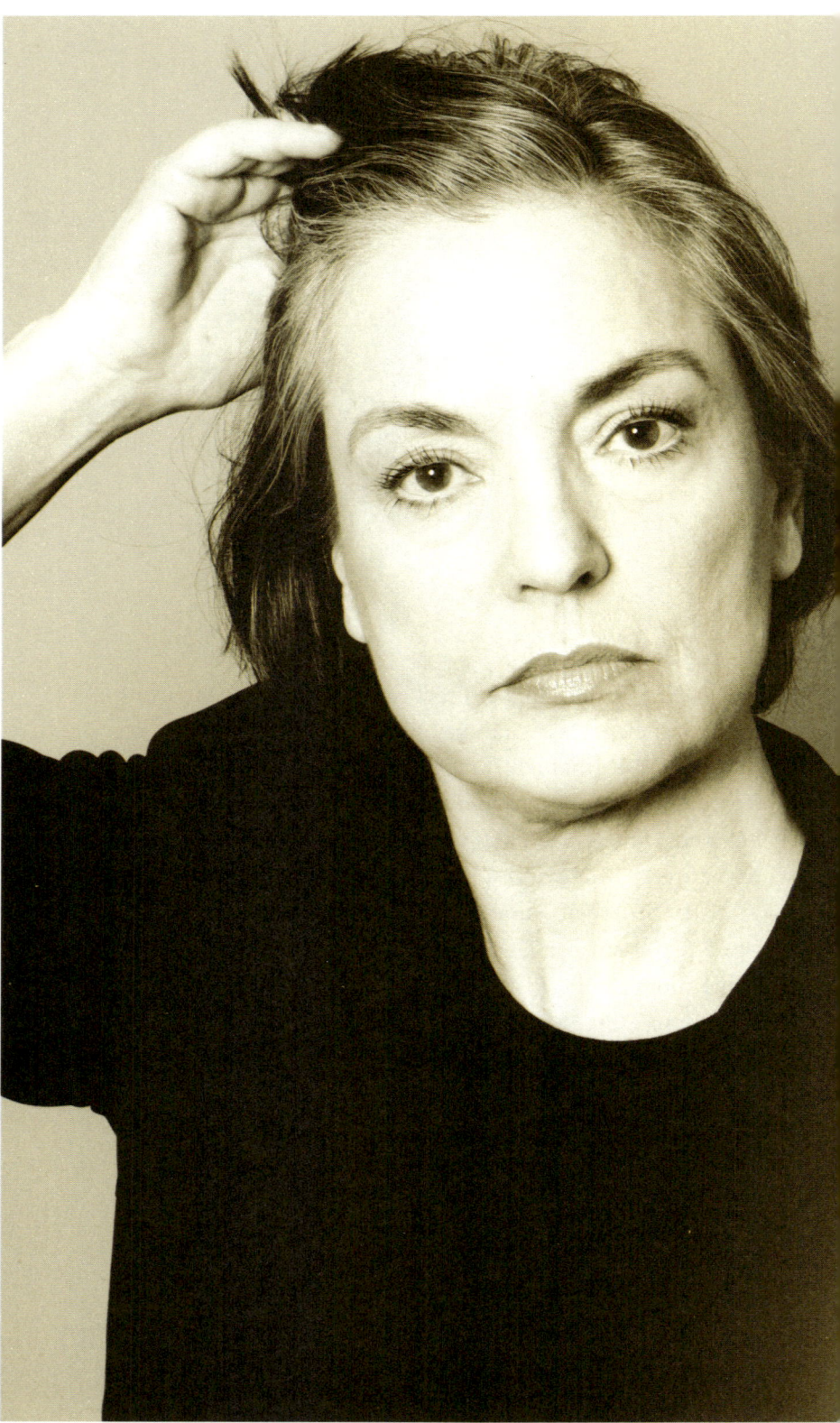

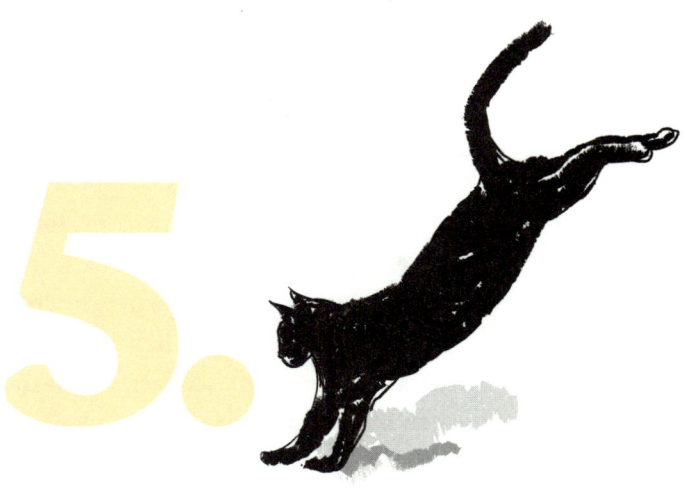

5.

Die Welt war nie eine Scheibe
und die krumme
Wirbelsäule
nie ein Stoßdämpfer

Der amerikanische Wissenschaftler und Forscher Neil Shubin hat ein wunderbares, lesenswertes Buch geschrieben, das besagt: Der Mensch war mal Fisch. Beziehungsweise der Mensch hat sich aus dem Fisch entwickelt. Oder der Fisch hat sich zum Menschen entwickelt. Die Idee gefällt mir ausgesprochen gut, zumal ich mich im Meer immer glücklich bis in die letzte Pore fühle. (Und außerdem bin ich astrologisch im Zeichen der Fische geboren.) Shubin ist Paläontologe und beschreibt die Entwicklung der Fische zu Amphibien zu Säugetieren zum Menschen köstlich, liebevoll, einfach und anschaulich. Kapitel zwölf ist überschrieben mit dem Titel »Warum Geschichte uns krank macht«. Darin steht: »Unser Menschsein hat seinen Preis. Die außergewöhnliche Kombination der Dinge, die wir tun – reden, denken, greifen, aufrecht gehen –, fordert ihren Tribut. Das ist eine unausweichliche Wirkung des Lebensbaumes in uns.«

Ich überspringe hier ein paar Absätze: »Man nehme den Körperbau eines Fisches, rüste ihn zu einem Säugetier auf und ändere dann die Konstruktion so lange, bis es auf zwei Beinen geht, redet, denkt und über eine ausgezeichnete Fingerfertigkeit verfügt – schon sind die Probleme vorprogrammiert. Einen Fisch können wir nur bis zu einem gewissen Punkt aufrüsten, sonst zahlen wir einen hohen Preis. In einer vollkommen durchkonstruierten Welt – einer Welt ohne Vergangenheit – würden uns viele Leiden erspart bleiben, von Hämorrhoiden bis zum Krebs.«

Von der Entstehung von Krebs verstehe ich nicht viel, aber wie Hämorrhoiden entstehen, das weiß ich und habe es Ihnen schon erklärt: durch selbst gemachte Überspannung in den Gesäß- und Schließmuskeln. Ich habe in den letzten

Jahren absichtlich einen Bogen um Bücher gemacht, die ungemein schlüssig die Welt erklären, ohne Zweifel, scheinbar lücken- und fehlerlos. Nun ist Shubins Buch ein Leckerbissen: toll geschrieben, inspirierend, Ehrfurcht einflößend vor dem Wunder der Schöpfung. Und dann zieht er solche Schlüsse. Einer von uns muss vollkommen danebenliegen, er – oder ich. Denn ich behaupte: Wir Menschen sind für den aufrechten Gang perfekt ausgestattet. Shubins Knie ging nicht kaputt, weil er Rucksäcke herumtrug und auf Steinen herumkroch, sondern weil er falsch trug und unachtsam kroch. Knochen, Wirbelsäule, Gelenke, Muskulatur, Sehnen, Bänder sind perfekt herausgeformt für das aufrechte Leben in der Schwerkraft, die diese Aufrichtung erst ermöglicht.

Shubins Buch pfefferte mich in eine tagelange Schreibhemmung, die zweite während der Arbeit an diesem Buch. Es gab drei Möglichkeiten.

Möglichkeit eins: Ich kapituliere vor diesem Projekt, ziehe quasi die Schwanzflosse ein. Wenn preisgekrönte Forscher die Überzeugung nähren, wenn viele an Gleichem leiden, so sei das eben Pech, Pfusch der Evolution, dann hat meine Stimme keine Chance.

Möglichkeit zwei: Ich entschuldige mich bei meinen Leserinnen und Lesern – ich wisse, dass ich mit meiner Meinung gegen die herrschende Schulmeinung verstoße – und bitte sie in aller Bescheidenheit und Demut, meine konkreten Vorschläge auszuprobieren, anzunehmen, was funktioniert, und zu verwerfen, was der Körper (nicht der Kopf!) ablehnt.

Möglichkeit drei: Ich realisiere, wie neu, wie revolutionär, wie bahnbrechend meine logische Anatomie immer noch ist, obwohl sie mich seit 16 Jahren beschäftigt.

Sie wissen es schon, nach einer kurzen Depression kam nur Möglichkeit drei infrage: Vielleicht, wahrscheinlich waren wir mal Fische. Vielleicht, wahrscheinlich lässt sich das zentrale Konzept der Wirbelsäule und der Rippen auf das Fischskelett zurückführen. Vielleicht, wahrscheinlich waren die Schwimmflossen die Grundidee für Hand und Fuß. Vielleicht, wahrscheinlich waren die Kiemen die Matrix für unser Schluck- und Atemsystem. Indes: Wir sind keine Fische mehr. Wir sind Menschen. Wirbelsäugetiere. Geschaffen in Millionen Jahren für 100 Jahre guten Lebens, mit der Schwerkraft und in Freundschaft mit ihr. Nur die Vögel sind noch besser angepasst. Das Leben im Wasser ist nicht einfacher als jenes an Land. Ich habe gesehen, wie die Lachse auf ihrer Heimreise in die Flüsse Alaskas gegen den Strom schwimmen müssen. Sie kommen so erschöpft und kraftlos an, dass ihnen nach der »Hochzeit« nur noch der Tod bleibt. Das, was uns das Leben schwer macht, sind die Glaubenssätze. Die Schwerkraft ist es nicht. Die könnten wir genauso gut Leichtkraft nennen, denn sie ist es, die uns die Aufrichtung ermöglicht, die Muskelkraft gibt.

Endlich. Auf zum neuen Körper. Die Skoliose muss weg

Rückblende. Nachdem die Idee, dass ich meine Skoliose nicht hatte, sondern selber unbewusst machte, mein Weltbild über den Haufen geworfen hatte, stellte sich mir die Frage: Wie kann ich sie bewusst, absichtlich, willentlich »un«-machen? Ich fragte herum, bei Therapeuten der Physis und der Psyche, bei Ärzten und Chiropraktikern, und erhielt die eine Antwort: »Geht nicht.« Also musste ich selbst Annahmen schaffen, an die ich mich halten konnte.

Die Annahme: Die Wirbelsäule ist so gemeint, wie sie ist. Die Konstruktion gilt und ist die beste, die es gibt. Zurück an den Anfang. Wie sieht die Wirbelsäule beim gesunden Neugeborenen aus? So gerade, dass ein Lot durch den Kern des Rückenmarks passt.

Das versuchte ich umzusetzen. Mit dem einfachen Prinzip von Zug und Gegenzug: Ziehe am unteren und am oberen Ende der Wirbelsäule, bis der Spinalkanal mit dem Rückenmark gerade verläuft, fertig. Und jetzt betrachte die Wirbelsäule: Wie sieht sie aus? Wie ist ihre Krümmung? Wie steht das Becken, wie steht der Brustkorb, wie steht der Kopf?

Anatomiebücher, Internet, Arztpraxen, Gespräche mit Fachleuten erbrachten immer wieder: Die Wirbelsäule muss eine S-Kurve bilden, nur so, quasi vorgeformt im S, kann sie als Stoßdämpfer wirken.

Wieso hat dann jeder, absolut jeder Therapeut die untere Kurve meiner Wirbelsäule ein Hohlkreuz genannt, wenn die Kurve den Abbildungen in 98 Prozent der Schulbücher entsprach? Wieso behaupten in unseren Breitengraden acht von zehn Frauen, sie hätten eben ein Hohlkreuz, wenn es doch normal ist?

Ich bog Hugo, mein Demonstrationsskelett. Ich bog Hugo vor und zurück, krümmte hier, drehte da. Hugo fiel auseinander. Ich schaffte Hugo II. an, bog ihn hin und her und zog ihn auseinander. Ich wusste zwar, dass mein Rücken nicht schmerzte, wenn ich ihn einfach von unten und oben behutsam lang zog, nichts nach hinten drückte, nichts nach vorne schob, sondern einfach nur die Länge suchte, eine uneingeschränkte Vertikale, die in meinen Wirbeln angelegt war. Ich spürte eindeutig, an mir und an den Menschen, die mir von Anfang an vertrauten und sich mir anvertrauten: Da waren Muskeln, die für diese Zugspannung geschaffen waren, die mich aufrecht hielten – die autochthonen Rückenmuskeln.

Die Kurve, die Kurve, wie konnte ich erklären, wie sich die natürliche Krümmung ergab? Es gingen Monate ins Land. Ich wusste, dass ich recht hatte, nur wusste ich nicht, weshalb. Eines Nachts träumte ich die Lösung: Die Kurve der Wirbelsäule entstammt nur sehr marginal den eigentlichen Wirbelkörpern, zur Hauptsache wird sie von den unterschiedlich geformten Dornfortsätzen gebildet.

Ich holte mich aus dem Traum (ja, das kann ich, jahrelang geübt), zog den Trenchcoat über, nachts um 03.10 Uhr, fuhr zum Studio, störte Hugo in seinem ewigen Plastikschlaf, bog ihn so gerade, dass ich ein Lot durch den Nukleus des Rückenmarks gebracht hätte und betrachtete ihn im Profil: Er bildete eine Kurve, das heißt, er tut es noch. Der Kopfträger (Atlas) versteckt seine Größe unter dem Schädel, bis zum siebten Halswirbel werden die Dornfortsätze dominanter, breiter, dicker, länger. Am Übergang zu den Brustwirbeln tritt der siebte Halswirbel prominent hervor, zusammen mit dem ersten Brustwirbel bildet er einen Knubbel. Dieser Knubbel fällt bei Menschen auf, die einen Rundrücken machen, oft versammeln sich die untätigen Muskeln darum herum wie kleine Fleischinseln. Der Volksmund nennt das »Witwenbuckel«. Die Brustwirbel bilden Fortsätze, die sich wie verkehrt herum hängende Handtuchhaken übereinanderschichten. Hier ist das Herzstück der Wirbelsäule. Diese Brustwirbel sind beweglich, möchten uns auf Schritt und Tritt schwungvoll begleiten, als Schaltzentrale des aufrechten Kreuzgangs. Sie leiten die Bewegungen, die von den Beckenhälften aus nach oben schwingen, weiter zu den Schultern, den Armen, dem Kopf. Gegen unten verjüngen sich die Brustwirbel, die Fortsätze werden kürzer und kleiner.

Am Übergang von den Brustwirbeln zu den Lendenwirbeln sind die Knochenpuffer so klein, dass eben die Illusion einer Biegung der Wirbelsäule entsteht. Wird die Wirbelsäule an diesem Abschnitt nach hinten gedrückt, entsteht ein Flachrücken, meist mit schmerzhaften Folgen für die Kreuzbeingelenke, die Facettengelenke des Kreuzbeins und der untersten Lendenwirbel. Wird die Wirbelsäule auf dieser Höhe bauchwärts gezogen, entsteht eine Lordose, ein echtes Hohlkreuz. Das hat ebenfalls Auswirkungen, allerdings nicht so gravierende wie das so häufig absichtlich hergestellte und von einigen physiotherapeutischen Schulen empfohlene Gegenstück, der Flachrücken.

Weshalb sich die Nordic Walker mit ihren Stöcken die Schultern ruinieren

Es ist einfach und leicht, Ihre Wirbelsäule glücklich zu machen: Aufspannen, Becken und Brustkorb ausrichten und in Ruhe lassen, und zwar in der ganz und gar einmaligen Ruhe, die eben für Ihren Rücken die richtige ist.

Menschen mit beweglichen Brustwirbeln gehen beschwingt, leicht, haben einen anderen Gesichtsausdruck als die stocksteifen Oberkörpergeher. Mehr noch, mir fällt auf: Wenn Menschen die Beweglichkeit in ihrer Brustwirbelsäule verlieren, verliert ihr Körper die Geschmeidigkeit des Kreuzgangs, verliert er die Feinmotorik. Die Menschen wirken so schnell alt in ihren Gesten und Gebärden, in ihrem Gang und Ausdruck, man kann dabei zusehen.

Und leider verleiht Nordic Walking diesem Schnellaltern einen enormen Schub. Die Nordic Walker kommen zu mir mit Schultern aus Beton, mit Morbus Sudeck an der Schulter (Steifheit und Gewebeschwund mit starken Schmerzen) und Frozen Shoulder (unbewegliches Schultergelenk nach Entzündungen, Verschleißerscheinungen, Stürzen und eben auch unsachgemäßer Bewegung).

»Ja, stimmt, die Beschwerden fingen an, als ich mit Nordic Walking anfing, aber das kann doch nicht davon kommen, das ist doch so gesund?«

»Wer sagt das?«

»Mein Arzt hat gesagt, ich soll das machen.«

»Und mit den Stöcken kamen die Beschwerden? Was sagt Ihr Arzt dazu?«

»Er sagte: ‚Stellen Sie sich vor, wie schlimm Ihre Beschwerden wären, wenn Sie nichts machen würden.‘«

Das ist die Logik, die mich die Wände hochtreibt: Schulter schmerzt nicht. Stöcke werden gekauft. Schnellkurs in Nordic Walking. Oder, noch schlimmer, einfach draufloslaufen, weil der Stockverkäufer meinte, das könne jede, jeder. Mit den Stöcken kommen die Schmerzen. Aber es kann unmöglich am Steifwandern mit Stöcken liegen, dass die Schultern nun schmerzen. Nein, nein, nein, das kann nicht sein.

Eine liebe Kollegin fiel auch auf den Trend herein. Lief dreimal in der Woche mit den Stöcken um die Häuser. Selbstverständlich gut angeleitet, sie zog die Stöcke eigentlich mehr hinter sich her, als dass sie die Dinger einsetzte, so sei's richtig, leicht und locker.

Sie kam nach Zürich, weil sie unsägliche Schmerzen in den Schultern hatte – Schultern, die wie aus Bronze gegossen aussahen und sich auch so anfühlten.

»Nordic Walking?«

»Ja! Kannst du hellsehen?«

»Nein, ich kann kaputte Schultern lesen.«

»Nordic Walking ist gesund, jedenfalls viel gesünder als Joggen.«

»Wer sagt das?«

»Alle sagen das. Der Sport boomt wie kein anderer ...«

Und so weiter.

Wir brachten wieder Bewegung in die Schultergelenke, dehnten Brustbein und Schlüsselbeine, lockerten all die filigranen Muskeln, die den Geniestreich Schultern und Arme ausmachen.

Sie ging nach Hause, walkte weiter nordisch, die Schmerzen und die Steifheit kamen zurück, wir holten wieder die Oberarmkugel aus dem Schulterdach, die Arme in die natürliche Verschraubung, machten die Brustwirbel beweglich, sie walkte sich wieder steif ... Schließlich lernte sie die Lektion: Stöcke in den Keller, Schultern wieder entspannt und funktionstüchtig, Brustwirbelsäule wieder beweglich.

Wir brauchen keine Stöcke. Wir brauchen auch keine Spezialschuhe. Wir haben die Schwerkraft, sie trägt uns. Der Körperbauplan des Menschen ist für den Aufenthalt in der Schwerkraft geschaffen, aus dem einfachen Grund, weil wir uns für den aufrechten Gang in der Schwerkraft entwickelten. Unsere Evolution fand in diesem Medium statt, das uns auf diesem Planeten trägt. Wir sind sozusagen Kinder, Geschöpfe der Schwerkraft. Taufen Sie die physikalische Bezeichnung in Leichtkraft um, und ich bin mir ziemlich sicher, dass Sie sich augenblicklich leichter tun mit dieser Kraft, leichter aufrichten, leichter bewegen. Stellen Sie einfach den Schalter um in Ihrem Gehirn. Schon verliert die Erdanziehung ihre Schwere, wird zur aktiven Unterstützerin unserer Aufrichtung. Das Fallen können Sie den Dingen überlassen, dem Apfel, dem Taschentuch und dem Butterbrot.

Ich wiederhole mich mit Absicht: Die Wirbelsäule ist perfekt konstruiert für den Aufenthalt in der Schwerkraft. Die Wirbelsäule hält uns aufrecht, ermöglicht uns perfektes Gehen im Kreuzgang, sie dreht uns, sie kann selbstverständlich auch Stöße dämpfen, wenn sie muss. Von Haus aus. Bei jedem gesunden Kleinkind.

Vor Kurzem brachten Sara und Karlheinz, zwei meiner Diplomschüler, ihre kleinen Kinder mit ins Studio, Hallo sagen, bevor das Training begann. Die Studioräume sind verspiegelt. Kinder lieben Spiegel, schlagen Purzelbäume, springen, hüpfen, schreien, lachen. Kind fällt hin, die wunderbar elastische Wirbelsäule macht, was gerade zu machen ist: dämpfen, puffern, federn. Kind steht auf, streckt sich, die Wirbel fließen in die Aufspannung, die Bandscheiben nehmen sich ihren Raum. Kind macht Handstand, fällt kopfüber, Wirbelsäule dreht sich, windet sich, krümmt sich, reckt sich, streckt sich.

Und was geschieht beim Erwachsenen mit seiner musterkonformen, schulbuchgeprüften S-Kurve? Er holt sich Bandscheibenschäden, Verrenkungen, Hexenschüsse, Ischiasnerventzündungen, er staucht und prellt und verrenkt sich – oder bricht sich gleich die Knochen. Also, wer um Himmels Willen kam auf die Idee, die Wirbelsäule müsse krumm sein, um Stöße abzudämpfen? Die Wirbelsäule eines gesunden Kinds hat die perfekte Form für alle Funktionen.

Noch mal: Kind springt,
Wirbelsäule federt, die
Bandscheiben puffern,
die autochthonen Mus-
keln halten, schützen,
stützen. Kind richtet sich
auf, Wirbelsäule kommt
in die perfekte Ausgangs-
lage. Kind macht Purzel-
baum, Wirbelsäule rollt
sich ein, die Bandschei-
ben puffern, die autoch-
thonen Muskeln halten,
schützen, stützen. Kind
spannt sich auf, Wirbel-
säule kommt in die per-
fekte Ausgangslage
zurück. Werden die
Wirbelkörper indes in
eine S-Kurve verbogen,
so werden die Band-
scheiben an den engsten
Winkeln chronisch ge-
quetscht. Gequetschte
Bandscheiben sind ge-
quetschte Bandscheiben,
keine Stoßdämpfer.
Ein gesunder Körper ist
aufgespannt, beweglich,
kräftig und reaktions-
schnell.

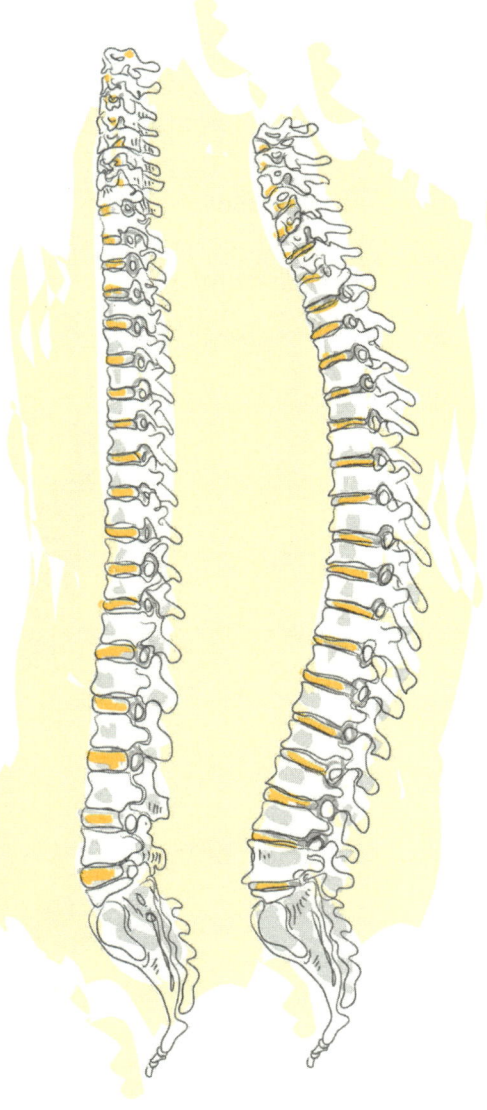

Catpower für den Rücken

Albatros

Was diese Übung will: Die Wirbelsäule aufspannen. Gleichzeitig die Lendenwirbel stabilisieren und die Brustwirbel in die köstlichste Rotation bringen. Das Becken optimal aufrichten, alle Gelenke »im Kreuz« befreien. Die Schultern schön und leicht ausrichten. Und ja, die Beinmuskeln auch ein bisschen dehnen.

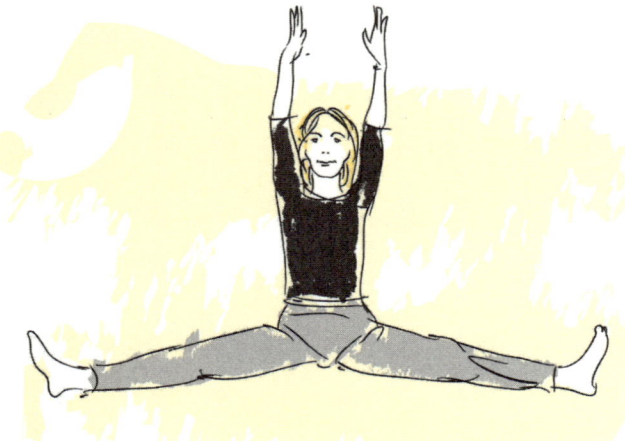

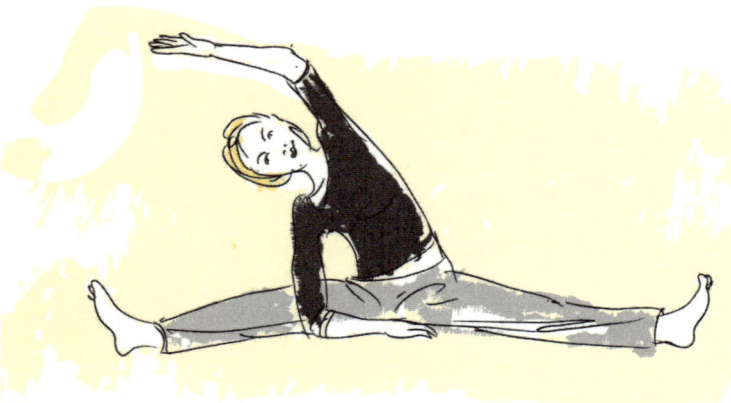

Auf ein Kissen oder Polster setzen. Möglichst so weit am Rand, dass der Körper automatisch vor die Sitzbeinhöcker rutschen kann. Beine grätschen, Fersen aufrecht aufsetzen, Füße in V-Stellung, wie immer. Die Zehen zeigen entspannt zur Decke. Die Kniescheiben ebenfalls. Mit den Händen vor oder hinter dem Körper aufstützen. Sitzbeinhöcker zusammen- und nach hinten ziehen, den Rücken aufrichten.

Sitzbeinhöcker nach unten dehnen, näher zueinander ziehen, um den Levator Ani stabilisierend zu aktivieren. Fersen noch mehr aus den Hüften ziehen. Arme über dem Kopf ausstrecken. Armkugeln/Schultern weit machen und von den Ohren wegziehen. Aus der Brustwirbelsäule den Oberkörper zum linken Bein drehen. Aus dieser Drehung parallel zum anderen Bein beugen, der rechte Arm kann vor, auf oder hinter das gestreckte Bein gelegt werden. *Achtung:* Füße bleiben in V-Stellung.

Der linke Arm dehnt sich im Bogen über den Kopf. Die Handfläche zeigt nach oben. Der Mittelfinger zieht den Arm vom Körper weg, die Schulter zieht in die Gegenrichtung. Brustwirbelsäule noch mehr nach links ausdrehen, bis die Schultern möglichst senkrecht übereinander stehen.

Am linken Sitzbeinhöcker ein-, an der rechten Schulter ausatmen, Brustwirbelsäule noch mehr ausdrehen. Am rechten Sitzbeinhöcker ein- und an der linken Schulter ausatmen.

Kronenpunkt hochziehen, Arme über den Kopf, Mittelfinger dehnen zur Decke, Oberarmkugeln ziehen nach außen unten. Seite wechseln. Auf jeder Seite 3-mal wiederholen.

Beide Körperseiten bleiben gedehnt. Der Levator Ani stützt und schützt das Becken, die Beckenhälften bleiben in Bodenkontakt.

Stabiler Stand, stabile Leichtigkeit

Was diese Übung will: Die Schwerkraft in Leichtkraft umprogrammieren. Die Knochen in die optimale Aufspannung bringen. Druck von allen Knochen und Gelenken nehmen. Sie in voller Größe erstrahlen lassen.

Aufrecht stehen. Füße hüftweit auseinander, in zarter V-Stellung. Großzehengrundgelenk und Mitte Ferse schweben über dem Boden. Den Kronenpunkt am goldenen Faden aufhängen.

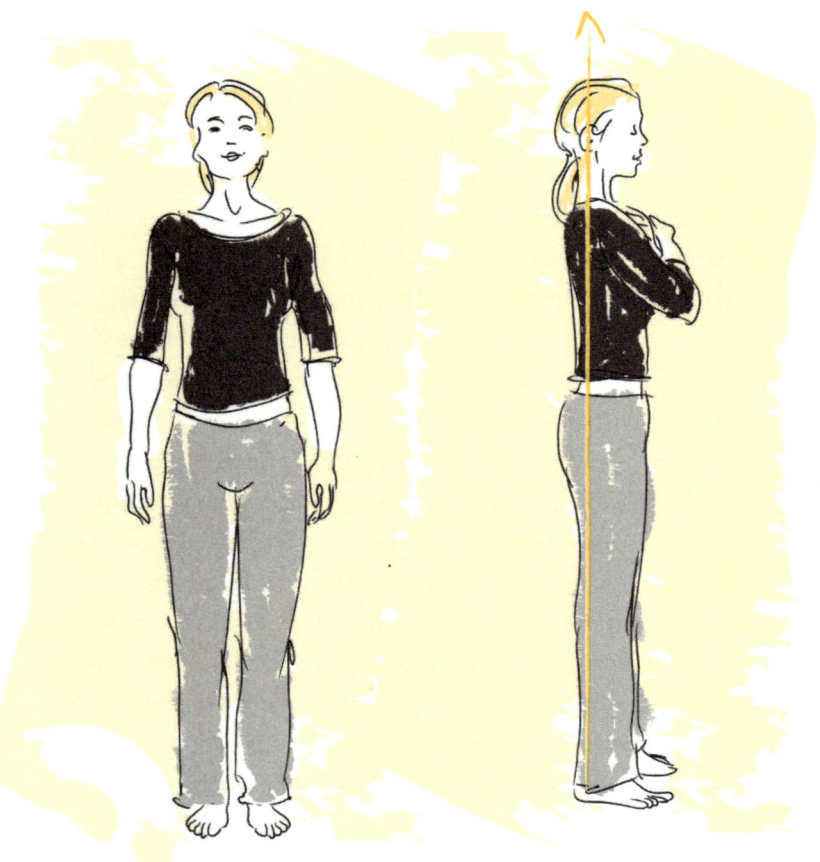

Unterschenkel von der Ferse weg nach oben denken. Oberschenkel vom Unterschenkel weg nach oben »denkziehen«. In der Vorstellung Raum machen zwischen den Gelenken. Das Becken von den Oberschenkeln weg nach oben dehnen. Die Wirbelsäule zum Kronenpunkt aufspannen. Den Brustkorb vom Becken weg-»ziehen«. Den Kopf vom Atlas weg nach oben dehnen, sodass er sich selber tragen kann. Scham- und Steißbein nach unten fließen lassen, ohne horizontale Verschiebung, ohne Schrumpfen. Einfach nur das Becken in den geschaffenen Raum fließen lassen. Den Kronenpunkt in die Gegenrichtung dehnen, das ganze Gewicht über den Fersen ausrichten.

Arme entspannt auf Schulterhöhe kreuzen. In der Vorstellung die Mittelfinger lang machen, weit nach unten strecken, den Kronenpunkt gleichzeitig noch etwas nach oben dehnen. Muskeln der Oberarme ausdrehen und so die Schultern weit und offen setzen.

Nun den ganzen Körper nach vorne beugen, wahrnehmen, wann die Rückenmuskeln die Stützarbeit übernehmen. Zurück in die Ausgangslage. Den aufgespannten Torso nach hinten bewegen, bis sich die Bauchmuskeln regen, die Zehen dürfen »saugnäpfeln«. Ein paarmal wiederholen.

Ausgangsposition. Durch den rechten Sitzbeinhöcker einatmen, durch die linke Schulter ausatmen und aus den Fersen den gesamten Körper nach vorne links »in die Schulter« fallen lassen, der Körper bildet eine perfekte Diagonale von der rechten Ferse zur linken Schulter. Zurück, durch den linken Sitzbeinhöcker ein-, die rechte Schulter ausatmen, den Körper in die Diagonale fließen lassen. Wiederholen, sooft es Spaß macht.

Schwerkraft in Leichtkraft umwandeln **71**

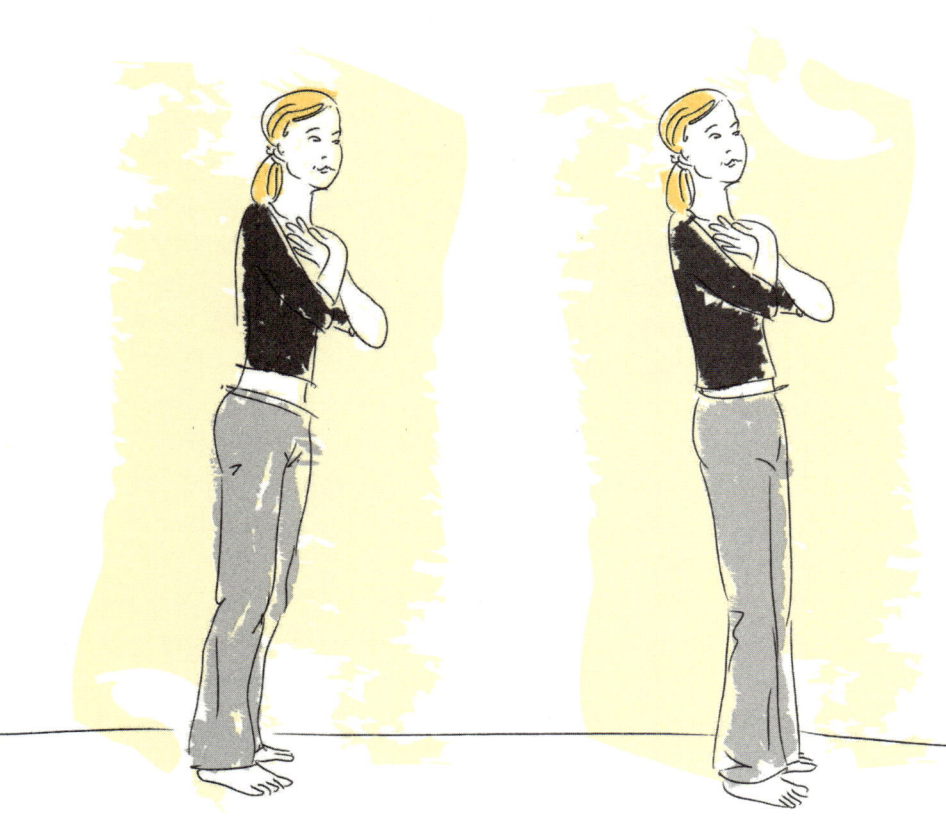

Zurück in die Ausgangslage. Nach hinten wiederholen: Rechter Sitzbeinhöcker zu linker Schulter, Körper aus der Ferse nach hinten links fließen lassen. Vom linken Sitzbeinhöcker zur rechten Schulter atmen, den Körper nach hinten in die Diagonale dehnen. Auf jeder Seite mehrmals wiederholen. Haben Sie Freude an diesem freundschaftlichen Arrangement mit der Schwerkraft? Okay, kreisen Sie in der perfekten Aufspannung und mit der aufgespannten Leichtachse 7-mal links herum, 7-mal rechts herum, wie ein Kreisel, Kronenpunkt und Fersen sind mit einer linealgeraden Linie verbunden.

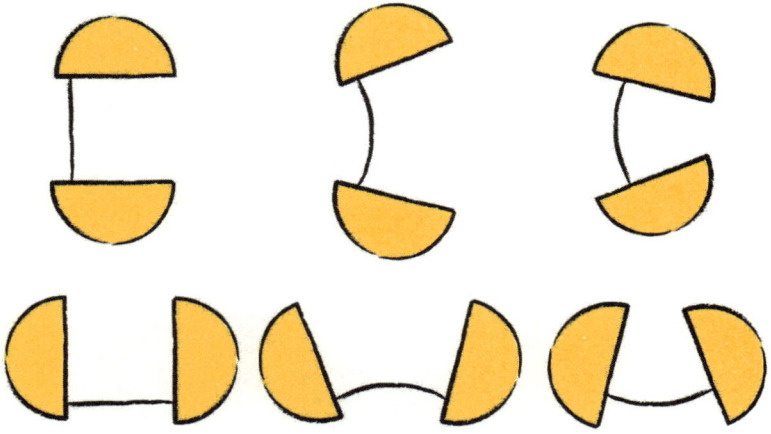

Nur aufgespannt ist aufgespannt: Ganz links stehen Becken und
Brustkorb perfekt und gesund übereinander, der Wirbelkern
(schwarze Linie) verläuft gerade.
In der Mitte kippen Becken und Brustkorb nach hinten, der Wirbelkern wird verbogen, Hohlkreuz ist die Folge.
Rechts kippen Becken und Brustkorb nach vorne, daraus wird mit
den Jahren ein Rundrücken.

Vernetzungsfrosch

Was diese Übung will: Sie sieht nach nichts aus und hat es doch in sich. Der Vernetzungsfrosch funktioniert nur, wenn Sie fast nichts tun, einfach nur durchlässig sind. Dann zeigt er Ihnen auf wunderleichte Weise, wie die autochthonen Muskeln als Kleintaxis arbeiten und die Informationen aus den Handwurzeln direkt zu den Sitzbeinhöckern bringen – und zurück. Außerdem bildet die Position eine Rutschbahn für die Organe und wirkt sofort bei Organsenkungen.

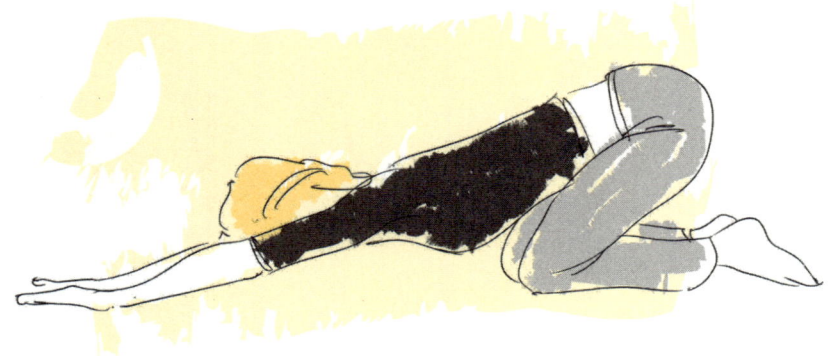

Sie brauchen eine angenehme Unterlage, auf der Sie knien können: Kissen, gefaltete Matte, gefaltete Decke.

Kniestand, die Füße möglichst aufgerichtet, Fersen näher als die Zehen.

Hände falten, Arme über dem Kopf ausstrecken und Hände ausdrehen. Handflächen zur Decke dehnen, die Schultern weich und weit setzen, den Abstand zwischen Ohren und Schultern möglichst groß machen.

Sitzbeinhöcker nach hinten oben strecken, bis das Gesäß über den Fersen schwebt, Rücken und Arme möglichst aufgespannt Richtung Boden dehnen. Hände lösen und entspannt auf dem Boden aufsetzen. Finger zeigen gerade nach vorne. In der Vorstellung durch die Sitzbeinhöcker einatmen, durch den Kronenpunkt ausatmen und die Wirbel samt Bandscheiben auseinander dehnen.

Die Handwurzeln am Boden leicht vorschieben, zum Körper ziehen, vorschieben, anziehen. Je aufgespannter und entspannter und durchlässiger Sie Ihren Rücken sein lassen, desto klarer spürbar ist die Reaktion in den Sitzbeinhöckern: Beim Schieben dehnen sie sich automatisch leicht nach oben, beim Ziehen nach unten.

Sobald Sie sich mit der kleinen Bewegung und der großen Wirkung angefreundet haben, können Sie mit der einen Handwurzel schieben, mit der anderen ziehen.

Organrutsche bei Senkungsbeschwerden: Beine grätschen, Gesäß in die Luft strecken, es steht nun höher als der Kopf. Handwurzeln bewegen, links ziehen, rechts schieben.

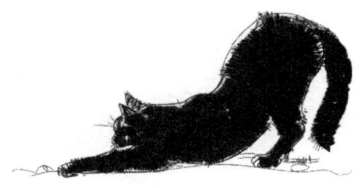

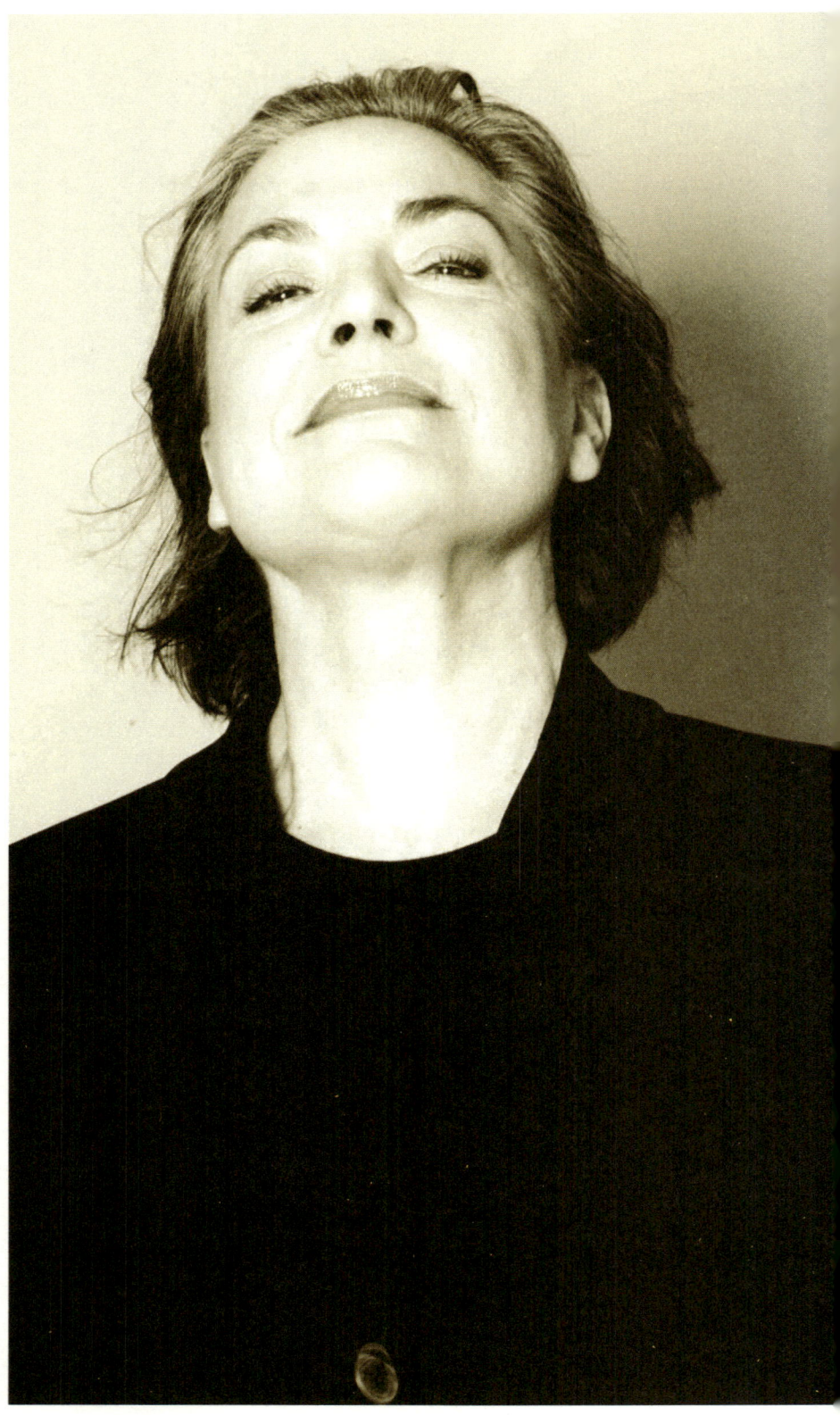

6.

Die Sache mit
der Spannung,
der Gutspannung,
der Aufspannung
und der
Vitalspannung

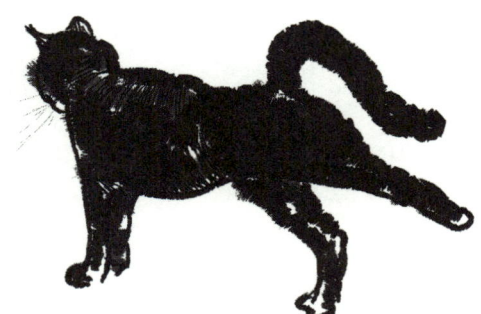

Die Vertikale ist die Ausrichtung für den aufrechten Menschen. Auf die Vertikale verteilt sich unser Gewicht, sie ist unsere »Schwerachse«, unser »Schwerelot«. Jede Schwer- punktverlagerung in der Horizontalen führt zu Ungleichgewicht. Im wahrsten Sinne des Wortes.

Wenn Sie Ihren Körper so aufspannen, dass alle Knochen Raum und Ausdehnung haben, dass kein Gelenkteil den Nachbarn berührt, bedrängt, beeinträchtigt, so aktiviert diese Aufspannung alle skeletthaltenden Muskeln, bringt sie in die Grundspannung, in den Vitaltonus. Und zwar 100 Prozent der Muskulatur. Vernetzt und gleichmäßig. Die Wirbelsäule bewegt sich frei. Das Becken wird zum Mittelpunkt der Mobilität. Die Füße werden vom Körpergewicht befreit, der Brustkorb kann sich beim Atmen weiten, die Schultern sind frei, der Kopf schwebt. Und die Beine können uns bewegen, die Arme sind frei, die Welt zu umarmen, perfekt konstruierte, von Muskeln grandios verschraubte Hebel.

»Aufrichtung ist doch viel schöner«, sagte kürzlich eine Therapeutin, »du sprichst von Spannung, das verspannt die Leute sogleich.«

Nein, Aufrichtung reicht nicht, es muss Spannung sein, mir gefällt der Ausdruck der Eurhythmiker: Gutspannung muss es sein. Ein Muskel braucht Spannung, um die volle Leistung zu bringen. Die eindimensional aufgeplusterten Muckis an der Körperoberfläche halten das Skelett weder aufrecht noch entwickeln sie wirklich Kraft. (Ich weiß das aus erster Quelle: Die Kraftprotze aus der Muckibude brechen allesamt zusammen, wenn ich sie in eine der anspruchsvollen CANTIENICA®-Positionen bringe.)

Die autochthonen Muskeln verkümmern, wenn sie nicht bewusst eingesetzt werden. Die autochthonen Muskeln werden und bleiben stark, wenn sie gebraucht werden. Diese Bewusstheit haben Tänzer, Schwimmer, Leichtathleten. Manchmal ist sie zu finden bei Kunstturnern, Artisten. Körpertherapeuten aus Alexander-Technik, Feldenkrais-Methode, Eurythmie, Ergotherapie arbeiten mit Bewusstsein und Achtsamkeit. Sie versuchen, mit dem, was ist an Guthaltung und Fehlhaltung, möglichst schmerzfrei zu leben. In Physiotherapie und Krankengymnastik wird jeder Muskel und jeder Knochen auswendig gelernt, die Konzepte sind umfangreich und kompliziert, und wer das Lernpensum bewältigt, kann Physiotherapeut, Krankengymnast werden, ohne die eigene Haltung auch nur wahrzunehmen, geschweige denn zu verändern. Das weiß ich nun mit Bestimmtheit und aus Erfahrung, denn die absolute Mehrzahl der CANTIENICA®-Trainerinnen und (leider wenigen) -Trainer sind von Haus aus Physio- oder Körpertherapeuten verschiedener Richtungen.

Sie konvertieren zu meiner »Außenseitermethode«, weil sie unbefriedigt sind, selber unter Beschwerden aller Art leiden. Die Konzepte funktionieren im Kopf, indes nicht in den Körpern, weder in ihren eigenen noch in denen der Patientinnen und Patienten. Diese Überläuferinnen und Überläufer sind nicht etwa sitzen geblieben, im Gegenteil, viele hatten bereits gut gehende Praxen, Ateliers, Studios, als sie in die erste Ausbildung kamen. Alle brauchten und brauchen Mut, aus dem Schutz der Schulmedizin zu treten und sich mit einer Autodidaktin auf Entdeckungsreise zu begeben.

Mir war von Anfang an klar, dass meine Methode nur weitergeben kann, wer sie wirklich versteht, selber umsetzt, lebt und vorlebt. Mehr noch: Haltung überträgt sich. Die Haltung des Therapeuten, der Therapeutin überträgt sich auf den Patienten, die Patientin. Wir setzen diese Übertragung im Unterricht bewusst und sehr erfolgreich ein. Mit ein bisschen Übung können die Schülerinnen und Schüler mit geschlossenen Augen erraten, welche Haltung der Teamkollege, die Teamkollegin eingenommen hat, sogar ob sie vom coachenden Kollegen angesehen werden oder ob der, die Betreffende wegschaut. Krönung dieses Spiels während der Ausbildung ist es, zu erraten, ob der Coachende den Gecoachten mit dem Herzen anschaut oder ob die Gedanken ganz woanders sind. Die Trefferquote der Übertragung liegt bei 99 Prozent. (Das restliche Prozent spürt nach eigenem Bekunden richtig, vertraut indes der Intuition nicht und sagt etwas anderes.)

Aufspannung und die Hirnwellen

Kennen Sie Neurofeedback? Das ist eine Art Fitnesstraining für das Gehirn. »Durch Neurofeedback lernen Sie sich selber besser kennen. Sie lernen spielerisch, Ihr Bewusstsein, Ihr Denken, Ihre Wahrnehmung und Ihre Emotionen positiv zu beeinflussen und zu steuern. Sie erwerben Kompetenzen und Selbstkontrollfähigkeiten, welche Ihr Leben verändern und Ihnen neue Erfahrungsmöglichkeiten eröffnen.« So erklärt es der Neuropsychologe Steve Ebright, der in Zürich arbeitet.

Der Neurofeedback-Spezialist pappt Paste hinter die Ohren und auf den Kopfhaarboden und klebt fünf Sensoren an. Ab hier gibt es unterschiedliche Systeme. Ich mag die Version des amerikanischen Wissenschaftlers Valdeane

W. Brown, NeuroCarePro[5]: Die Elektroden sind über einen Computer an Musik und Fraktale (non-lineare Chaosmathematik) gekoppelt. Fließen die Wellen in meinem Gehirn ruhig in ihren Bahnen, so hören die Ohren die Musik ohne Störung, laben sich die Augen an der optischen Pracht der zufällig generierten Bilder. Sobald Turbulenzen im Gehirn auftauchen, stottert oder stoppt die Musik und die Bilder kommen durcheinander. Ziel des Trainings ist es, diese Turbulenzen wieder zu glätten, und das geht nur durch Entspannung, quasi durch Herunterfahren der eigenen Software im Gehirn. Mit der Zeit gelingt das immer schneller, die Phasen des ungestörten Hör- und Schaugenusses werden immer länger. Das ist sehr entspannend, steigert die Selbstwahrnehmung und das Selbstmanagement, die Konzentrations- und Leistungsfähigkeit.

Nach 16 Jahren intensiver Auseinandersetzung mit meinem Skelett und seiner Muskulatur nimmt sich mein Körper das Recht heraus, zu machen, was er braucht und was er will. Das heißt: Wenn er still sitzen muss, so pulsiert er mit den Tiefenmuskeln einfach so vor sich hin. Levator Ani, autochthone Rückenmuskeln und die Schädelmuskulatur führen ein köstliches, pulsierendes Eigenleben, das schon mal zu lustigen Kommentaren von Sitznachbarn im Flugzeug oder in der Bahn führen kann. »Wissen Sie eigentlich, dass Ihre Ohren rhythmisch wackeln?«, oder »Sie, Ihre Gesichtshaut tanzt«.

Und so tanzte in der Neurofeedback-Sitzung meine Beckenmuskulatur. »Manchmal machen Sie etwas, das verändert die Hirnwellen sehr deutlich«, bemerkte Steve Ebright. Ich wusste sofort, was er meinte: Meine skeletthaltenden Tiefenmuskeln pulsierten. Ebright lud mich ein, bewusst mit Haltungen und Muskeln zu spielen.

Also richtete ich mich perfekt auf den Sitzbeinhöckern ein, spannte meine Wirbelsäule lupenrein auf und pulsierte mit dem Levator Ani. Die Hirnströme gingen in harmonische, rhythmische Wellen über, die laut Aussage des Neurotherapeuten jenen glichen, die Valdeane Brown bei Zenmeistern in Meditation gemessen hatte.

Ich stellte die Behauptung auf, diese Veränderung sei an die Haltung, die Aufspannung, gekoppelt. Steve Ebright kommt aus der Schule der Hypnotherapeuten nach Milton Erickson, da gilt die Körperhaltung bei der Hypnose als nebensächlich. Entspannung ist wichtig.

Ich schob also mein Becken vor, Ebright richtete das Programm ein und sagte: »Bitte pulsieren.« Ich pulsierte und pulsierte. Pulsierte. Pulsierte. »Bitte pulsieren«, wiederholte Ebright. »Ich pulsiere auf Teufel komm raus«, presste ich durch die Zähne, denn das Beckenkippen strengte mich an. »Wow, ich kriege Gänsehaut«, sagte Ebright, »es kommt nichts, aber auch gar nichts von den Pulsen im Hirn an.« Ich spannte mich auf, pulsierte, das aufgerichtete Rückenmark war wieder leitfähig und leitbereit, die Messkurven auf dem Rechner veränderten sich augenblicklich.

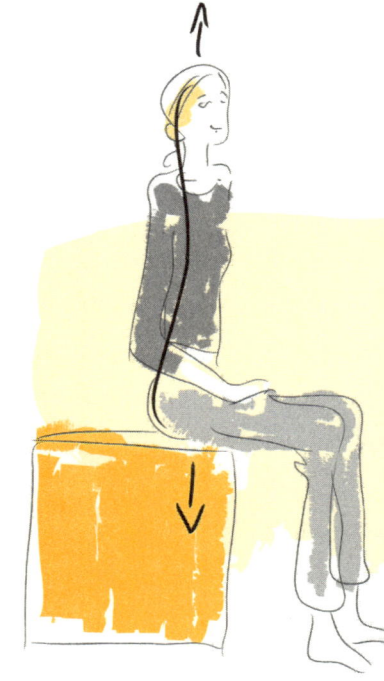

Wir probierten die häufigen Fehlhaltungen aus. Rundrücken: Puls verpufft im Becken. Hochgezogene Schultern, eingesunkener Brustkorb: keine Direktkommunikation zwischen Beckenboden und Hirn. Kopf in den Nacken werfen, Zähne zusammenbeißen: keine Resonanz zwischen unten und oben.

Die Versuchsreihe liegt nun leider auf Eis, weil Steve Ebright aus familiären Gründen für mehrere Monate in den USA weilt. Für mich sind die Tests jenseits der zurzeit gültigen Maßstäbe der Wissenschaftlichkeit eindeutig Beweis dafür, dass in der aufgespannten Wirbelsäule das Rückenmark frei fließt und Informationen anders leitet, als wenn es durch Schlumpfhaltung, Hohlkreuz, Rundrücken geknickt

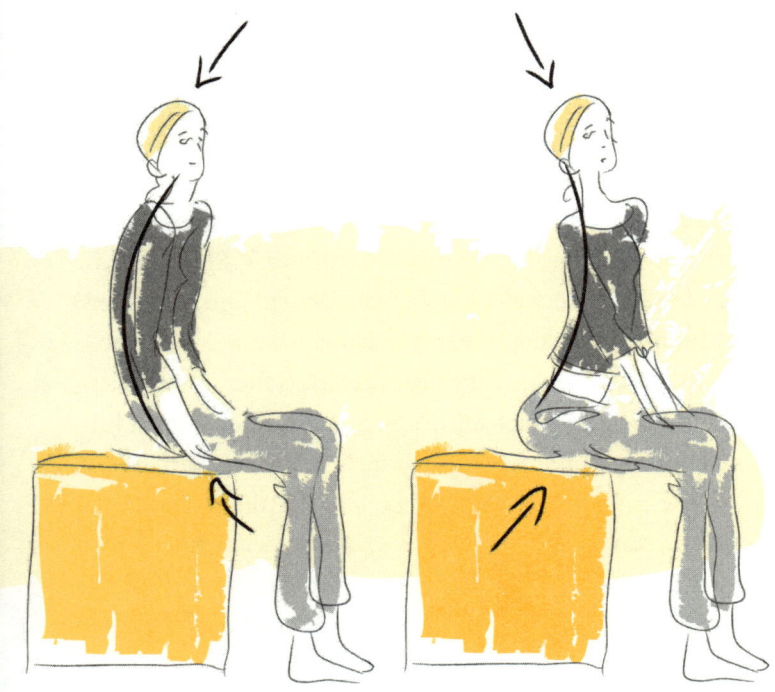

wird. Was das für Zivilisationskrankheiten am zentralen Nervensystem bedeuten kann, stelle ich mir in kühnen Visionen vor ...

Mein eigenes Immunsystem ist viel robuster als früher, bis ungefähr 45 waren Allergien, Erkältungen, Entzündungen aller Art oft gesehene Gäste in meinem Körper. Ich bin überzeugt, dass mein Rückenmark aufgespannt und von jedem Druck befreit als Blutfabrik und Krankheitsabwehr anders arbeitet als früher mit den chronischen Skolioseknicks.

Catpower und Geschmeidigkeit

Aufrichten mit Hochturm

Was diese Übung will: Die Aufspannung von den Sitzbeinhöckern zum Kronenpunkt spürbar vermitteln. Für Verkürzungen im Oberkörper (Brustwirbelsäule, Brustkorb) sensibilisieren. Die gesamte Rumpfmuskulatur an Bauch, Rücken, Flanken vernetzen und dehnen, inklusive Psoas und Zwerchfell.

An den Stuhlrand setzen, direkt auf den Sitzbeinhöckern ausrichten. Füße hüftweit und in leichter V-Stellung, die Fersen stehen sich etwas näher als die Zehen. Die Knie ebenfalls hüftweit und exakt über den Fersen halten.

Nun kommt die Vorstellungsarbeit: Den rechten Oberschenkel nach vorne und gleichzeitig den Sitzbeinhöcker nach hinten dehnen. Den linken Oberschenkel nach vorne verlängern, den Sitzbeinhöcker nach hinten. Die Muskeln der Oberschenkel ausdrehen, ohne dabei die Knie zu bewegen. Das verschraubt die Beinachse auf anatomisch ideale Weise.

Hände verschränken. Wenn Sie die Finger immer gleich verschränken, können Sie die Macht der Gewohnheit über-

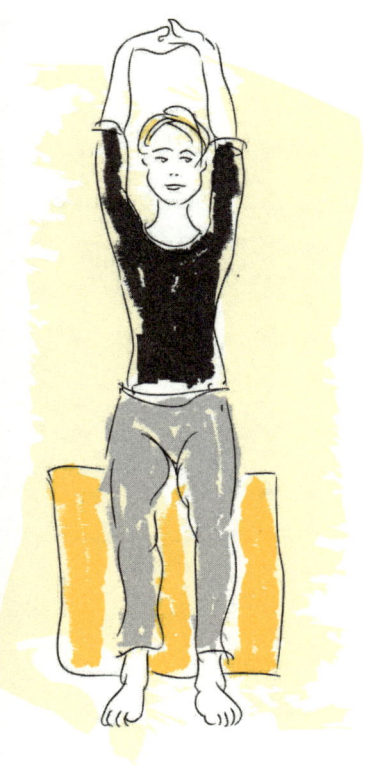
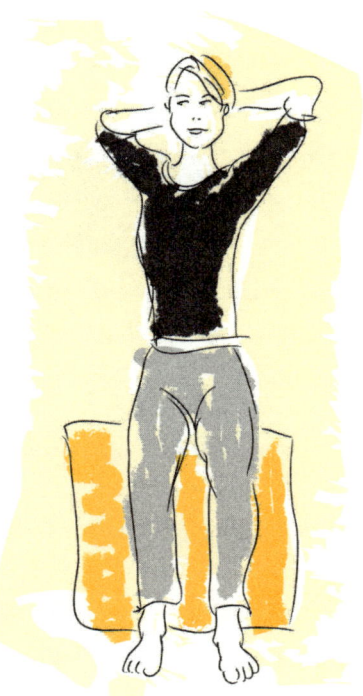

listen, indem Sie die Fingerstellung wechseln, sodass der un-
gewohnte Daumen außen zu liegen kommt. Spürt sich beim
ersten Versuch für die meisten Menschen ganz fremd an.

Hände über den Kopf und neben den Ohren durchstre-
cken, ohne die Ellenbogen zu blockieren. Handflächen zur
Decke dehnen, gleichzeitig die Schultern weich und weit
machen, den Kronenpunkt zu den Händen dehnen. Arme
beugen, Hände hinter den Kopf setzen.

Die Oberarmmuskeln Richtung Rücken ausdrehen, die
Schulterblätter ganz nah und flach an den Rücken ziehen.
Oberkörper in dieser Aufspannung leicht nach vorne beugen. Aus der Brustwirbelsäule und nur aus der Brustwirbelsäule den Oberkörper nach links drehen, der Kopf schaut

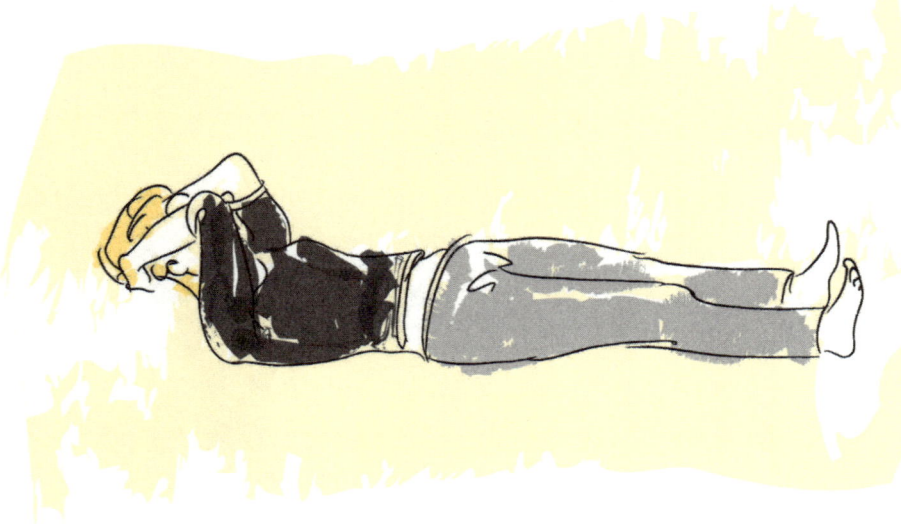

geradeaus. Geschmeidig und weich nach rechts drehen, Kopf geradeaus, fixieren Sie einen Punkt vor sich auf dem Boden. 20-mal wiederholen.

Liegen mit Streckbein

Was diese Übung will: Die Knochen gemäß dem persönlichen Bauplan anordnen. Durch Aufspannung 100 Prozent Tiefenmuskulatur vernetzen, dehnen, kräftigen. Aus dieser vernetzten Aufspannung den Bauch gedehnt und formschön straffen.

Rückenlage. Füße hüftweit in V-Stellung aufgestellt. Becken aufrichten und die Wirbelsäule aufspannen. Leiste locker, Bauch und Rücken gedehnt halten. Hände zum Hochturm falten (siehe Übung Aufrichten mit Hochturm), Schultern setzen und die gestreckten Arme über den Kopf Richtung Boden dehnen. Rippenbogen entspannen, Schultern weit und weich öffnen, bis sie auf der Matte liegen.

Die rechte Ferse aufsetzen und nach vorne schieben, bis das Bein gestreckt ist. Die linke Ferse aufsetzen und das Bein lang und aus dem Becken ziehen. Steiß- und Schambein Richtung Ferse verlängern, Knie locker halten. An der lin-

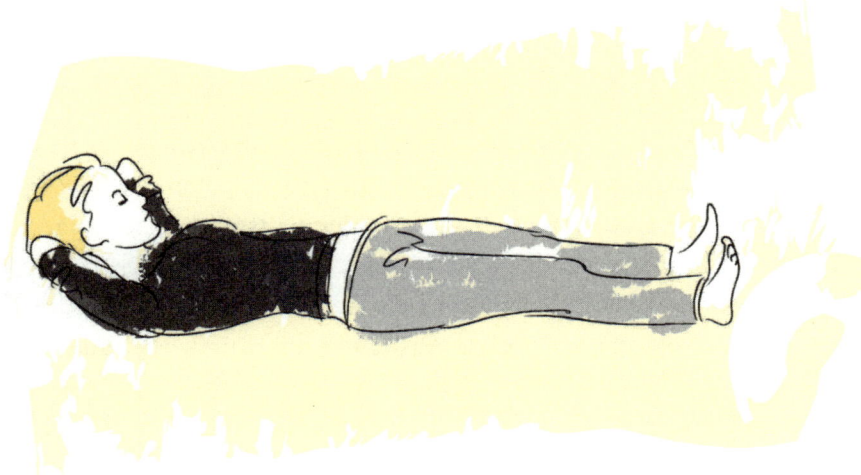

ken Ferse ein- und am rechten Handgelenk ausatmen, umgekehrt von der rechten Ferse zum linken Handgelenk. Je
3-mal ausführen.

Jetzt den Kopf in die gefalteten Hände legen. Ellenbogen
seitlich auseinanderziehen, die Muskeln der Oberarme in das
Dreieck drehen, das die Arme bilden. Kopf im gedehnten
Bogen einrunden. Blick zum Schambein. Ellenbogen zur Nase
ziehen, die Halswirbel entspannen, als würden Sie den Kopf
in eine Hängematte betten. Ellenbogen wieder seitlich öffnen.
Das Brustbein in die Länge dehnen und entspannt auf die
Matte absinken lassen. Das entspannt die vordere Hals-
muskulatur und den Kopf, dehnt die gesamte Muskelfront.

Nun brauchen Sie anfangs wieder Ihre Vorstellungskraft:
Stellen Sie sich vor, Sie atmen am Bauchnabel ein, teilen den
Atem in ein V und leiten ihn zu den Rippenbogen am Rücken, ausatmen. Wieder Bauchnabel ein, hintere Rippenbogen aus. Das dehnt und streckt den Rumpf, bearbeitet alle
Rumpfmuskeln, vernetzt und hebt Ihren Kopf in rhythmi-
schen Pulsen ein bisschen höher.

Wiederholen, sooft Sie können – die Qualität der Bewegung zählt, nicht die Quantität.

Steigerung: Ellenbogen wieder auseinanderziehen. Kronenpunkt hoch, Blick nach unten. Nun machen Sie winzig kleine Rotationen direkt aus der Brustwirbelsäule nach links, nach rechts, nach links, nach rechts, den Blick immer auf den Bauchnabel gerichtet, der Kopf soll nicht mitdrehen. Es geht um die Mobilisierung der Brustwirbelsäule.

Sitzlauf

Was diese Übung will: Gehen (laufen, joggen, rennen, tanzen, kraulen, klettern) lernen mit der aktiven Tiefenmuskulatur, mit aufgespannter Wirbelsäule und mit aufgerichtetem Becken. Sie entdecken, wie Sie die Beckenhälften isolieren und mobilisieren können und Kraft aus »dem Hosenboden« gewinnen. Das vernetzt die gesamte Becken-, Hüft-, Beinmuskulatur und entlastet die Muskeln des vorderen Oberschenkels.

Am vorderen Hocker-(Stuhl-)rand auf den Sitzbeinhöckern ausrichten. Becken aufrichten. Brustkorb vom Becken weg nach oben dehnen. Scham- und Steißbein Richtung Hocker, Kronenpunkt in die Gegenrichtung ziehen. Füße hüftweit und in leichter V-Stellung, Großzehengrundgelenk und Mitte Ferse küssen den Boden. Knie über den Fersen.

Mit den Sitzbeinhöckern schielen, wie Sie das nun schon kennen, und gleichzeitig die Knie vom Körper weg dehnen, das öffnet die Gelenke.

Handrücken auf die Oberschenkel legen, Arme leicht machen, Oberarm aus dem Schulterdach nach unten fließen lassen, die Muskeln der Oberarme leicht ausdrehen.

Nun die rechte Ferse in den Boden stupsen (NICHT stoßen, pressen, drücken, hämmern, hauen, einfach nur leicht stupsen) und mit der Muskelkraft, die aus dieser Minibewegung entsteht, den Fuß vom Boden heben, linke Ferse in den Boden, rechten Fuß senken, linken Fuß heben. Wie ein Waldlauf auf dem Stuhl ...

Die Wirbelsäule bleibt dabei vollkommen aufgespannt zwischen Beckenboden und Kronenpunkt, der Oberkörper schwankt keinen Millimeter, weder zur Seite noch nach hinten.

Arme seitlich anwinkeln und im Wechsel mitschwingen lassen, linkes Bein, rechter Arm. Der linke Arm schwingt mit dem rechten Bein. Es entsteht in der Brustwirbelsäule (hoffentlich) eine hauchzarte, angenehme, beschwingte Rotation.

Je öfter und leichter Sie diese Übung machen, umso filigraner wirkt sie. Mit der Zeit entstehen kleine unabhängige Rotationsbewegungen der beiden Beckenseiten, Epizentrum sind die Kreuzbeingelenke. Sie leiten den Bewegungsimpuls zum Steißbein, er steigt hoch zum Brustbein, löst von dort die »Kettenrotation« im gegenseitigen Schultergelenk und in den Armen aus. Wer genau wissen möchte, wie der perfekte aufrechte Gang des Menschen im Bauplan vorgesehen ist, findet den detaillierten Aufbau in meinem Buch »Beschwerdefrei laufen«[6].

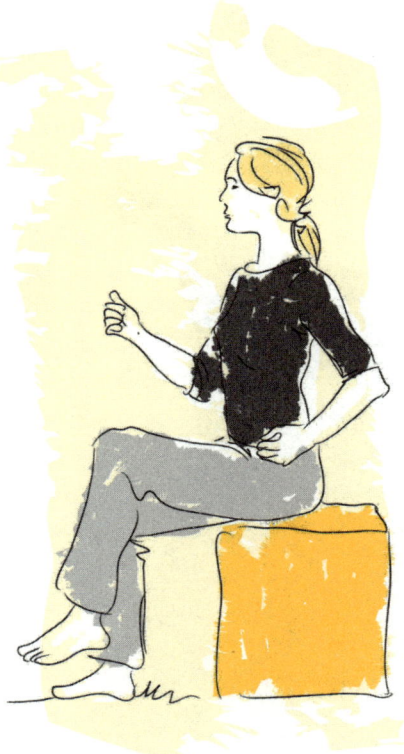

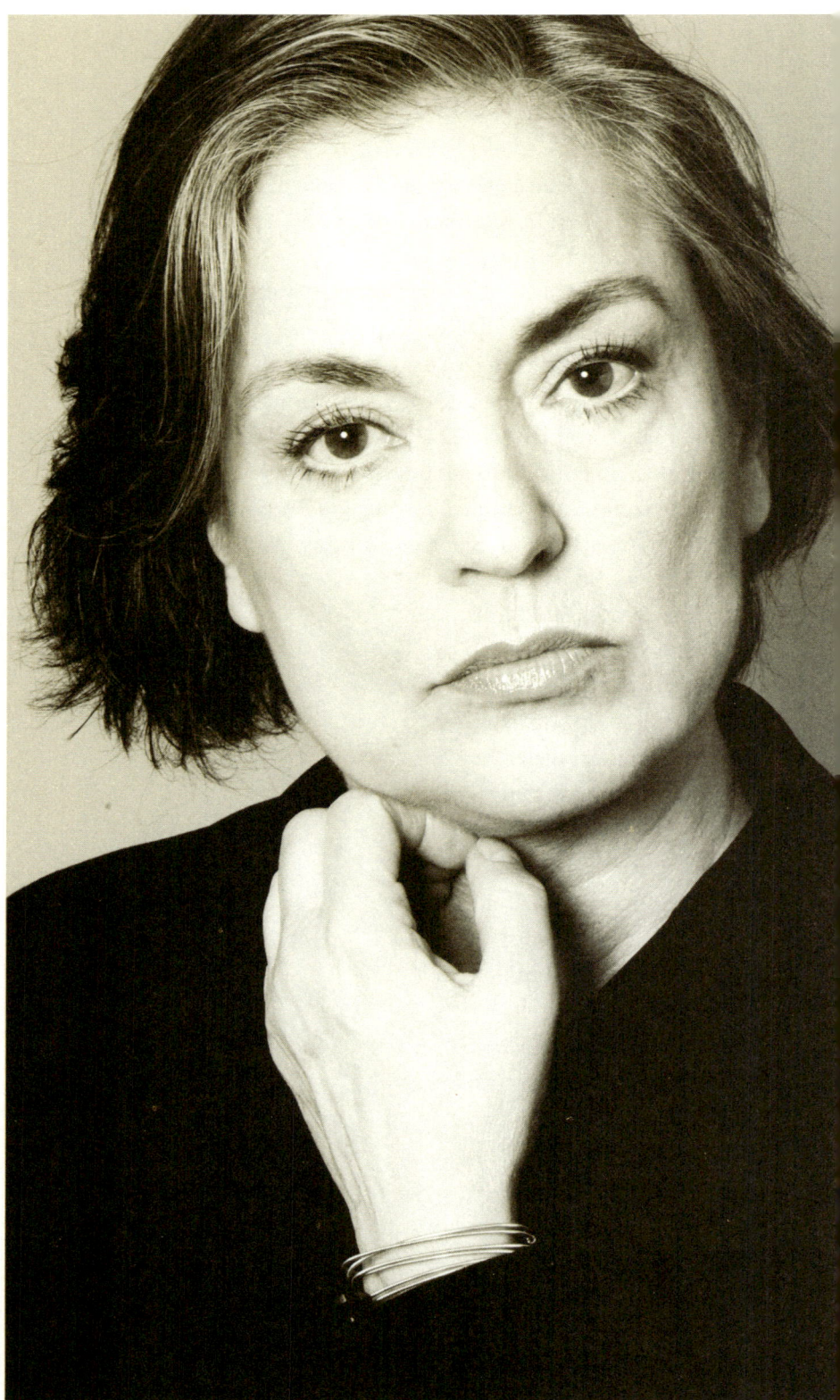

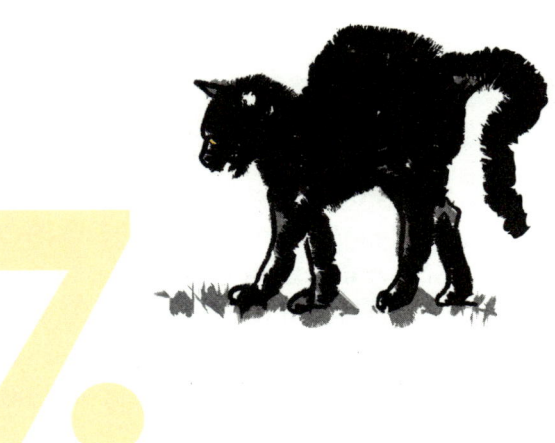

7.

**Wie oben, so unten.
Wie unten, so oben.
Das zweite Zwischenstockwerk
namens Zwerchfell**

ch sitze im Schneidersitz und experimentiere mit der Atmung. Ich habe seit Langem entdeckt, was für ein wunderbares Transportmittel für Informationen im Körper der Atem ist. Er ist das Bindemittel zwischen meiner Vorstellung und dem eigentlichen Geschehen. Ich kann mit ihm das Bewusstsein überall hinschicken, wo ich es brauche, in den Kopf und in die Füße, ins Becken und zur Wirbelsäule.

Der Atem ist auch ein großartiger Vermittler zwischen den Muskeln, ich kann ihn diagonal und kreuz und quer benutzen, um Muskeln zu vernetzen, um mich aufzuspannen und auszurichten. Mit dem Atem kann ich Schmerzen auflösen, Verspannungen glätten, aufgeregte Sehnen und Bänder beruhigen. Sogar die Knochen »hören« auf den Atem. Sie runzeln die Stirn? Okay. Stellen Sie sich vor, Sie atmen in der Mitte des Brustbeins ein. Lassen Sie die Hälfte des Atems nach oben fließen, die andere Hälfte gleichzeitig nach unten. Ein paarmal wiederholen und nachspüren. Sie fühlen sich länger? Eben.

Noch ein Beispiel. Atmen Sie durch die Mitte des Brustbeins ein und durch die Schultern aus. Mehrmals wiederholen. Die Wahrscheinlichkeit ist groß, dass sich die Schlüsselbeine dabei ausdehnen.

Ich möchte mit der Atmung meinen Brustkorb verändern. Der ist durch die Wirbelsäulenkrümmung verbeult, vorne rechts stehen die Rippen bucklig hervor, hinten rechts bilden die Rippen eine Delle, links ist alles irgendwie verzogen. Ich halte eine Hand auf den Rippenbuckel vorne rechts, atme ein, lenke den Atem auf die linke Seite des Rückens. Dann atme ich von vorne rechts nach hinten links. Umgekehrt, vom Rippenbogen hinten rechts zum Rippenbogen vorne links. Schon nach wenigen Atemzügen spüre ich eine klare Verbindung zwischen den Punkten. Der Rippenbuckel vorne rechts verschwindet unter meinen Händen, die Beule hinten rechts füllt sich auf. Ich kann förmlich spüren, wie sich der am meisten verdrehte Brustwirbel bewegt, wie er sich selbsttätig entdreht. Die unteren Rippen werden schmal, die oberen weiten sich, der Brustkorb öffnet und dehnt sich oben, ich bekomme viel mehr Luft. Und ich kann klar und eindeutig spüren, dass es eine Muskeldecke ist, die all das bewirkt: das Zwerchfell.

Ich hatte es in der Sprachschule gelernt, in der Schauspielschule, im Sprechunterricht beim Schweizer Fernsehen: Das Zwerchfell senkt sich beim Einatmen, hebt sich beim Ausatmen. Beim Einatmen kommen die Schultern leicht hoch, beim Ausatmen senken sie sich wieder.

Das habe ich Ihnen ja noch gar nicht erzählt. Ich hatte aufgrund eines Hörschadens, den ich als Kleinkind durch einen Schlag bekam, einen heftigen Sprachfehler. Ich konnte keinen Zischlaut aussprechen und wurde dafür gehänselt, bis ich mit 16 das erste Zuhause verließ und in Zürich Sprach- und Schauspielunterricht nahm. Außerdem hatte ich Asthma, in Stresszeiten wuchs es sich zu heftigem Bronchialasthma aus.

Nun sitze ich da und atme ohne Konzept, höre auf den Atem, vertraue ihm, nehme ihn an und auf. Das Zwerchfell hebt sich beim Einatmen an. Der Rumpf dehnt sich. Die Rippen werden unten schmaler, oben unendlich weit, sie dehnen sich seitlich aus. Ich spüre, wie die Lungen sich füllen, sich immer weiter öffnen, der Busen hebt sich an, die Flanken öffnen sich, das Brustbein fühlt sich an wie flüssiger Honig, die Schultern finden ihren Platz, weich wie Buttercreme. Ich bekomme Luft, Luft, Luft, so viel Luft, mir wird schwindlig. Ich atme weiter, der Schwindel vergeht, mir kommen die Tränen, ich atme weiter, die Tränen versiegen, ich atme weiter, inzwischen habe ich den Dreh raus, wie ich das Zwerchfell bewusst anheben kann, wie ein Rundzelt, wie ich es in alle Richtungen ausdehnen kann, radial, rundherum. Und die Aufspannung bleibt. Die Schultern heben sich nicht, senken sich nicht, der Bauch ist lang und gedehnt. Ich kann spüren, wie die Muskulatur in dieser Gutspannung beim Ausatmen tausendhändig die Organe massiert. Ich verstehe in diesem Moment: Der Atem ist ein Geschenk des Lebens an uns. Er geht nicht auf Kosten von etwas. Ich muss ihn nur zulassen, dann macht er alles für mich.

Ich habe seit meiner Atementdeckung, ich schwöre es, nie mehr auch nur die Andeutung eines Asthma-Anfalls gehabt. Und die Restskoliose entdrehte sich in Siebenmeilenschritten. Die verdrehten Achsen an der Brustwirbelsäule und an den Kopfgelenken entdrehten und entdrehen sich seither leise und unablässig, in ihrem eigenen Rhythmus, sodass sich die Muskeln, Sehnen, Bänder anpassen können. Jetzt, da ich dieses schreibe, bin ich in einer Phase der leichten Heiserkeit, meine Stimme verändert sich. So wie früher kann ich nicht mehr singen, die neue Singstimme habe ich noch nicht gefunden.

Lachen Sie!

In einer Ausbildung für das CANTIENICA®-Beckenbodentraining nahmen zwei Atemtherapeutinnen einer weitverbreiteten Schule teil, beide um die 50, beide inkontinent, beide litten an chronischen Kreuzschmerzen, beide sahen

aus wie Ritterinnen von der ganz traurigen Gestalt: einge-
sunkene Brust, hängende Schultern und hängende Brüste,
hervorstehender Bauch, starke Faltenbildung im Gesicht.

Die eine Frau war frustriert, weil sie ihr Leben lang alles
richtig machen wollte und nun doch an so vielem litt; Rundrücken, Reflux, Magenbeschwerden, Erschlaffung des Beckenbodens, Knieschmerzen, Hallux valgus.»War denn alles
falsch, was ich gelernt und so lange nach bestem Wissen gemacht habe?«, stöhnte sie. Ich verstand ihre Frustration, ich
habe das selbst erfahren.

Da versuchen wir, alles gut und richtig zu machen, und
alles wird schlimmer. Ihr Körper begriff sofort, worum es in
dem Training ging, er richtete sich auf, die Schmerzen ver-
schwanden wie von Zauberhand. Nur der Kopf rebellierte, er
lehnte die Möglichkeit, dass der natürliche Atem nicht auf
Kosten von etwas ging, rundweg ab. Ich sah die Frau nach
der Grundausbildung nicht mehr.

Die andere Teilnehmerin reagierte vollkommen gegen-
sätzlich.»Was habe ich meinen Atem mit Technik vergewal-
tigt«, sagte sie,»welch ein Geschenk, es ist alles schon da,
ich muss es nur zulassen.« Sie hatte schon am zweiten Kurs-
tag keine Rückenschmerzen mehr, drei Wochen später
konnte sie wieder joggen, ohne Urin zu verlieren.»Nur beim
Lachen falle ich manchmal in das alte Muster zurück, ziehe
die Schultern hoch und drücke das Zwerchfell nach unten«,
berichtete sie.

Das ist eine Frauenkrankheit, dieses gequetschte, unter-
drückte, implodierende Lachen, das bei 18-jährigen Frauen
genauso die Regel ist wie bei 30-, 60-, 80-jährigen. Ich kenne
den Ursprung des unterdrückten Frauenlachens nicht. Ich
sehe die Auswirkungen: verspannte Schultern, hängende

Busen, schlaffe Bäuche, erschlaffte Beckenböden. Vor 250 Jahren rätselten Philosophen wie Immanuel Kant noch darüber, ob Frauen auch Seelen hätten. Ich nehme an, man sah es in jener Männergesellschaft nicht gern, wenn seelenfragliche Frauen lachten, womöglich noch laut. Mehr als so ein angedeutetes Mona-Lisa-Mundwinkelheben lag wohl nicht drin.

In meiner Kindheit störte sich ein junger Lehrer derart an meinem Lachen, dass er in mein Poesiealbum schrieb: »Mädchen, die lachen, Hähnen, die kräh'n, den' sollte man beizeiten den Hals herumdrehn.« Lässt mich mein Gedächtnis nicht im Stich, so heißt das Original »Mädchen, die pfeifen ...« Ist genauso dumm.

Weshalb Frauen ihr Lachen heute noch in den Bauch ziehen, es implodieren lassen, verschlucken, gegen sich richten – ich weiß es nicht. Wahrscheinlich ist es einfach nur Imitation. Kleine Mädchen lachen wie die Mütter, die Mütter lachen wie die Großmütter, die Großmütter wie die Urgroßmütter, und die Ururgroßmutter, die hatte zu Kants Zeiten wirklich nichts zu lachen.

Ich biete Ihnen ein paar gute Gründe an, Ihr Lachen heute noch zu befreien. Verschlucktes Lachen schwächt das Zwerchfell und drückt es nach unten. Das zieht mit den Jahren die Rippen nach unten und die Schultern zu den Ohren, die Muskeln am Brustkorb werden kürzer, schließlich auch die Knochen (Schlüsselbeine, Brustbeine). Die Brust- und Bauchmuskeln erschlaffen, die Organe werden nach unten gedrückt, der Beckenboden erschlafft, die Füße werden platt gedrückt. Alles mit fatalen Folgen ...

Umgekehrt ist ein offenes, schallendes Frauenlachen schön, und es macht schön. Also, Schultern bleiben weit und offen, tief einatmen, das Zwerchfell anheben und aus voller Brust lachen.

Genauso können Sie auch schadlos husten und niesen. Und leckt die Blase beim Lachen, Husten, Niesen, so hat das nichts mit einer »schwachen« Blase zu tun. Sondern mit der Wucht, mit der das Zwerchfell nach unten gedrückt wird. Der Druck drängt die Organe nach unten, schwächt die Bauch- und die Rückenmuskulatur, der Beckenboden muss nachgeben, der Druck donnert ungehindert auf die Blase. Füllen Sie mal einen Ballon mit Wasser und schlagen mit der Faust drauf, so ungefähr ist das beim Lachen, Husten, Niesen. Mit der richtigen Aufspannung können Sie die Überlaufinkontinenz oder Stressinkontinenz vergessen – Spontanheilung sozusagen.

Auch der bereits zitierte Neil Shubin ist überzeugt: »Wenn sich das Zwerchfell zusammenzieht, atmen wir ein.« Umgekehrt: In unserer Kultur haben wir das Bild der sich zusammenziehenden und durch dieses Zusammenziehen verkürzenden, also absinkenden Muskeln so verinnerlicht, dass wir die Schultern hochziehen und wie bei einem Blasebalg durch diese Hebelwirkung das Zwerchfell absenken. Noch mal: Nicht das Zwerchfell senkt sich ab, wir zwingen es nach unten.

Das Zwerchfell muss nach oben

Die Muskulatur des Zwerchfells ist innen am Rumpf befestigt und für das radiale Aufspannen, das Anheben eingerichtet: Unten werden die Rippen leicht zusammengezogen, oben dehnen sich die Rippenknorpel seitlich aus, schaffen mehr Raum für die Lungen. Die Schultern weiten sich, der

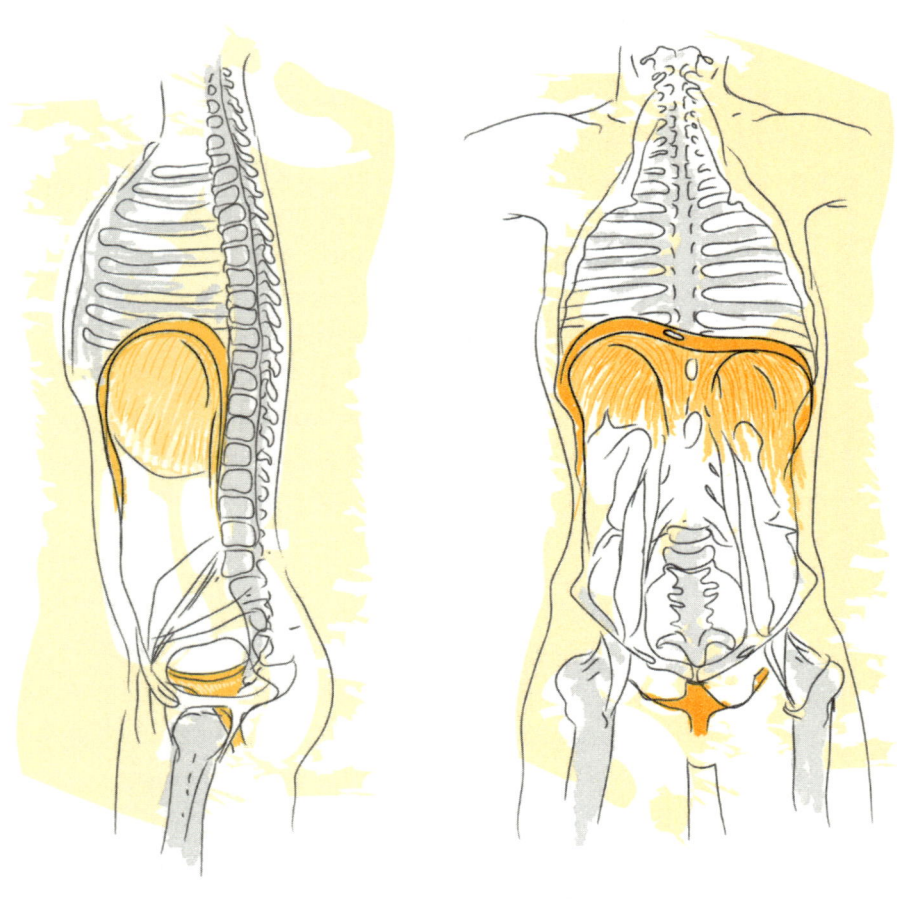

Links: Der geöffnete Torso im Profil. Unten bildet der Levator Ani das stützende Zwischenstockwerk. Oben, im Brustkorb, übernimmt das Zwerchfell die kostbare Aufgabe.

Rechts: Der geöffnete Torso von vorne. Wird das Zwerchfell beim Einatmen radial aufgespannt, dehnt sich die gesamte Rumpfmuskulatur mit und massiert die Organe.

Brustkorb weitet sich, der Atem füllt die Lungen überall: unten, seitlich, in der Mitte, bis in die Schulterspitzen. Der Bauchraum dehnt sich, wird länger, die Muskeln massieren die Organe, und zwar alle, nicht nur das »Dach« des Magens wie beim Absenken des Zwerchfells. Die ausdehnbaren Muskeln des Zwerchfells sind seitlich perfekt verwoben für die Expansion nach oben, vergleichbar einem Ballon, den Sie seitlich zusammendrücken, sodass er sich nach oben ausdehnt. Durch eine Öffnung des Zwerchfells führt die Speiseröhre in den Magen. Das Zwerchfell bildet hier eine wunderschöne Muskelschleife. Wird das Zwerchfell bei jedem Atemzug abgesenkt, so schneidet diese Schleife in die Speiseröhre. Aufstoßen, Reflux, Sodbrennen sind die Folge. Spezialisten bestätigen mir, dass alte Menschen genau an dieser Stelle Schluckprobleme bekommen oder gar Divertikel, die das Essen und die Verdauung erheblich stören und bösartig werden können.

In der Mitte des Zwerchfells ist eine wenig elastische Sehnenplatte. Beim massenkulturellen Falschatmen wird sie nach unten gedrückt. Dadurch leiern die seitlichen Muskeln nach und nach aus, die Sehnenplatte wird kleiner und härter, der Brustkorb wird unbeweglich und starr, die Rippen stehen vom Körper ab.

Noch ein Indiz reklamiere ich für die Richtigkeit meiner These: Das Zwerchfell liegt auf der linken Körperseite in der Regel etwas tiefer. Nachgefragt, weshalb das so sei, bekam ich die Antwort: dem Herzen zuliebe, damit es nicht beengt wird beim Einatmen. Wenn sich das Zwerchfell sowieso absenken würde, wie könnte es das Herz beengen? Dieser Vier-Millionen-Jahre-Superschnitt macht nur Sinn, wenn sich das Zwerchfell beim Einatmen anhebt.

Kommen Sie noch mal mit mir in mein Studio? Ich bin umringt von Physiotherapeutinnen, Atemtherapeutinnen, Hebammen und einem Krankengymnasten. Sie alle haben gelernt: Das Zwerchfell muss sich beim Einatmen senken. Mit geschlossenen Augen berühren die Teilnehmer der Diplomausbildung meinen Brustkorb, Hand auf Hand, spüren, wie es sich anfühlt, wenn ich mein Zwerchfell absenke, spüren, wie sich der Brustwirbel dreht, wie er eingezogen wird, spüren, wie mein Bauch kastig wird, wie die Taille verschwindet, spüren, wie mein Brustbein absinkt, kürzer wird, wie sich meine Schultern heben.

Nach ein paar Atemzügen kriege ich »Herzstechen«, spitze Stiche unter der linken Brust. Früher litt ich so stark unter diesem Stechen, dass einmal sogar der Notarzt kommen musste, weil meine Mitmenschen an einen Herzinfarkt glaubten. Der Notarzt sprach dann von »unspezifischem Brustwandschmerz«, verbreitet bei Frauen mit viel Stress, die nicht richtig atmen. (Wie's richtig geht, konnte er mir nicht sagen.)

Ich atme ein paarmal mit expansivem Zwerchfell, dehne es aus, weg ist der Schmerz.

Die vielen Hände spüren bei mir auch dem anderen Atem nach. Er streckt meine Brustwirbelsäule von innen. Er streckt meinen Bauchraum, den Rücken, weitet das Becken. Er streckt mein Brustbein, und er öffnet meinen Brustkorb seitlich, vorne, hinten. Die Schultern bleiben entspannt, der Busen füllt sich von innen, die Luft strömt ein und ein und ein, mindestens drei Mal mehr als bei der ersten Demonstration, und alle Schülerinnen und Schüler sagen mit geschlossenen Augen »Ah« und »Oh« und »Wow, was für ein Unterschied« und »Unglaublich«, und alle wissen: So muss es sein.

Dann arbeiten Sie miteinander und entdecken die Leichtigkeit der natürlichen Atmung, so wie sie in unserem Bauplan vorgesehen ist. Und die Atmung funktioniert für alle, ausnahmslos alle.

Ich weiß, wie schwer es ist, ein auswendig gelerntes, mühsam im Kopf gespeichertes Konzept wieder aus dem Kopf rauszukriegen. Probieren Sie es aus und entscheiden Sie dann, wie Sie atmen möchten. Vielleicht spüren Sie beim ersten Versuch die Schönheit und Intensität des Atmens, bei dem nichts auf Kosten von etwas anderem geht. Vielleicht spüren Sie die Aufrichtung und Ausdehnung des Brustkorbs, vielleicht beginnt Ihr Kopf zu schweben, dass Ihnen schwindlig wird, vielleicht sind Sie nach drei Atemzügen bereits den Tinnitus los, vielleicht geht Ihnen das Herzchakra auf, vielleicht fließen Glückstränen aus Ihren Augen, ich kann gar nicht alles aufzählen, was ich bei der Umstellung des Kulturatems auf den Naturatem schon erlebt, gehört, beobachtet habe.

Vielleicht müssen Sie indes auch an so viel denken, dass Sie den ersten Versuch als nicht sehr angenehm finden. Aufhören, entspannen, vor dem Einschlafen im Bett wieder probieren.

Catpower atmen

Was die folgenden Übungen wollen: Den Brustkorb ausrichten, die Rippen aufrichten. Das Zwerchfell im neu geschaffenen Raum zur Ausdehnung bringen. Den Atem als Expressdienst für Informationen zwischen den Muskeln etablieren. Am Atem wachsen. Und mit dem Atem die Innenräume ausdehnen.

Langatem

Im Liegen, Sitzen, Stehen, Gehen: Durch die Sitzbeinhöcker ein, durch den Kronenpunkt ausatmen.

Zwerchfell aufspannen: Kreuzgiebel-Atmung

Sie können diese Atemübungen praktisch jederzeit und überall üben, egal, ob Sie sitzen, liegen, stehen. Im Bett, im Büro, beim Autofahren, während Sitzungen, in der Kirche ... Anfangs ist es nützlich, die Stellen fürs Ein- und Ausatmen mit einem Finger anzutippen. Doch, das Zwerchfell weiß genau, was Sie von ihm wollen, weil das seine wahre Natur ist. Es folgt Ihrer Vorstellung bereitwillig. Schon nach kurzen Übungszeiten brauchen Sie kein Antippen mehr. Ich mache Mindestangaben zu der Anzahl Wiederholungen, Sie können »kreuzgiebeln«, bis Ihnen die Ohren wackeln.

Diese Atmungen haben nur gute Wirkungen und keinerlei Risiken. Je mehr Sie üben, umso schneller wird das »neualte« Atmen im Einklang mit der Natur zu Ihrer Natur.

Teilen Sie Ihr Bett mit einem geliebten »Falschatmer«-Menschen, wird Ihnen bald auffallen, dass Sie ruhiger atmen, langsamer, mit langsamerem Puls, dass sich Ihr Körper in der Länge beim Ein- und Ausatmen nicht verkürzt und ausdehnt, sondern immer gleich lang bleibt, mit ruhigen Schultern. Nur die oberen Rippen dehnen sich seitlich aus.

Am Rippenbogen vorne links einatmen, den Atem im Halbmond zum unteren Rippenbogen hinten rechts führen und ausatmen. Von vorne rechts nach hinten links. Je 10-mal, immer abwechselnd.

Vom Rippenbogen hinten rechts zum Rippenbogen vorne links atmen. Und vom Rippenbogen hinten links zum Rippenbogen vorne rechts. Je 10-mal, immer abwechselnd.

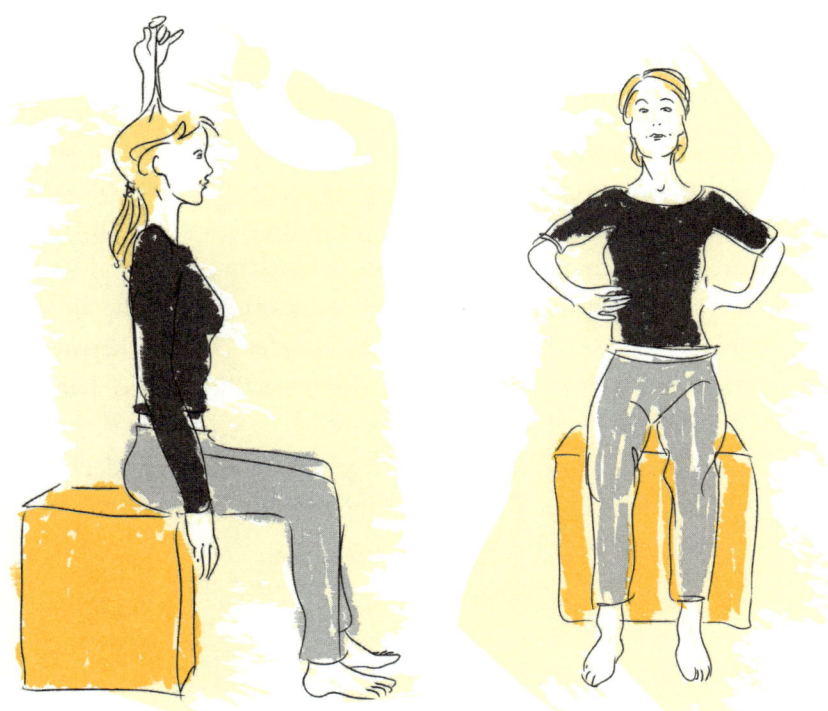

Die CANTIENICA®-Methode setzt diese Diagonal-Zwerchfellatmung ein, um Rippenbuckelbildung, die von der verkrümmten Wirbelsäule herrührt, auszugleichen: Das Zwerchfell wirkt wie eine stabilisierende Plane und entdreht die betroffenen Brustwirbel von innen. Die Ausbeulung am vorderen oder hinteren Brustkorb wird eingezogen, die gegenüberliegende Einbuchtung wird sozusagen ausgewuchtet. Bei Asthmatikern und Menschen, die unter Kurzatmigkeit leiden, schafft diese radiale Ausdehnung des Zwerchfells sofort Erleichterung.

Dreiecksatmungen
Was diese Übungen wollen: Die Dreiecksatmungen sind wunderbare Reiseleiter ins Körperinnere. Setzen Sie Ihre Wahrnehmung auf den Atem und lassen Sie sich vom Atem Ihre

Innenwelt zeigen. Fühlen Sie, wie der Atem das Becken ausdehnen kann, wie die Rippen geschmeidig werden, das Brustbein sich verlängert, die Schultern zart wie Buttercreme an ihren idealen »Standort« fließen.

Rückenlage auf Matte, Kissen oder im Bett. Beine angewinkelt. Füße, Knie hüftweit auseinander. Den Rücken aufspannen. Arme parallel zum Körper, Ellenbogen leicht angewinkelt. Schultern entspannen.

Becken stabilisieren, Kreuzbeingelenke öffnen, Lendenwirbel befreien: Durch die Sitzbeinhöcker einatmen, sie werden »atematisch« leicht zusammengezogen. Den Atem seitlich zu den Darmbeinschaufeln ziehen und ausatmen. Die

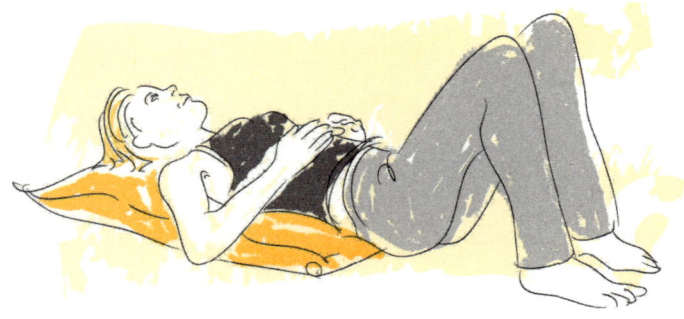

Beckenschaufeln werden weit und öffnen die Kreuzbeingelenke. *Wahrnehmung:* Fühlen sich beide Schaufeln gleich an? Öffnet sich eine mehr? Haben Sie den Mut, in Bildern zu denken. (»Im Becken geht die Sonne auf.« »Meereswellen plätschern ans Ufer.«)

Sind die Unterschiede in den Beckenhälften groß: Einseitig atmen. Durch den rechten Sitzbeinhöcker einatmen. Den Atem zur linken Beckenschaufel ziehen. Die Beckenschaufel weit machen und ausatmen. Nun die Diagonale wechseln: Zum linken Sitzbeinhöcker einatmen, die rechte

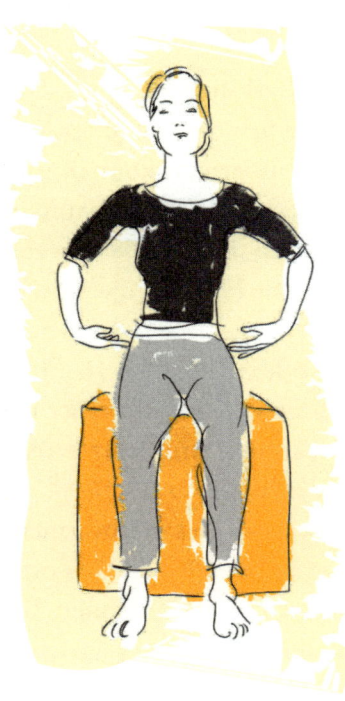
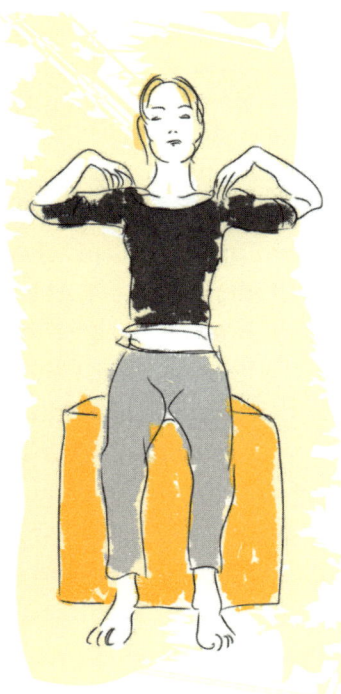

Beckenschaufel öffnen, ausatmen. Jede Diagonale 3-mal wiederholen.

Vernetzung der Rumpfmuskulatur, Elastizität der Rippen vergrößern: Durch den Bauchnabel einatmen, seitlich an den Rippen ausatmen. 5-mal.

Brustkorb aufrichten, Zwischenrippenmuskeln dehnen: Durch das Brustbein einatmen, den Atem halbieren, den Atem im V zu beiden Schultern ziehen, ausatmen.

Einseitigkeiten an Brustkorb und Schultern auflösen: Durch das Brustbein einatmen, zur linken Schulter ziehen und ausatmen. Durch das Brustbein einatmen, zur rechten Schulter reisen, ausatmen.

Super-3-D-Atmungen zur Aufspannung und Ausdehnung des Brustkorbs: Mitte Brustbein einatmen, an einer Schulter vorne, an der anderen hinten ausatmen. Wechseln.

Schultern setzen: Steilhang mit Ballon

Was diese Übung will: Oberarmkugeln aus dem Schulterdach befreien, damit die Arme die Welt umarmen können und damit das Zwerchfell endlich seinen ganzen Lebensraum in Ihrem Brustkorb zurückerobern kann. Lassen Sie sich von der Einfachheit der Abbildung nicht bluffen, die Übung hat's in sich.

Sie können diese Übung ohne oder mit einem ziemlich groß aufgeblasenen Ballon ausführen. Der Ballon intensiviert einerseits die Selbstwahrnehmung und unterstützt gleichzeitig die Entspannung in der Aufspannung.

Aufrecht stehen. Füße schweben mit dem Großzehengrundgelenk und der Fersenmitte auf dem Boden. Kronenpunkt zur Decke, Sitzbeinhöcker nach unten dehnen, bis Rücken und Front lang, gedehnt und leicht sind.

Ballon locker zwischen den Händen halten und senkrecht nach unten strecken, Kronenpunkt gleichzeitig noch mehr nach oben dehnen. Ellenbogen zeigen leicht zur Seite. Oberarme aus dem Schulterdach nach unten fließen lassen. Muskeln der Oberarme ausdrehen. 3-mal wiederholen.

Nun den Ballon auf den Rücken bewegen, ohne den Schulterstand zu verändern. Gleichzeitig in die Knie gehen, Sitzbeinhöcker nach hinten dehnen, bis die Knie exakt über den Fersen stehen. Falls sich die Zehen vom Boden heben möchten: einfach wie kleine Saugnäpfe am Boden ansaugen.

Arme ausstrecken, die Ellenbogen bleiben entspannt und zeigen zur Seite. Oberarm lang ziehen. Unterarm lang ziehen. Brustbein lang ziehen. Oberarmmuskeln ausdrehen. Den Rücken lang machen: Scham- und Steißbein ziehen nach hinten unten, der Kronenpunkt dehnt in die Gegenrichtung.

Arme etwas höher in die Luft nehmen und mit dem Ballon nach hinten pulsieren, vom Körper weg. Ja, das ist nun anstrengend. Und auch sehr lohnend. 20-mal. Entspannen.

Kronenpunkt Richtung Boden absenken, tiefer in die Knie, Hände fassen überkreuz die Unterschenkel und drehen sie leicht einwärts. Ellenbogen zur Seite, Muskeln der Oberarme ausdrehen, Sitzbeinhöcker zur Decke dehnen. Wieder tiefer in die Knie, Handstellung wechseln, Ellenbogen zur Seite und Sitzbeinhöcker zur Decke dehnen. Hände lösen, Mitte Brustbein einatmen, den Atem gleichzeitig zum Kronenpunkt und zum Schambein lenken und noch mehr entspannen.

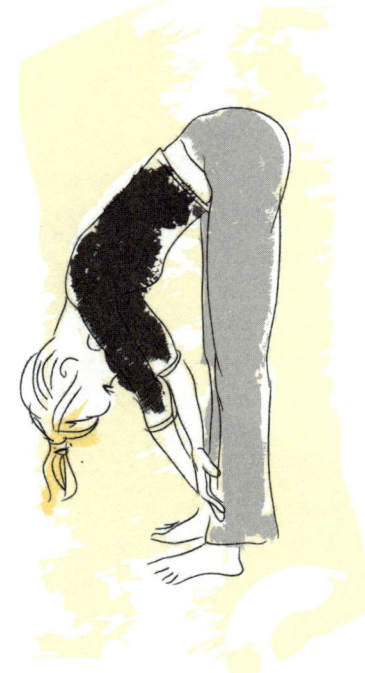

Tiefer in die Knie gehen, Arme nach hinten ausstrecken, gleichzeitig die Mittelfinger nach hinten, den Kronenpunkt nach vorne lang ziehen und so elegant, leicht und gedehnt aufrichten.

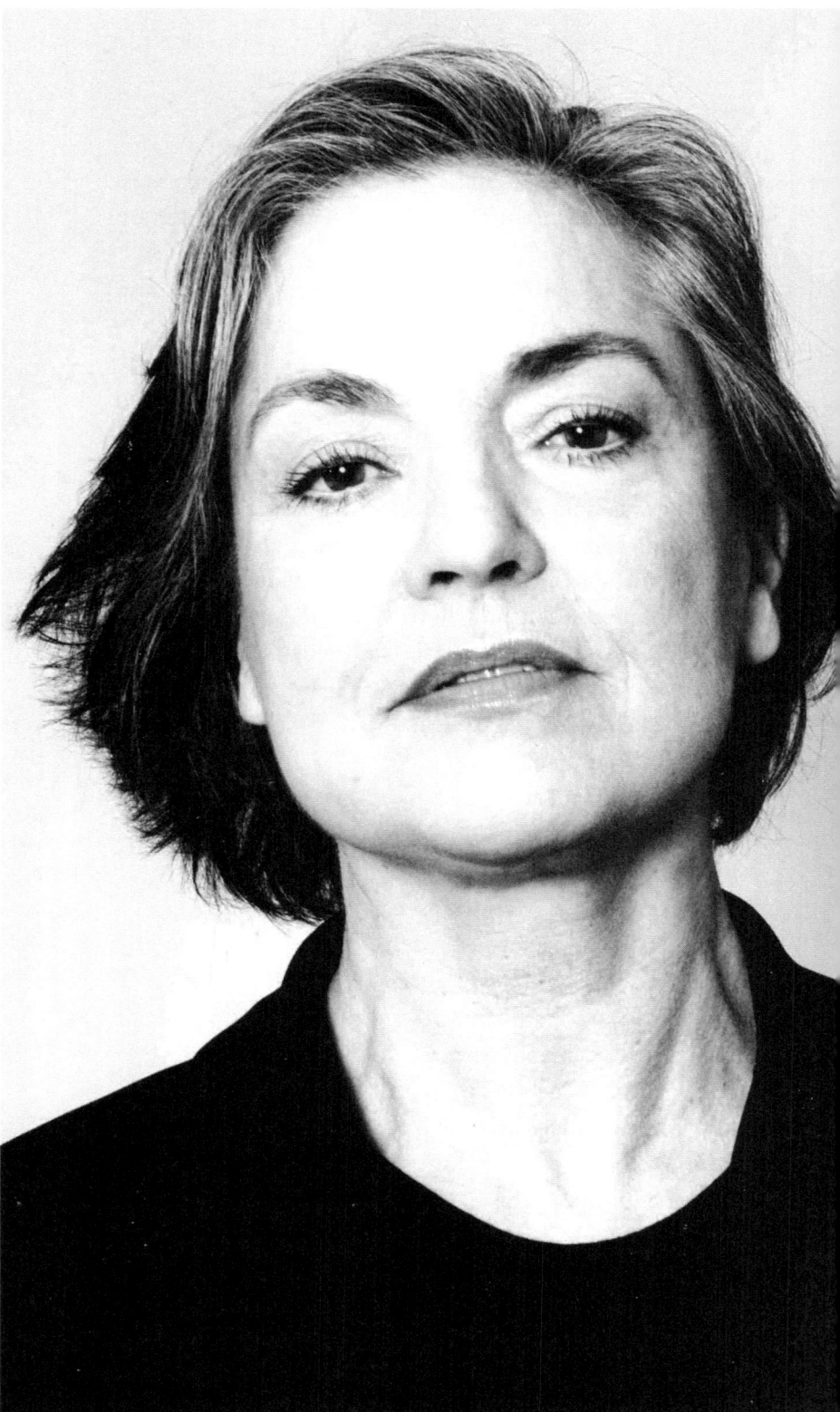

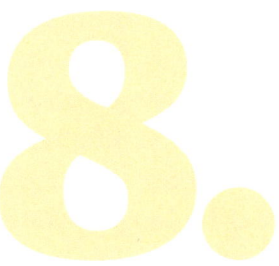

8.

Das wahrhafte und wirkliche Core-Training: Tiefenmuskulatur für multiple Orgasmen

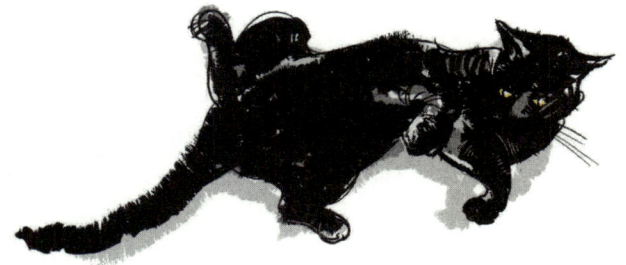

Was soll ich um den heißen Brei herumreden: Über 50 Jahre meines Lebens war auch ich ziemlich sicher, Sigmund Freud habe geirrt und/oder sei im Grunde ein Frauenhasser gewesen. Für den weiblichen Orgasmus war die Klitoris zuständig, nicht die Vagina. Der angeblich echte, reiffrauliche Vaginalorgasmus war eine Freud'sche Erfindung, genährt von patriarchalem Penisstolz. In meinen Jahren als Journalistin weibelte ich an der Front für die klitorale Befreiung der Frauen und die Aufklärung der Männer.

Die vaginalen Os waren die Phantome, die phänomenalen Ausnahmen in romantisch-sexuellen Sternstunden. Ich hatte sie erlebt, mit einem einzigen Mann, und dem machten sie solche Angst, dass er mich seinen »erotischen Wahnsinn« nannte und die Flucht vor mir ergriff. Ich bin als sexuelles Wesen scheu und treu, ein bisschen restkatholisch, und es dauerte Jahre, bis ich mich sexuell wieder voll auf einen Mann einlassen konnte. In der Zwischenzeit hatte ich mein Beckenbodentraining entdeckt und entwickelt und selbstverständlich bis zum Automatismus trainiert.

Der sexuelle Wiedereinstieg war, wie soll ich es sagen, phänomenal. Überirdisch lustvoll. Das hatte einerseits mit dem Mann zu tun. Ich mag intelligente, zurückhaltend-wilde Männer, die gleichzeitig zärtlich und fordernd sein können. Andererseits hatte sich mein Körper während der abstinenten Jahre so unglaublich verändert, als hätte ich eine »neue Anatomie«. Da waren nun Beckenmuskeln, die den Penis hielten und massierten. Zusammen mit den Muskeln, die da ihr lustvolles Eigenleben führten, spürte ich Sensationen, von denen ich in den sexuell aktiven jungen Frauenjahren noch nicht einmal geahnt hatte, dass sie möglich sind. Ich entdeckte mit über 50 meine Sexualität neu, und ich wusste: Das war der Lohn meiner Körperarbeit.

Also, liebe Frauen, sexuelle Lust, befriedende Orgasmen haben sehr viel mit der Fitness der beteiligten Muskeln und Nerven zu tun. Wenn Sie Schwierigkeiten haben, zum Orgasmus zu kommen, und der Grund nicht bei erlebten Traumen gesucht werden kann, so sind wahrscheinlich Ihre Lustmuskeln und Ihre Lustnerven nicht fit. Beides können Sie trainieren. Und zwar in jedem Alter. Mir berichten Frauen zwischen 23 und 93, wie sehr sich durch das anatomisch sinnvolle Training der absoluten Kern- und Tiefenmuskulatur ihr Sexualleben zum Ekstatischen hin verändert hat und weiterhin verändert.

Männer profitieren selbstverständlich auch. Es gibt Studien, die nachweisen, dass Beckenbodentraining besser wirkt als Viagra. Nun kann ich die Studie hier nicht zitieren, weil Sie mir dann zu Recht vorwerfen könnten, dass ich mit Forschungsergebnissen gerade so umspringe, wie es mir passt. Also zähle ich auf, was Männer berichten: mehr Stehvermögen, längere Erektionen, intensivere Orgasmen. Über eine schnellere und zuverlässigere Reaktion auf Erregung berichten Männer um die 60 und älter.

Zurück zum Frauenkörper, mit dem ich mich auskenne. Die Vagina der Frau ist durchaus für Orgasmen gerüstet. Zwar ist die Vagina selbst mit wenig Nerven gesegnet, weil sie eben auch Geburtskanal ist, und wäre dieser neuronal super empfindlich ausgestattet, so wäre die Menschheit längst ausgestorben, weil kaum eine Frau die Geburt eines Kinds durchgestanden hätte. Also hat der Körper die Lustnerven aus der Vagina ausgelagert: Der Pudendusnerv entspringt dem Kreuzbein, mäandert durch den Levator Ani, durch die Schamlippen zur Klitoris, verästelt sich im Unterbauch zu den Innenschenkeln.

Liebe Männer, jetzt wird's heikel: Sind die Beckenmuskeln der Frau vollkommen vernetzt und optimal trainiert, so sind Härtegrad und Größe des Penis nicht wichtig. Die Beckenmuskeln können Ihr gutes Stück auch auf halbmast halten und massieren, und ich verspreche Ihnen, das macht Sie wieder lustig. Und wieder. Und wieder.

»Heikel? Wieso heikel?«, fragt Freundin C., »mein Mann findet meine sexuell-muskuläre Ausstattung traumhaft. Endlich nicht mehr Bangen, ob die Erektion lange genug anhält, endlich nicht mehr Angst vor der zu frühen Ejakulation.« Freundin G. doppelt nach: »Das ist eine Befreiung für die Männer. Endlich ist die Standfestigkeit des Penis nicht mehr das Maß aller Dinge.«

Die direkte Männerbefragung ging meist in Ähms und Hms und »Siiiiie fragen Sachen!« unter. Einer, J., 35, meinte: »Eine Erlösung. Der Sex mit meiner Freundin hat eine vollkommen neue Qualität gefunden.« Das habe ihn auch in mein Studio gebracht. »Was bei der Frau so viel ausrichtet, muss auch mich als Mann in neue Sphären heben. Erste Erfolge spürte ich schon nach wenigen Lektionen: mehr Lust, intensivere Lust, unabhängig vom Härtegrad meines guten Stücks.«

Fit for Sex

Zurück zur weiblichen Anatomie, mit der ich mich nun mal auskenne. Sie erinnern sich an die Form des Levator Ani, eine Schale mit Hals (oder Stiel). Je präziser und konsequenter der Levator Ani trainiert wird, umso straffer und länger entwickelt sich der Hals. Dieser trainierte Muskelhals liegt sehr nahe an der hinteren Scheidenwand. So nahe, dass die Hinterwand der Vagina alles mitmachen muss, was der Hals des Levator Ani macht. Erschlafft der Muskelverbund, erschlafft die Vagina mit. Streckt er sich, richtet er sich auf, wird er durch das Muskel- und Beckentraining hochgezogen, tiefer in den Körper, so nimmt er die Vagina mit nach oben.

Werden Muskeln trainiert, so profitieren die Nerven, die in ihnen liegen. Und zwar eins zu eins. Muskeln fit, Nerven fit. Für fitte Sexualnerven bedeutet das: Sie verstärken die Lust. Und eben auch die Orgasmen.

Bevor nun ein skalpellfreudiger Gynäkologe auf die Idee kommt, meine Argumente umzunutzen für lukrative Kaiserschnitte, weil mit dem Kaiserschnitt der so wertvolle Liebeskanal, oder neudeutsch der Love Channel, geschont werde: nichts da. Erstens werden beim Kaiserschnitt Ausläufer des Pudendusnervs in Mitleidenschaft gezogen. Viele

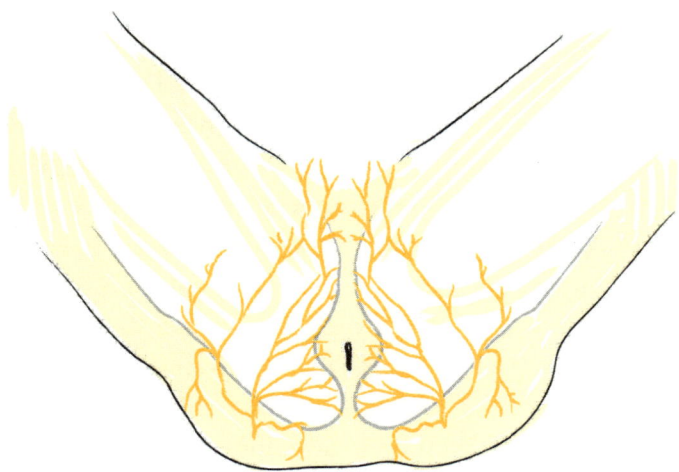

Der großräumig verzweigte und fein verästelte Pudendusnerv.

Frauen berichten nach Kaiserschnitten, sie seien am Bauch taub und spürten beim Sex weniger Lust als vor dem operativen Eingriff. Zweitens ist ein fitter Frauenkörper einer natürlichen Geburt gewachsen.

Es arbeiten europaweit sehr viele Hebammen mit und nach meiner Methode, und sie bestätigen reihum: Ein aus der Tiefenmuskulatur kraftvoller und beweglicher Frauenkörper ist für natürliche Geburten gerüstet. Es kommt sehr selten zu Dammrissen, selbst Dammschnitte sind meist nicht nötig. Die Aufspannung unterstützt die Geburt, indem alle Muskeln mitmachen. Das organschwächende Pressen ist viel, viel sanfter, und die Mutter kann schon Stunden nach der Geburt die Muskulatur bewusst aktivieren und damit anfangen, die Organe heimzuholen.

Ich möchte Frauen mit dieser anatomischen Aufklärung nicht unter Druck setzen. Ich weiß aus eigener Erfahrung, dass auch ohne Sex ein gutes Leben möglich ist. Wenn Sie den oder die Partnerin haben und den Sex intensivieren möchten: Tun Sie es. Für Ihre eigene Lust und die des Partners. Haben Sie keinen Bock mehr auf Sex: Der tiefenmuskulär voll entwickelte Körper bringt Ihnen auch ohne Sex mehr Lust und Sinnlichkeit, ein Wohlbefinden aus sich selbst heraus, Kraft und Spannkraft, Spannung mit Entspannung, Beweglichkeit und Bewegungsfreude. Catpower.

Die Wichtigkeit des Pudendusnervs habe ich übrigens von Männern gelernt. Es kamen in kurzer Zeit mehrere Männer zu mir in die Praxis, die nach Leistenbruchoperationen stuhlinkontinent waren. Drei von ihnen hörten von ihren behandelnden Ärzten, das könne mit der operativen Behebung des Leistenbruchs nichts zu tun haben, sei also wahrscheinlich psychisch bedingt.

Ich vermute: Bei der Operation wurde die feine, weit reichende Verästelung des Pudendusnervs verletzt, und dieses lokale Trauma strahlte sozusagen zurück, schwächte die Äste, die zwischen Rektum und Levator-Ani-Hals liegen und auch den Sphincter (Darmschließmuskel) kontrollieren. Jedenfalls behob das Beckenbodentraining die Schließmuskelschwäche und belebte die nach der Operation tauben Stellen um die Operationsfläche herum. Ein Mann berichtete, dass auch seine fallweise auftretenden Erektionsstörungen, vom Arzt als beginnende Altersimpotenz bagatellisiert, vollkommen behoben seien.

Wer weiß, wie schwer es Männern fällt, über solche Themen zu reden, darf vermuten, dass auch die anderen beiden von der Verbesserung der anatomischen Voraussetzungen für eine erfüllte Sexualität profitierten.

Catpower für die Lust

Ein Beckenkorsett aus Muskeln
Was diese Übung will: Die gesamte Beckenmuskulatur vernetzen und isolieren und wieder vernetzen. Durch die Feinarbeit an der Tiefenmuskulatur die Lustnerven nähren und

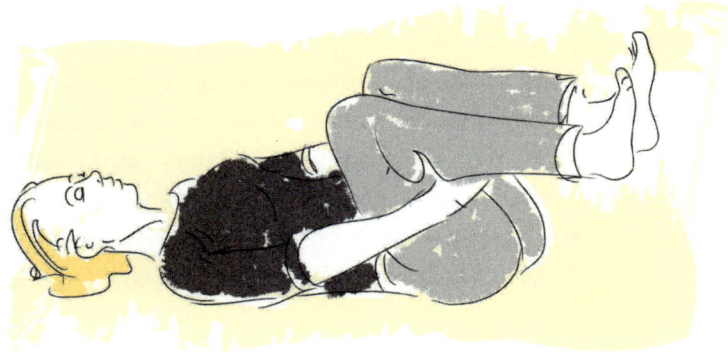

leitfähig machen (oder halten). Den Levator Ani aufspannen, hochziehen, kräftigen und verankern. Die Beckengelenke geschmeidig machen.

Grundposition in Rückenlage mit angewinkelten Beinen aufbauen: Sitzbeinhöcker nach unten dehnen, dann gemeinsam mit Scham- und Steißbein nach vorne und den Kronenpunkt in die Gegenrichtung ziehen. Die Muskeln des Rückens entspannt an die Unterlage abgeben. Bauchnabel zum Brustbein hochdenken, um den Beckenboden mit den Bauchmuskeln zu vernetzen. Hinter dem Bauchnabel kann nun wieder der kleine Schmetterling schlafen.

Mit dem rechten Fuß an Großzehengrundgelenk und Mitte Ferse zart den Boden küssen, das Knie in einem großen Bogen zur Brust bringen.

Achtung: Das Gewicht bleibt auf der Matte, bitte nicht auf das linke Bein verlagern!

Mit dem linken Fuß den Boden küssen, Knie hoch zur Decke und zur Brust. Beine auf Kniehöhe anwinkeln. Hände unter die Kniekehlen schieben. Die Knie behutsam und sanft einerseits näher an den Körper und andererseits in die Grätsche ziehen. Gleichzeitig die Sitzbeinhöcker Richtung Matte/Boden dehnen. Kann der Schmetterling zwischen Brustwirbel- und Lendewirbelsäule immer noch schlafen, ist das ein sicheres Indiz, dass Ihr Becken perfekt ausgerichtet ist und alle Beckenmuskeln gedehnt und vernetzt sind.

Pulsieren mit dem Levator Ani: Sitzbeinhöcker zum Damm ziehen und einatmen, den Atem zum Kronenpunkt schicken, ausatmen. Beim Ausatmen lassen Sie den Beckenboden los, die Beine öffnen sich seitlich ein wenig. Einatmen, Beckenboden aktivieren, ausatmen, lösen, Beine seitlich mehr öffnen.

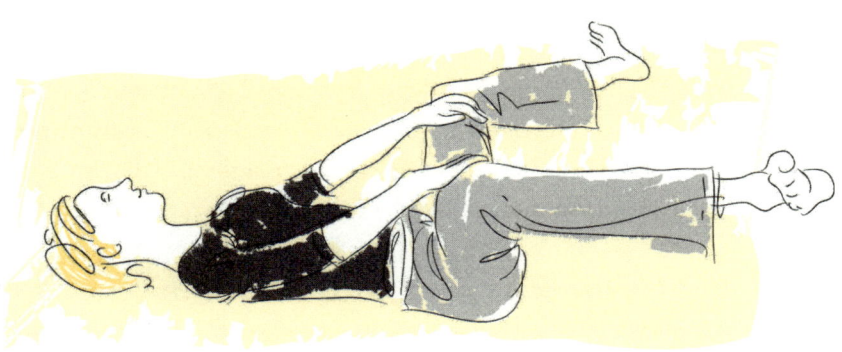

Probieren Sie alle Möglichkeiten aus, schicken Sie den Puls aus den Sitzbeinhöckern Richtung Schambein, dann Richtung Kreuzbein, dann versuchen Sie, ihn hinter der Vaginawand hochzuziehen. Ziehen Sie nur den linken Sitzbeinhöcker an, nur den rechten, langsam und konzentriert, schnell und rhythmisch. Alles, was Sie jetzt an Nuancen und Finessen üben, kann Ihr Muskelkörper in der sexuellen Erregung abrufen, um Ihre Lust zu steigern und Ihnen intensivste Orgasmen zu bescheren.

Grätschen Sie die Knie immer weiter, so weit es für Sie möglich ist. Spielen und tanzen Sie mit den Sitzbeinhöckern, lernen Sie Ihre Beckenmuskeln kennen, nach Lust und Laune und für die Lust.

Genau so die Beine wieder schließen: Einatmen durch die Sitzbeinhöcker, ausatmen durch den Kronenpunkt, Beine einige Zentimeter schließen. Bis die Knie wieder hüftweit stehen. Geben Sie mit den Händen leichten Gegendruck an den Innenschenkeln, so können Sie die Muskelkraft steigern.

Zum Entspannen die Knie zur Brust ziehen.

Es fördert das Selbstbewusstsein, das Selbstvertrauen, wenn Sie spüren, wie viel Kraft Sie in einer offenen, scheinbar verletzlichen Position mit weit gegrätschten Beinen haben! Das Trainieren der gesamten Beckenboden- und Beckenmuskulatur ermöglicht vollkommene Entspannung beim Sex. Die Muskeln und Nerven reagieren filigran auf jede Bewegung und arbeiten – für Ihre Lust.

Meditation mit Halszäpfchen und Steißbein
Was diese Übung will: Begeisterung wecken für Ihre körperliche Innenwelt, in der alles mit allem verbunden ist. Die Selbstwahrnehmung steigern. Leichtigkeit in die Aufspannung zaubern. Und die Lustmuskeln in Höchstform bringen.

Ja, ich weiß, die Überschrift klingt exotisch. Sie werden gleich sehen und spüren, wie der Körper Ihrer Vorstellung folgt. Das macht er im Grunde immer, unseren Vorstellungen und Glaubenssätzen folgen. Nutzen Sie die Möglichkeiten, um Ihrem Körper die sinnlichsten, intensivsten, schönsten Gefühle zu entlocken.

Also. Aufrecht sitzen. (Sobald Sie den Dreh raushaben, können Sie die Übung im Liegen machen.) Richten Sie sich auf den Sitzbeinhöckern aus, dehnen Sie den Körper nach dem Zwei-Wege-Prinzip nach unten und nach oben und entspannen Sie sich.

Fällt Ihnen das aufrechte Sitzen noch schwer, können Sie an einer Wand trainieren, einfach darauf achten, dass der Schmetterling hinter dem Bauchnabel flattern kann. Zwei Ballone zwischen Rücken und Wand sind ebenfalls sehr entspannend; den einen im Kreuz, den anderen zwischen den Schulterblättern platzieren.

Brustbein lang denken. Bauchnabel zart mit den hinteren Rippenbogen verbinden.

Strecken Sie die Zunge aus dem Mund, so lang wie möglich. Vorne ist die Zunge spitz, das ist die Zungenspitze.

Richten Sie das andere Ende der Zunge hinten am Rachen auf. Haben Sie das Gefühl, das richte Sie noch mehr auf, so ist es richtig. Sehen Sie es mir bitte nach, dass ich so eine einfache Sache so kompliziert mache. Es kam schon vor, dass Leute versuchten, die Zunge zu schlucken.

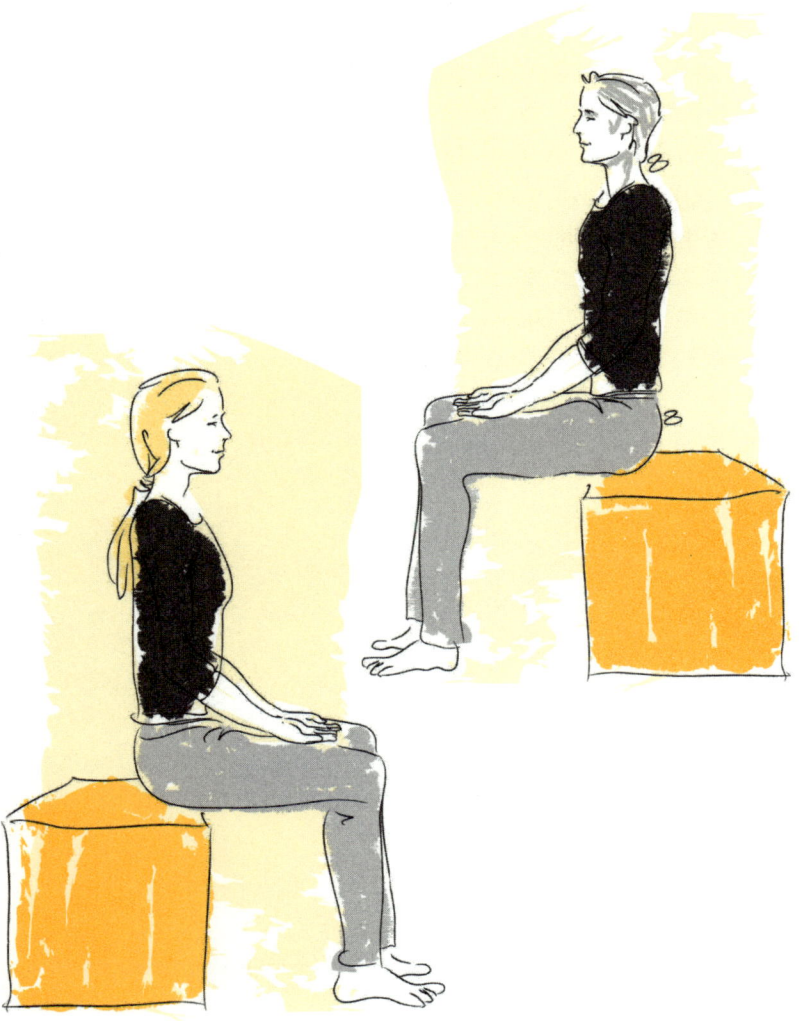

Die Zungenwurzel ist nun die Wandtafel für das Halszäpfchen. Zeichnen Sie mit dem Halszäpfchen große Achten an die Zungenwurzel . Wenn Sie nun ins Becken spüren, so ist die Chance groß, dass Ihr Steißbein schon mitmalt. Falls nicht, stellen Sie sich vor, die Sitzbeinhöcker seien Malkreiden, und malen Sie eine kleine Acht mit den Sitzbeinhöckern, abwechselnd links, rechts. Und das, was zwischen den Sitzbeinhöckern so bereitwillig mitmacht, das ist eben Ihr Steißbein.

Gehen Sie nun mit Ihrer Wahrnehmung direkt zu diesem Steißbein und zeichnen Sie Achten in alle möglichen Richtungen, in allen Größen.

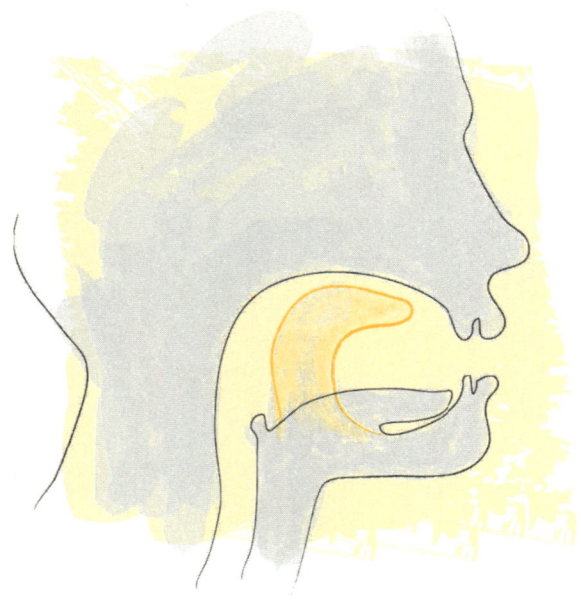

Die Zungenwurzel im Mund aufgerichtet und an den Rachen ausgerichtet.

Für intensive Lust beim Sex: Das Steißbein zieht eine lange Schleife Richtung Schambein, bei der Frau Richtung Vagina, beim Mann Richtung Peniswurzel, dann eine lange Schleife nach hinten oben Richtung Kreuzbein. Säßen Sie auf einem Zifferblatt, die Zwölf genau unter dem Schambein, so ginge die Acht von zwölf auf sechs. Diese Acht aktiviert das Epizentrum des Levator Ani, wo sich die beiden symmetrischen Beckenhälften verbinden und trennen. Diese kraftvolle Mitte führt direkt zum Hals des Levator Ani, zieht in an, hoch in den Körper, kräftigt die feinen Muskelfasern und macht die Lustnerven leitfähig.

Kronenpunkt hoch, Kinn im rechten Winkel zum Hals, Mund leicht offen, damit das Halszäpfchen mitmachen kann. Mit ein bisschen Übung werden Sie spüren, dass die ganze Wirbelsäule mitschwingt.

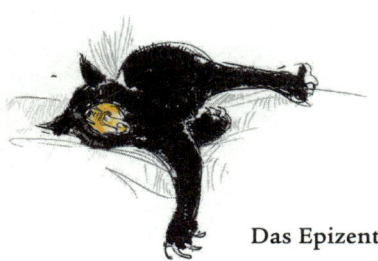

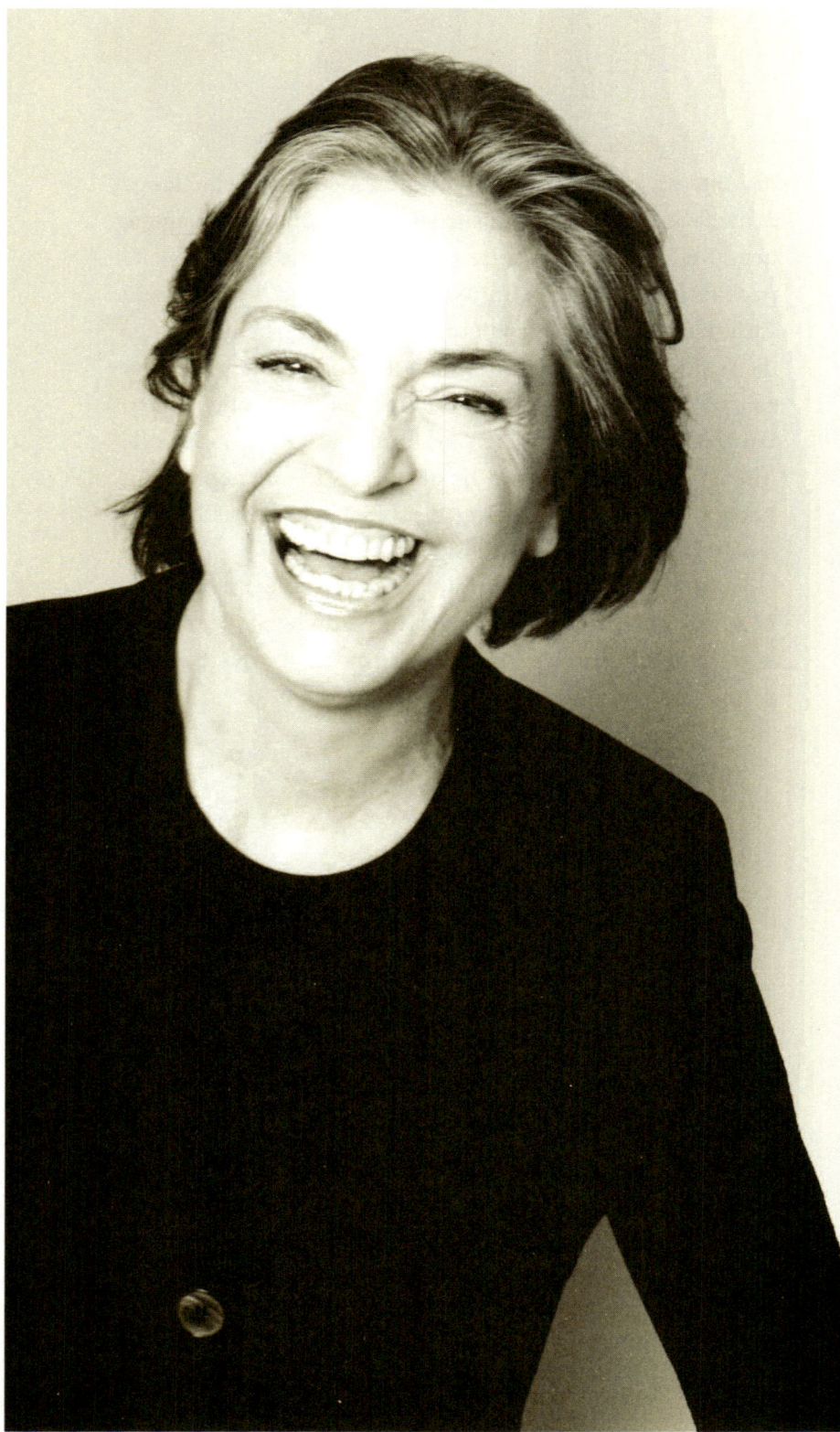

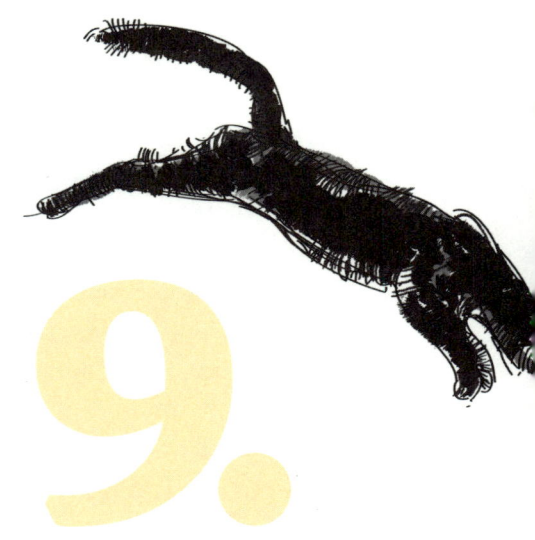

9.

Vom Glück, auf zwei perfekten Fußbrücken durch die Welt zu schweben

n der Sportabteilung eines großen, na ja, eines für Zürcher Verhältnisse großen Kaufhauses. Ich brauche neue Laufschuhe, suche ein möglichst einfaches Modell, ohne Luftfederung, ohne Fußbett, ohne Verdrehungen. In der Marathonecke nehme ich einen goldfarbenen Schuh von der Auslage, dünne, flache Sohle, Ferse weder erhöht noch abgesetzt, Schuhspitze flach aufliegend, viel Raum für den Vorfuß.

»Der ist nichts für Sie«, tönt eine Männerstimme und nimmt mir von schräg hinten den Schuh aus der Hand, »Sie laufen doch gar nicht Marathon.« Ein junger Mann, bullige Muskeln, stützt die Hände in die Hüften, misst mich mit hochgehobener Braue ab, von unten nach oben und zurück. Klingt nach Klischee, doch genau so war es.

»Was wollen Sie denn mit den Schuhen?«

»Joggen.«

»Also für Ihr Alter und Ihr Gewicht brauchen Sie einen Schuh mit Bewegungskontrolle und Ausgleicheffekt und außerdem mit Rückfußdämpfung, damit die Gelenke nicht Schaden nehmen.«

»Ich belaste die Gelenke nicht, ich möchte einen möglichst simplen ...«

»Und dann der Rücken, der ist bei Frauen in Ihrem Alter und mit Ihrem Gewicht ohnehin schon kaputt ...«

»Mein Rücken ist wunderbar, ich möchte ein Paar ...«

»Wahrscheinlich haben Sie ein Hohlkreuz, diese Schuhe gleichen das aus, sehen Sie, eine eingebaute Mittelfußstütze.«

»Ich mache weder ein Hohlkreuz noch habe ich einen Plattfuß, ich möchte ...«

»Sind Sie der Pronations- oder der Supinationstyp? Als Frau bestimmt Pronation, Plattfuß.«

»Weder noch, meine Füße sind perfekt trainiert ...«
»Schauen Sie, hier, dieser Schuh ist lasercut-bewegungs-kontrolliert, er erleichtert die Außenbelastung des Fußes beim Abrollen, dämpft die Stöße auf das Knie.«
Ich tu ihm den Gefallen und schlüpfe in den Abrollautomaten, er verzieht mein ganzes Skelett, verhindert die Verschraubung des Beins – nur schnell wieder raus aus dem Ding.
»Ich wusste es, Sie belasten Ihre Füße falsch. Wie steht's denn mit den Knien? Sind Sie sicher, dass Sie joggen wollen? Sie haben ja schon ein paar Kilo auf den Rippen ...«
So ging das immer weiter. Ich hörte mir an, was für eine Fehlkonstruktion ich als Frau an sich und dazu noch in meinem Alter zu sein hatte. Ich kaufte den goldfarbenen Marathonschuh, der Verkäufer verzog angewidert sein Gesicht, obwohl die Dinger 300 Schweizer Franken kosteten, und lief grußlos davon.

Ich laufe gut und gern in den Schuhen, die für mich, meinen Körperbau, meine Gelenke und mein Alter so ganz und gar ungeeignet sind. Mein Keller ist voll von luftgefederten, supinationsfördernden, pronationshemmenden, den Vorfuß platt drückenden, den Mittelfuß stützenden, die Zehen hochziehenden, das Fersenbein verdrehenden Laufschuhen, rundumbelüftet und reflektierend, die ich entweder nie oder nur einmal getragen habe.

Erste Laufversuche

Ich hatte mal »schlechte Füße«. Mit Hallux valgus, der liegt in der Familie, Sie wissen schon, alle verwandten Frauen haben ihn. Hallux valgus ist, wenn das Quergewölbe des

Fußes ausgeleiert ist und der kluge Fuß kompensiert, indem er die Mittelfußmuskeln zusammenzieht. Das verschachtelt mit der Zeit die Mittelfußknochen, dafür spreizt sich der Vorfuß (das Quergewölbe) immer mehr. Am Großzehengrundgelenk bildet sich ein Knubbel, die Großzehe winkelt sich Richtung Kleinzehe. Kommt eine Entzündung dazu, wird das Ganze sehr schmerzhaft. Eine Schuheinlage oder Operation schafft kurzfristig Abhilfe. Wird indes die Haltung, die zur Verformung des Fußes führte, nicht behoben, so geht das Drama weiter.

Ich hatte außerdem »schwache Knöchel«, knickte bei jeder Gelegenheit seitlich ab und verstauchte Dutzende Male die Knöchel. Einmal gab's einen Trümmerbruch, weil ich in Stöckelschuhen auf einer glatt gebohnerten Holztreppe abknickte.

An Laufen war nicht zu denken. Sie erinnern sich an den Ehemann vom Surfbrett? Er war mal Spitzensportler, Leichtathlet. Bewundernd nahm er die Disziplin zur Kenntnis, mit der ich jeden Morgen um sechs meine Übungen absolvierte und danach eine halbe Stunde auf dem Minitrampolin oder dem Hometrainer abspulte, und er befand, damit müsse sich nun doch etwas Anständiges anstellen lassen.

Also ab auf die Finnenbahn, die ist weich genug für meine Prinzessin-auf-der-Erbse-Füße. »Schau, das geht so«, sagt er, winkelt die Arme seitlich an, hebt abwechselnd die Beine und ist weg. Ich hebe ebenfalls die Arme seitlich an, werfe mein damals noch niedriges Gewicht in die Luft, Bein vor den Körper, Fuß aufsetzen, der Ehemann überholt mich zum ersten Mal: »Schau Schatz, so musst du das machen, geht ganz leicht.« Hüftgelenke schmerzen, Rücken schmerzt, Kopf hochrot, der Atem beginnt zu röcheln, der Ehemann überholt zum zweiten Mal:»Komm schon, du schaffst das.« Ein Asthma-Anfall rettet mich, ich gebe auf, röchle und ruhe lange, spaziere ein bisschen, bis der lange Dünne seine 20 Runden abgespult hat.»Was war denn, wieso hast du aufgegeben?«, fragt er, leicht atmend, kaum schwitzend. Unnötig zu sagen, dass er mich nie mehr auf seine Laufrunde einlud. Ich dachte auch nicht mehr daran, für meine Fitness zu laufen. Schwimmen, Rad fahren – ja. Joggen – ohne mich.

Szenenwechsel. Wir waren im Jahr 1998, es boomten die Bücher des Dr. Ulrich Strunz, der es meisterhaft verstand, Menschen in Bewegung zu setzen. Allerdings mit einem Haken: Er empfahl Vorfußlaufen. Ich nenne das»potemkinsches Laufen«. Es wird nur die Vorderseite des Körpers gebraucht, Vorfuß, Schienbein, vordere Oberschenkelmuskeln. Der Oberkörper fällt beim Vorfußlaufen leicht nach vorne, also werden praktisch automatisch die Schultern hochkatapultiert. Ferse, hintere Beinmuskeln, Beckenboden- und Beckenmuskulatur liegen weitgehend brach. Vor allem: Füße, Knie, Hüftgelenke nehmen Schaden.

So standen die Klientinnen und die immer noch wenigen Klienten vor mir, klagten über Beschwerden in den Zehengelenken und baten mich, sie zu instruieren, wie sie denn nun mit dem aufgespannten Körper und gelenkfreundlich laufen könnten.

Huch. Das hatte ich nun davon. Ich verstand den Wunsch meiner Kunden. Es musste möglich sein, die anatomische Logik meiner Methode in Bewegung zu setzen. Bloß – wie? Also, Laufschuhe besorgen und ab in die Natur. Beobachten. Was mache ich? Ich ziehe mit den vorderen Oberschenkeln das Bein vom Boden, werfe ihn, den Oberschenkel, nach vorne, lande schwer auf der Ferse, rolle ab, das heißt, ich drücke den Fuß platt, stoße mich vom Vorfuß hoch. Der Oberkörper lehnt leicht nach vorne, die Schultern sind hochgezogen. Nach 100 Schritten bin ich nudelfertig.

Ich beobachte die anderen. Zäher junger Mann mit vorgeschobenem Becken und hochgezogenen Schultern. O-beinig rollt er auf den Außenkanten seiner Füße ab. Die Knie sehen dabei nicht glücklich aus. Das Gesicht verzieht sich auch unglücklich.

Junge Frau. Voll gestylt, Ohrhörer. Läuft wippend. Zieht sich bei jedem Schritt hoch. Es wippt der Pferdeschwanz, es wippen die Brüste, es wippt der Po. Das Becken wippt hin und her, und die Fersen berühren sich bei jedem Schritt.

Älterer Herr. Kinn und Brustkorb vorgeschoben. Schultern und Arme aufs Äußerste gespannt. Auch die Muskeln am vorderen Oberschenkel sind gespannt. Er landet auf dem Vorfuß, stößt ab. Hinten sind die Beine schmächtig und die Gesäßmuskeln richtig schlaff.

Mitteljunge Frau. Wirft die Beine weit vor sich her. Der Oberkörper hat ein bisschen Rücklage. Sie macht Riesenschritte, atmet laut und angestrengt, der Kopf ist hochrot, die Arme rudern vor dem Körper nach links und nach rechts.

Und so weiter. Was machen wir da alle, ich und die Menschen, die ich möglichst diskret und dennoch nachgerade brutal analysierte?

Ich sammelte Eindrücke und Informationen, Erfahrungen und Beobachtungen, und das Leben meinte es wieder einmal gut mit mir, es lud mich auf eine Afrikareise ein, beziehungsweise die Ex-Schwiegereltern (ja, die Eltern des Sportlichen) waren es, die mich auf eine absolute Traumreise durch den afrikanischen Kontinent einluden. (Stimmt, die beste Ex-Schwiegerfamilie der Welt, und ich die beste Ex-Schwiegertochter.)

Laufen mit der Schwerkraft

Im Ngorongoro-Krater in Tansania erlebte ich Männer des Massai-Volks beim Stammestanz. Die Frauen trugen große, kragenartige Gebilde und Ketten aus Glasperlen. Beim Wippen erzeugten die vielen Ketten ein kleines rhythmisches Geräusch. Die Männer standen in einer Reihe und wippten ebenfalls leicht mit den Oberkörpern. Dann sprangen sie aus dem Stand hoch. So hoch wie möglich. Einer nach dem anderen. Mir schwanden fast die Sinne, zum Teil waren die Sprünge 60, 70 Zentimeter hoch. Aus dem Stand! Ohne Anlauf! Was ging da vor? Was machten diese Männer?

Ich ging ins Bett, bat mein »Nachtgehirn« um die Lösung. Ich erwachte, Sie ahnen es, um 03.10 Uhr und wusste die Lösung: Die Massai-Männer glaubten nicht an die Schwerkraft, ließen sich nicht von ihr niederdrücken. Sie sprangen einfach hoch, hoben ihre langgliedrigen und aufgespannten Körper einfach in die Luft. Wir meinen, wir müssen die Bewegung herstellen, statt sie einfach nur zuzulassen.

Ich stand auf und probierte es in der langen Hotelhalle aus. Erst ging ich nach alter Manier. Hart und laut stampfte die Ferse im nachtstillen Haus auf. Dann probierte ich die andere Variante. Und siehe da, es ging ganz leicht: Ich konzentrierte mich nicht auf den Fuß, der am Boden landet, sondern auf den anderen, der am Boden ist, und ich stellte mir vor, dass er sich vom Boden wegbewegt. Die Bewegung setzte sich »automatisch« im Becken fort, die linke Seite übernahm die Bewegung aus dem Fuß, die Bewegung verlief über den Levator Ani zum Steißbein, lief die Wirbelsäule hoch, bewegte die Brustwirbel, die rechte Schulter kam vor, der rechte Arm schwang. Schritt, rechts den Fuß vom Boden weg, das rechte Becken bewegte sich so, dass mein rechtes Bein sich von selber hob, wieder verlief die Kettenreaktion nach oben, diesmal nach links.

Morgendämmerung, Trainingsschuhe anziehen. Raus in die Natur, ausprobieren, ob das, was ich im Haus in Zeitlupe ausprobiert hatte, auch mit Tempo funktionierte. Ich lief los. Auf der staubigen Zufahrtsstraße zum Hotel. Ein Hotelangestellter erklärte mir eindringlich, dass ich nicht vom Weg abkommen durfte, weil ich sonst unter die Löwen und Hyänen geraten könnte. Ich lief die kurze löwensichere Strecke immer wieder ab, über eine Stunde lang. Weit weg am Horizont, am anderen Rand des Kraters, stand ein Elefantenbulle mit einem Jungen unter einer Akazie im rotwarmen Morgenlicht. Ein Bild aus dem Paradies, zum Weinen schön. Und mir tat nichts weh. Im Gegenteil, die Gelenke fühlten sich an wie frisch geölt. Aufspannen. Den Körper über den Fersen halten. Oberarmkugeln nach außen unten setzen. Arme seitlich anwinkeln. Muskeln der Oberarme ausdrehen und ausgedreht halten, damit das Brustbein aufgerichtet bleibt. Vom Boden weg, vom Boden weg, vom Boden weg.

Der steile Kraterrand. Bergauf. Funktionierte. Ich musste nur den gesamten, aufgespannten Körper über den Fersen halten, damit die Füße ohne die Last meines Gewichts ihre Aufgabe erfüllen konnten. Kinn im rechten Winkel zum Hals. Wow. Bergab. Die Feuerprobe. Bergab ging ich mit meinen Arthrosegelenken praktisch auf allen vieren. Oder rückwärts. Also. Den Körper vollkommen aufgespannt über den Fersen halten, in einer geraden Achse. Kopf hoch. Kinn im rechten Winkel zum Hals. Nicht gegen den Berg lehnen, nicht mit dem Gefälle anlegen, einfach nur aufrichten, ausrichten, aufspannen, Füße vom Boden weg, die Beckenhälften vertikal rotieren, die Brustwirbelsäule schwingen lassen. Es lief. Ich lief. In einer Leichtigkeit, die ich in meinen kühnsten Träumen nicht für möglich gehalten hätte. Nur Fliegen kann leichter sein.

Den Rest der Reise rotierte ich mit den Gelenken: im Flugzeug, im Busch, im Boot, auf den langen Fußmärschen, in den Sanddünen Namibias. Ich bewegte mich täglich leichter. Manchmal fiel ich in den alten Trott, doch dann meldeten sich sofort das rechte Hüftgelenk und das rechte Kreuzbeingelenk, Sie wissen schon, Wohlweh, Freundschmerz, Schnellfeedback. Aufspannen, aufrichten, vom Boden weg ... Ich wurde selbst bei stundenlangen Märschen in ungewohnter Umgebung nicht müde. Und es tat nichts mehr weh. Ich verstand: Bewegung ist Unterhalt für den Körper, ist seine Therapie. (Aus dem Stand 60 Zentimeter hochspringen kann ich allerdings immer noch nicht.)

Zurück in der Schweiz richtete ich die Zeit für regelmäßiges Laufen ein. Meine damalige Arbeitskollegin Birgitt ließ sich anstecken, lief dreimal pro Woche in aller Herrgottsfrühe mit. Es folgte der herausfordernde, zuweilen unangenehme Teil: Beschreiben, was vorgeht. Eine Sprache finden für die anatomischen Vorgänge, eine Sprache, die alle verstehen. Oder wenigstens die meisten. Fliehkraftlaufen, Leichtkraftlaufen, Kettenreaktion in den Gelenken herstellen. Wie nenne ich die Rückwärtsbewegung im Becken, die Vom-Boden-weg-Bewegung der Sprunggelenke, der Knie. Waren das Rotationen, angedeutete Kreise?

Dann der Test an den Kolleginnen, funktionierte das Prinzip »Kreuzgang mit Unterstützung der Schwerkraft« auch bei ihnen? Verstanden sie meine Beschreibungen? Mit welchen Übungen konnte das durch Erziehung und Nachahmung versaute natürliche Gehen wieder erlernt werden? Birgitt, Beatrice und Andrea verstanden das Prinzip sofort. Mutierten augenblicklich von Laufmuffeln zu Gehbegeisterten. Wir führten Pilotkurse für Studiokunden durch. Und siehe da, der Mann mit der Kniearthrose lief schmerzfrei. Die Frau lief ohne Kopfschmerzen. Der Mann lief ohne Schulterbeschwerden. Die Frau lief ohne Kreuzschmerzen. Es entstand der Baustein CANTIENICA® – go! Ich schrieb ein Buch[7] im Internet, unter Beobachtung der künftigen Leserinnen und Leser. Vor allem Männer setzten sogleich um, was ich schrieb, und gaben mir Feedback, das ich sofort verwerten konnte.

Eine Versuchsreihe an einem Institut für Biomechanik in Zürich ergab, dass wir Leichtkraftläuferinnen in der Tat beim Auftreten nur 40 bis 50 Prozent unseres Eigengewichts auf die Ferse lasteten, also praktisch und logisch das Gewicht der Körperhälfte, die gerade landet, im Gegensatz zu 150 bis 250 Prozent beim »normalen Schwerkraftläufer«. (Gerade las ich in einem Laufbuch, die Ferse müsse beim Joggen 450 Kilogramm abpuffern! Arme Ferse!) Wer jetzt fragt, »wie kann ich denn beim Laufen die Hälfte wiegen?«: Im Momentum von Raum und Zeit, also in Bewegung mit einer gewissen Geschwindigkeit, gelten andere Gesetze. Der aufgespannte Körper in Bewegung trägt sich, geht vom Boden weg, statt in den Boden hinein, nutzt die Fliehkraft, die ja auch eine Reaktion der Schwerkraft ist.

Die perfekte Brückenkonstruktion

Unterwegs auf meinem Jungfernlauf am Hang des Ngorongoro begegnete ich Massai. Sie gingen barfuß. Die langen, schlanken Körper aufgespannt, Kopf hoch, die Füße frei, um das Gelände zu ertasten. Es sah aus, als führten die Füße ein Eigenleben, als gingen sie dem Körper voraus, und wenn da etwas den Fuß unangenehm berührte, so versetzte er sich scheinbar aus sich heraus, umging das Hindernis.

Ich verstand aus der Beobachtung, was sie anders machten als ich: Sie gaben ihr Gewicht nicht auf die Füße ab, sondern trugen es in der Schwerkraft und in der Aufrichtung, und zwar direkt über der Ferse. Ich hätte mit einem Lineal eine Linie ziehen können vom Fersenbein bis zum Kronenpunkt. Die Füße waren frei, frei für die Bewegung.

Also. Aufspannen. Leicht auf der Ferse landen, die Fußbrücke von Ferse zu Großzehengrundgelenk auf den Boden bringen, mit der vorgestellten Vom-Boden-weg-Bewegung den Fuß heben, im Becken die Seite wechseln, mit dem anderen Fuß weich und leicht mit der Ferse den Boden berühren.

Wieso ich nicht einfach abrollen sage? Weil es mit dem Abrollen ist wie mit dem Fersenstoßen: Sie nehmen es viel zu wörtlich, drücken flach, was gewölbt ist und sein soll, drücken das perfekte Zweibrückensystem Fuß flach, statt sein wunderbar leichtes Angebot zu nutzen.

Also. Landen auf der Ferse, zum Großzehengrundgelenk übersetzen, dem Brückenpfeiler auf der anderen Seite. Natürlich berührt die Außenseite des Fußes dabei den Boden – ja, leicht, natürlich, ohne Druck und ohne Technik.

Adriano P.[8] kaufte sich Spezialschuhe. Der Orthopäde meinte, er müsse auf der Außenseite abrollen. Das machte

Adriano P., mit großer Konzentration. Trat auf die Ferse auf, rollte auf der Außenkante des Fußes ab. Prompt bekam er Probleme mit den Kniegelenken und den Hüftgelenken, und die Großzehe hing die ganze Zeit in der Luft. Ich zeigte ihm den Abdruck eines gesunden Fußes. Erklärte ihm, dass der Orthopäde wohl meinte, es sei nicht der ganze Fuß flach zu drücken, sondern eben nur der außenseitige Teil des Fußes, der Bodenkontakt hat.

»Aha«, sagte Adriano P., »das leuchtet ein.« Wir machten Gelenkmobilisationen, renkten das Becken ein, entspannten die Hüft- und Gesäßmuskulatur, verschraubten die Beinachse wieder ordentlich. Adriano malte sich mit wasserfesten Farbstiften die horizontalen Linien auf dem Fersenbein und in der Kniekehle an, daran kann er sich halten, das kann er verändern. Er kann sich beim Laufen kopfunter dehnen und die Linien kontrollieren. Fällt er wieder auf die Außenkante, so fallen die Linien auf der Ferse nach außen ab, etwa so: / \. Die Beine nehmen die O-Form an. Umgekehrt, bei X-Beinhaltung, fallen die Linien von außen nach innen ab, das sieht dann in der Übertreibung so aus: \ /.

In der perfekten Aufspannung verlaufen die Faltenlinien horizontal, gerade. Die Aufrichtung des Fersenbeins hat, wie die Stellung der Füße, Auswirkungen auf die Gelenke entlang der Beinachse und auf die Stellung des Beckens. Stimmen Beinachse und Fußausrichtung, so kann das Becken in seiner optimalen Form stehen, unten schmal, oben weit. Die Organe haben Raum im Becken, werden von der schalenartigen Aufrichtung gehalten. Der Levator Ani ist in dieser anatomisch perfekten Ausrichtung schon leicht aktiviert. Wieso das so ist, kann ich nur vermuten: In Woche sieben während der Schwangerschaft wächst der Fuß direkt aus

dem Neuralrohr, in dem sich das Rückenmark, der Zentral-
nerv und die Wirbelsäule bilden. Diese nahe Verwandtschaft
bleibt bestehen, auch wenn sich später noch so lange Beine
zwischen Becken und Fuß schieben. Die Nerven im Fuß
stammen direkt aus dem Kreuzbein.

Stöckelschuhe sind albern

Flughafen Zürich. Halb sechs Uhr morgens. Die junge Frau
ist bildschön. Lange, blonde Haare, schön geschnittenes Gesicht. Sie ist groß und sehr schlank, ein Typ Frau, den es vor
30 Jahren noch nicht gab. Ich bin begeistert von dem, was die
Globalisierung an Schönheit und Perfektion hervorbringt,
kann mich nicht satt sehen an der Jugend. Schwarze Leggings,
ein figurumspielendes Oberteil mit imposantem Ausschnitt.

Die Frau steht auf, das heißt, sie versucht es. Sie schiebt
sich mit beiden Händen vom Sessel hoch, knickt ab nach
links, knickt ab nach rechts, ihr Begleiter streckt seinen Arm
aus, die Frau klammert sich daran, stemmt sich hoch. Der
Grund für die Ungelenkigkeit ist schnell ausgemacht: knie-
hohe schwarze Lederstiefel mit schwindelerregend hohen
Absätzen. Die Schöne stakst Richtung Toilette. Unsicher,
wacklig, Becken vorgeschoben, Schultern hochgezogen, der
kleine Hintern wirkt viel zu schlaff für den knackigen Körper, er wird von der engen Jeans flach gedrückt.

Vielleicht hat sie ja die dumme Studie gelesen und ist
überzeugt, sie absolviere da frühmorgens ein Beckenbodentraining. Wahrscheinlich hatten die Stiefel keinen Platz im
Gepäck und mussten angezogen werden. Vielleicht wünschte
sich der Begleiter, dass sie die geilen Dinger trug. Es sieht,
pardon, einfach nur albern aus.

Ich trug auch Hochhackige, jahrelang. Schlimmer noch, 1972 konnten Sie mich in einer Boutique an der Zürcher Bahnhofstrasse in goldfarbenen Schuhen mit Plateausohlen sehen. Ich meine aus der Erinnerung, ich hätte die bescheuerten Dinger extrem sicher und gut gesteuert. Angesichts der jungen Schönen frühmorgens vor dem Abflug nach Ibiza kann ich mir vorstellen, dass ich genauso unsicher stakste und die Blicke nicht bewundernd, sondern bedauernd gemeint waren ... (Hier fällt mir auf, dass ich Sie zum vierten Mal mit in den Urlaub nehme. Das kommt davon, dass ich in Zürich nur arbeite und nichts zum Beobachten habe.)

Es ist nicht möglich, koordiniert im Kreuzgang zu gehen, wenn das ganze Gewicht des Körpers auf dem Quergewölbe lastet. Der Körper muss eine vollkommen veränderte Statik ausbalancieren. Der Oberkörper bleibt steif, schwingt nicht mit, drückt auf den Unterkörper, verschachtelt die Wirbelgelenke.

Es ist nur nach jahrelangem Training möglich, auf hohen Absätzen das Becken mobil einzusetzen, also links und rechts unabhängig voneinander am Stamm in Rotation zu bringen. Es ist nur nach jahrelangem Training möglich, auf hochhackigen Schuhen bewusst den Levator Ani zu aktivieren. Ohne dieses Training verspannen sich die äußere und die mittlere Beckenbodenschicht und der quere Bauchmuskel (Transversus abdominis), die Verkürzung kippt das Becken. Die virtuosen Stöckelgängerinnen – nicht die junge Schöne vom Flughafen – halten das Becken aufgerichtet, indem sie den kleinen und den mittleren Gluteusmuskel anspannen. Das ergibt zwar mit den Jahren einen Kastenhintern, immerhin wird etwas vom Gewicht an den hinteren Körperteil verlagert.

Schlimmer ist, dass die verspannten »Verpackungsmuskeln« des Gluteus (Gesäß) die Tiefenmuskulatur des Beckenbodens einsperren, am Arbeiten hindern. Sie erschlafft, und mit ihrer Erschlaffung erschlafft auch die Leitfähigkeit der Lustnerven. Viele chronische Stöckelgängerinnen berichten, sie könnten nur mit größter Anspannung, mit durchgestreckten Zehen, Füßen, Beinen, zum Orgasmus kommen, und manchmal münde er in einen Krampf in den Waden und sei alles andere als erlösend.

Heute könnte ich es, das perfekte Stöckeln, für rund drei Stunden geht es problemlos, nur will ich nicht mehr. Weil ich mich in flachen Schuhen so viel anmutiger und geschmeidiger fühle. Weil ich die Reaktionsgeschwindigkeit und die Kraft und die Aufspannung meines Körpers bei jedem Schritt spüre, beglückend spüre. Es ist ein Gefühl von Lebendigkeit. Das muss auch objektiv so sein, denn ich erhalte viele Komplimente für die Art, wie ich mich bewege. Catpower kennt kein Alter. Powerkatzen tragen keine Stöckelschuhe. (Nehmen Sie mich nicht zu wörtlich, Frauenlaunen sind in Sachen Mode nicht zu trauen. Lachen Sie mich einfach aus, wenn Sie mich doch in Stöckelschuhen antreffen.)

Die Anatomie der perfekten Brücke

Der Fuß besteht aus 26 Knochen und bildet 21 Gelenke. 23 Muskeln, die sich zum Teil in viele kleine Untermuskeln verzweigen, halten die ganzen Knochen zusammen. Der Bandapparat, der die Füße stabilisiert, ist ein Meisterwerk in sich. Dank dieser stabilen Einbettung in Bänder und Muskeln können die Fußgelenke durch Manipulation und gezieltes Training mobilisiert und weitgehend zur ursprünglichen Bauplanordnung zurückgeführt werden, auch wenn Sie den Fuß schon platt gedrückt oder in einen Hallux valgus (Hallux varus, rigidus; Plattfuß, Senkfuß, Spreizfuß, Hohlfuß, Knickfuß) gezwungen haben. Die feinen, kleinen Muskeln des Fußes reagieren wie alle anderen Muskeln des Bewegungsskeletts bereitwillig mit Kraft und Geschmeidigkeit, wenn sie vernetzt und gestärkt werden. Stimmt die Fußachse, so kommt auch die Beinachse ins Lot, und es kann über die wichtigsten Muskel-Sehnen-Netzwerke des Fußes die gesamte Beinmuskulatur von unten nach oben, Fuß, Bein, Beckenboden, Rücken, Bauch, vernetzt werden. Diese Vernetzung macht den Kreuzgang leicht und geschmeidig.

Catpower in Bewegung

Verschraubung der Beinachse und der Füße

Was diese Übung will: Das Becken aufrichten. Den unteren Rücken befreien vom Druck von oben und unten. Die Kreuzbeingelenke öffnen. Außerdem können Sie in dieser Übung die Verschraubung des langen Hebels Bein bewusst spüren und ausrichten. Die köstliche Dehnung der gesamten Hüft- und Beckenmuskeln ist schon fast Nebenerscheinung.

Grundposition: Aufrecht sitzen auf Hocker oder Stuhl, möglichst weit am vorderen Rand. Füße hüftweit auseinander, leicht in V-Stellung. Diese V-Stellung bringt auch Ihr Becken in V-Form: unten schmal, oben weit. *Für Liebhaber von Formeln:* Die Fersenbeine stehen so weit auseinander wie die Sitzbeinhöcker, die kleine Zehe ist auf Linie mit dem Vorderrand der Beckenschaufel[9]. Knie exakt über den Fersen ausrichten.

Großzehengrundgelenk und Fersenmitte über dem Boden schweben lassen. Steißbein und Schambein nach
unten verlängern, Kronenpunkt
nach oben. Schultern entspannen.

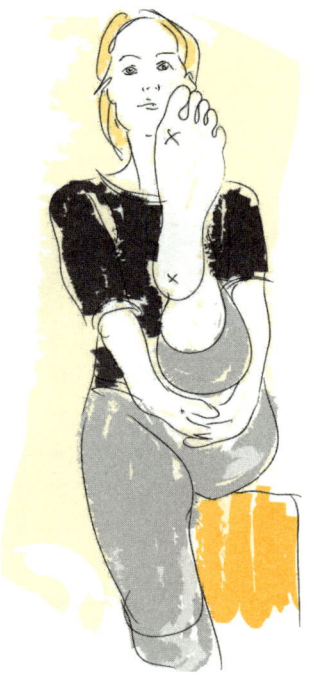

Hände verschränken, Arme über
den Kopf ausstrecken, Handflächen
zur Decke dehnen, Schultern weit
setzen. Durch die Sitzbeinhöcker
einatmen, das Becken nach unten
entspannen, den Atem durch die
Wirbelsäule zum Kronenpunkt leiten, ausatmen und mit dem Ausatmen lang werden.

Am linken Fuß Großzehengrundgelenk und Mitte Ferse kurz und
zart nach unten stupsen, um den
Kontakt zum Levator Ani herzustel-
len und die hinteren Beinmuskeln
zu vernetzen. Linkes Knie anheben,
Oberschenkelmuskulatur ausdrehen, bis der linke Fuß über dem
rechten Knie schwebt. Auflegen.

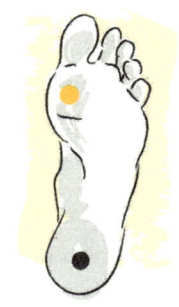

Sie haben den Rücken rund gemacht,
das Becken als Ganzes verschoben, um den Fuß über das andere Knie zu bringen? Zurück an den Anfang. Machen Sie aus
diesem Anheben des Beins eine Übung, links, rechts, bis es
ganz ohne Anlauf im Rücken geht. Denn mit diesem Anlauf
aus dem Rücken und dem Becken verschachteln Sie die Gelenke, statt sie zu öffnen, und zwar Hüftgelenke, Kreuzbeingelenke, Facettengelenke zum ersten Lendenwirbel.

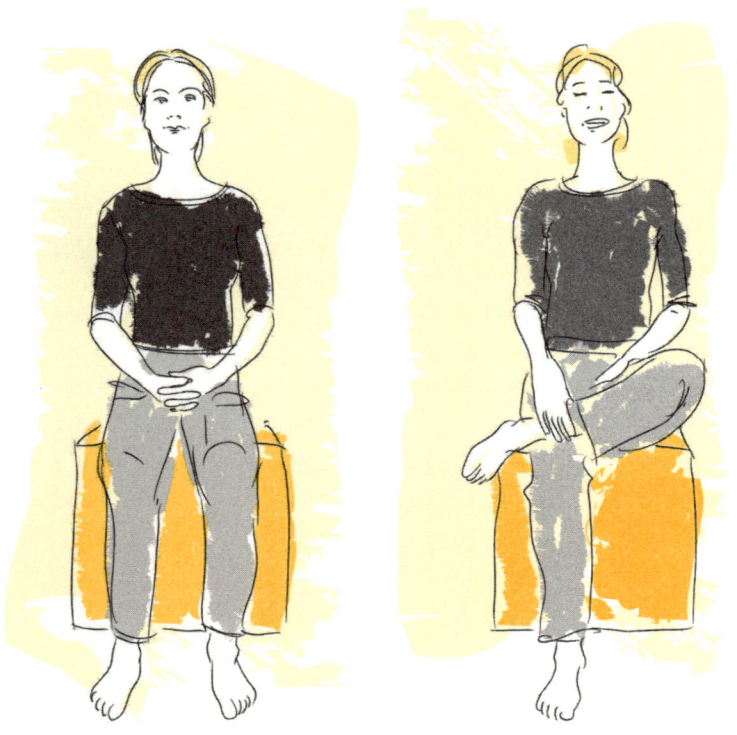

Liegt der Fuß auf dem rechten Knie und steht dieses rechte Knie immer noch sauber über der rechten Ferse, so lässt sich die Beinachse perfektionieren. Senken Sie die Zehen Richtung Boden, damit die Ferse etwas höher steht. Nun drehen Sie mit der rechten Hand die Muskeln des linken Unterschenkels körperwärts, also nach innen. Die Muskeln des Oberschenkels rotieren gleichzeitig in die Gegenrichtung, also nach außen. Achtung, das Bein selbst bewegt sich nicht, es geht nur um die perfekte Muskelvernetzung. Wahrscheinlich spüren Sie den linken Sitzbeinhöcker intensiver als vor der Verschraubung, und die Hüftmuskeln links fühlen sich gedehnt an. Das ist vorzüglich. Nichts davon? Aufspannen!

Bleiben Sie in dieser Haltung. Umfassen Sie mit der linken Hand die Ferse des linken Fußes, mit der rechten Hand den Vorfuß.

Schritt 1: Ziehen Sie den Vorfuß nach vorne, die Fersen nach hinten, einfach nur Zug und Gegenzug.

Schritt 2: Wringen Sie den Fuß aus, ja, wie einen nassen Lappen, die linke Hand dreht ein, die rechte aus und umgekehrt.

Schritt 3: Ziehen Sie mit der linken Hand die Zehen lang, mit der rechten schieben Sie die Muskeln des Vorfußes gleichzeitig zurück, sodass alle Gelenke aller Zehen sichtbar werden. Seite wechseln.

Je mehr Muskeln oder leere Haut Sie zurückschieben können, umso dringender brauchen Ihre Füße die folgenden Übungen.

Wischflug

Was diese Übung will: Die Beinachse aktiv spürbar machen und stabilisieren. Füße, Sprunggelenke, Knie und Hüftgelenke entlasten und in vernetzten Muskeln solide verankern. Fußknochen geschmeidig machen.

Einen entsprechend groß aufgeblasenen Ballon zwischen die Knie legen. Wieder schön aufspannen und ausrichten. Die Füße im zarten V aufsetzen. Den linken Fuß auf der Außenseite nach links »wischen«, so weit es geht. Auf die Innenseite stellen und sanft zurück in die Ausgangsposition gleiten, 20-mal wiederholen. Mit dem rechten Fuß wiederholen.

Achten Sie darauf, dass der Fuß beim Wischen in V-Position bleibt, nur so trainieren Sie Sprunggelenke, Fersenbein, Fußknochen optimal.

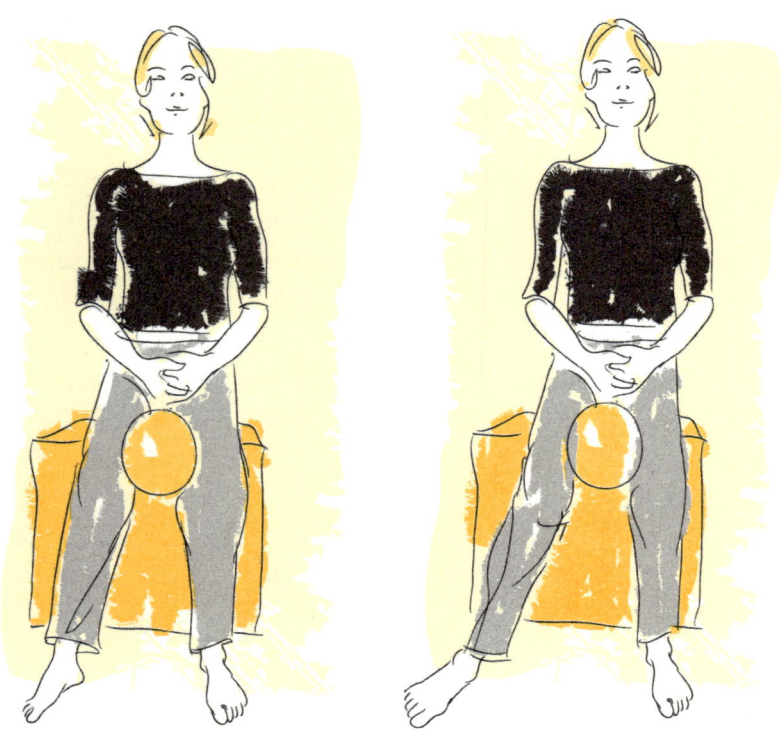

Raupengang vorwärts und rückwärts

Was diese Übung will: Die Fußknochen auseinanderdehnen und neu in der fabelhaften Muskulatur vernetzen. Es profitieren vor allem die Muskeln des Quergewölbes (Caput transversum), das bietet Schutz vor Deformationen des Hallux, schmerzenden »Fußballen«. Schützt auch vor Hühneraugen und Hornhaut.

Wieder mit einem Ballon zwischen den Knien die Zehen des rechten Fußes lang ziehen, am Boden festsaugen (wie kleine Saugnäpfe) und den ganzen Fuß nach vorne ziehen, ohne die Ferse vom Boden zu heben. Die »Zehenpferde« schleppen den Fuß nach vorne. Wiederholen, so weit es mit dem Ballon geht. Dann rückwärts robben, ohne die Fersen

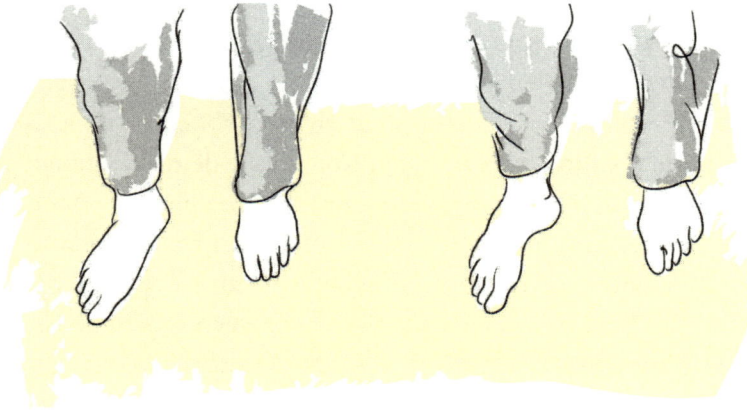

anzuheben. Die Zehen quasi rückwärts ausstrecken, aufsetzen und den ganzen Fuß zurückschieben, bis zur Ausgangsposition. Fuß wechseln. Jede Seite 3-mal.

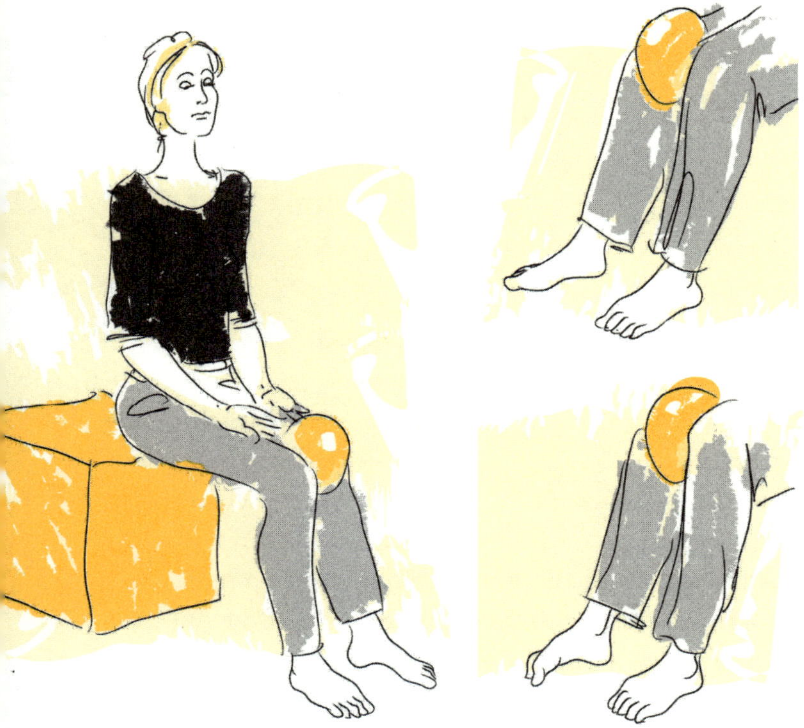

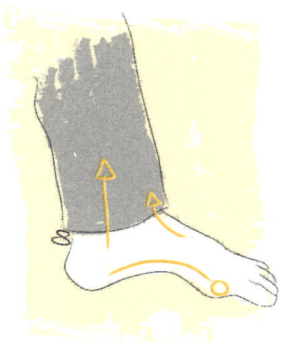

Längsgewölbe spüren und aktivieren

Was diese Übung will: Das Längsgewölbe des Fußes anheben und in seiner Muskulatur verankern. Den Fuß vom Körpergewicht befreien. Sämtliche Fuß- und Beingelenke mobilisieren. Die Sprunggelenke hochziehen. Distanz zwischen Großzehengrundgelenk und Ferse verkleinern, indem Sie die Mittelfußknochen leicht anheben. Wieder entspannen.

Achtung: Das Großzehengrundgelenk und die Außenseite des Fußes bleiben entspannt am Boden! 20-mal mit jedem Fuß.

Liegeacht mit Fersenbein

Was diese Übung will: Ihnen zeigen, wie viel ein Hauch von Bewegung bewirkt, wenn Sie aufgespannt sind und die Leichtigkeit zulassen, die Ihre wahre Natur ist. Ansonsten wirkt die Übung Wunder gegen Fersensporn, schmerzende Achillessehnen und Arthrosen in den Sprunggelenken, den Knien und den Hüftgelenken.

Füße schön in V-Stellung ausrichten, Oberkörper aufspannen. Ballon zwischen den Knien. Mit dem Fersenbein kleine Achterbewegungen machen, wie eine liegende Acht, die sich an den Seiten aufrichten möchte. Erst links, dann rechts. Wiederholen, sooft Sie wollen. Wenn Sie spüren, wie sich das Scharniergelenk des Knies und der Sitzbeinhöcker leicht mitbewegen, machen Sie es genau richtig.

Murmel fassen

Was diese Übung will: Ausrichtung und Spannkraft in die Füße bringen. Meine Lieblingsübung gegen akuten Hallux valgus.

Genau unter die Mitte des Fußballens (Quergewölbe) eine kleine Glasmurmel legen und sie mit dem Querfuß vom Boden aufnehmen, so, als wäre der Fuß noch Hand. Die Zehen bleiben möglichst gestreckt und entspannt. Nicht frustriert sein, wenn es nicht auf Anhieb klappt, es geht um die Übung.

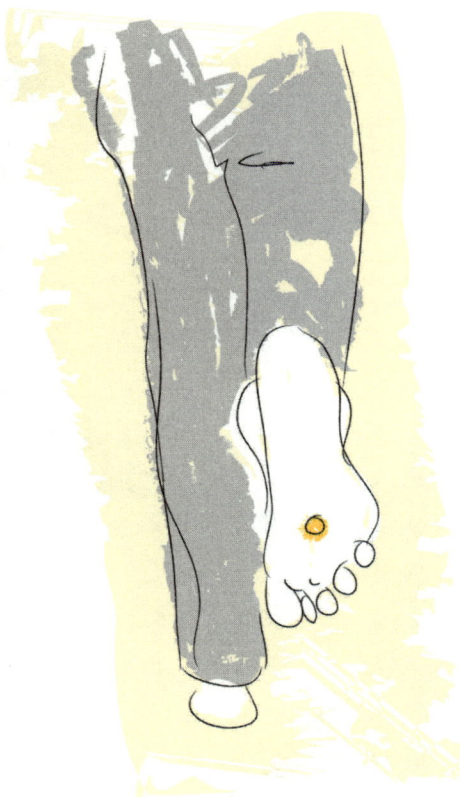
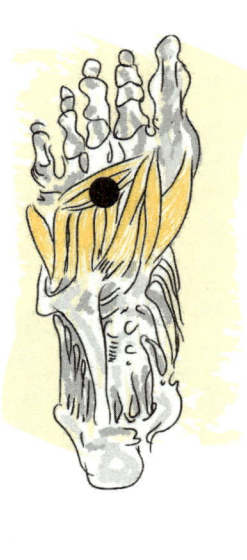

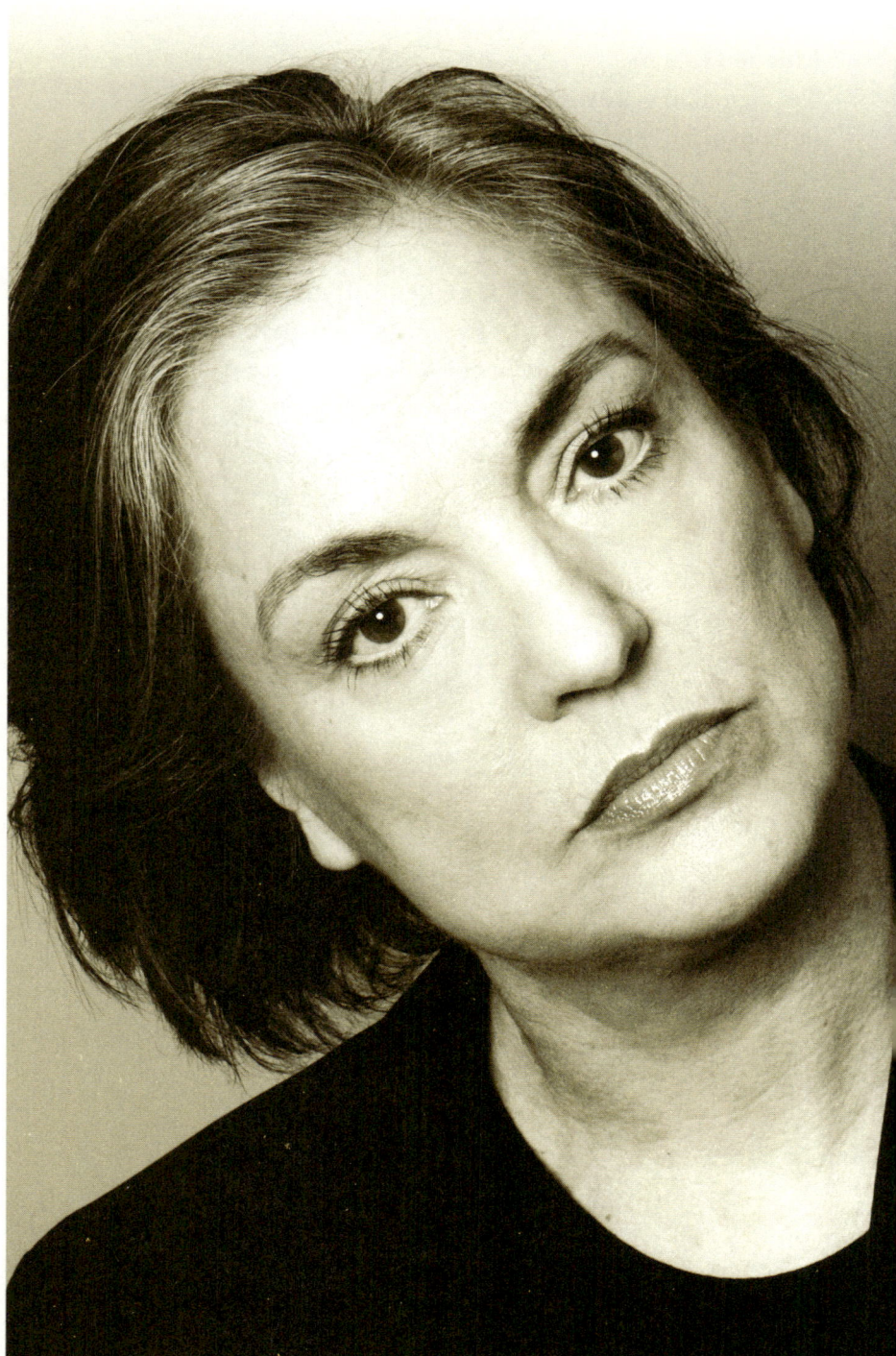

10.

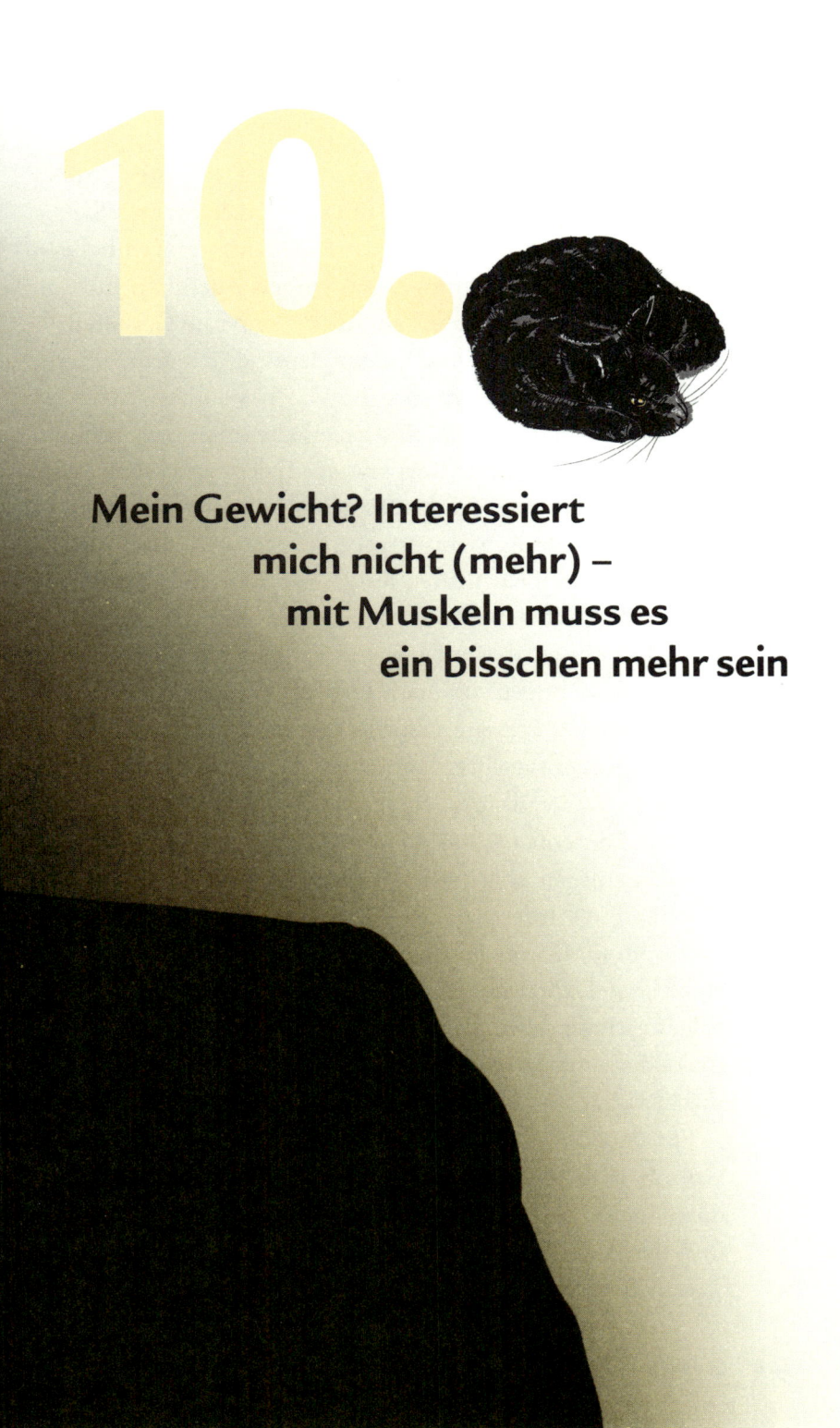

**Mein Gewicht? Interessiert
mich nicht (mehr) –
mit Muskeln muss es
ein bisschen mehr sein**

Hilfe, liebe Frau Cantieni! Seit ich mit Ihrer Methode trainiere, fühle ich mich zwar großartig, doch werde ich immer schwerer. Ich habe schon fast fünf Kilogramm zugenommen. Allerdings muss ich sagen, dass keine Hose, kein Rock spannt, im Gegenteil, meine Lieblingsjeans sitzt besser denn je. Ich kann mir darauf keinen Reim machen.«

Solche und ähnliche Zuschriften erhalte ich immer wieder von Frauen, die auf ihre Körperwaage fixiert sind. Muskeln sind schwerer als Fett. Punkt. Der geltende Body-Mass-Index, die geltenden Idealgewichtsvorgaben werden willkürlich von selbst ernannten Fachleuten festgesetzt, basierend auf Statistiken und auf dem gerade herrschenden Schönheitsideal. Wird die Fülle einer Marilyn Monroe wieder modern, gelten die Idealgewichtigen von heute wohl als krankhaft mager ... Frauen mit 100 Prozent Muskeln sind in diesen Listen und Werten nicht vorgesehen. Frauen mit 100 Prozent Muskulatur sind schwerer als der Durchschnitt. Wer die Tiefenmuskulatur konsequent und anatomisch gut trainiert, muss Gewicht zulegen, sonst wären die Muskeln nicht Muskeln.

Ich bin so schwer wie nie und trage immer noch Kleidergröße 38/40/42, was meine Ärztin bei einem Check-up ausrufen ließ: »Dann wiegt so ein Levator Ani mindestens sieben Kilo, so schwer sehen Sie nämlich niemals aus!« Wenn ich in Ausbildungen oder im Freundeskreis heiteres Gewichteraten mache, schätzen mich alle zehn Kilo leichter ein.

Für das skalierte Übergewicht kann ich ein paar gute Gründe vorbringen: In unserer Familie haben die Frauen dicke Beine, ausladende Hüften. Auch Stress macht dick, und der Aufbau meiner Methode war streckenweise sehr stressig. Der Stress führte zu einer Autoimmunerkrankung

(Schilddrüse). Diese Ursachen machen vielleicht die Hälfte der Wahrheit aus. Die andere Hälfte: Ich habe mit Diäten meinen Stoffwechsel versaut. Ich bin die Tochter der Jo-Jo-Generation. Ich fand mich schon mit 18 zu dick, da wog ich 54 Kilo. Ich machte 101 Diäten. Nach jeder Diät wurde ich ein bisschen schwerer, Sie kennen die Leier. Bis mir aufging, dass ich da einen ganz prima Körper hatte, der auf jede Hungersnot mit noch sparsamerem Verbrauch reagierte. So ein superkluges System, das sich von meiner Dummheit nicht überlisten ließ. Ich versprach meinem Körper: Nie mehr Diät.

Nun bin ich eben, na ja, wie soll ich es nennen, »schlank auf hohem Niveau«. Die Beine immer noch dick, der Po ausladend, und trotzdem finde ich mich durch die Haltung und durch die Straffheit der Muskulatur unter dem durch Diäten lädierten Gewebe zum ersten Mal in meinem Leben fast schön. Die Proportionen stimmen. Der Po, der früher hing, steht in seiner prallen Pracht. Der Busen ist richtig schön. Die Füße haben sich von den Stöckeltorturen erholt. Der Bauch ist flach. Ich finde mich richtig schön 58. Nein, nicht schön *für 58,* sondern einfach okay, auch für mein Alter. Das ist ein großer Unterschied. Ich fühlte mich immer älter, als ich war, mit 13 und mit 18, mit 28 und mit 35. Mit 40 fühlte ich mich uralt, und jetzt fühle ich mich einfach gut und bin 58.

Meine Muskeln haben mit diesem Gutfühlen sehr viel zu tun. Wenn Sie mich fragen würden, was ich für mich und mein Well-Aging[10] als die wichtigste Altersvorsorge betrachte, ich würde die Muskelmasse nennen. Meine Muskeln und meine Haltung sind meine Garanten für gute Ausstrahlung, gutes Aussehen und – gute Laune.

Wer sich für 100 Prozent Muskeln entscheidet, kann sich darauf einrichten, um bis zu zehn Prozent seines Gewichts zuzunehmen und trotzdem mehr Platz in den Hosen zu haben als vorher. Der Fettanteil erhöht sich nicht. Wer zu viel Fett auf den Rippen hat, kann es in Muskeln umwandeln. Stören Sie sich nicht an dem, was die Waage anzeigt. Vertrauen Sie Ihrem Wohlbefinden, dem Spiegelbild und dem Sitz der Lieblingshose.

Viele Frauen berichten, wie sie in kurzer Zeit Gewicht und Kleidergrößen verlieren, wenn sie mit dem konsequenten Training der Tiefenmuskulatur anfangen. Oft sind es Frauen, die vor diesem Training absolut unsportlich waren. (Ja, die Gerechtigkeit ist auch nicht mehr das, was sie mal war.) Auch Cellulite kann sich verbessern. Betonung auf kann. Versprechen kann ich es Ihnen nicht. Die genetische Programmierung des Gewebes spielt eine große Rolle. Ich lebe mit Dellen, seit ich 17 bin, was auch damit zu tun hat, dass ich mich als Kind und Jugendliche kaum bewegte und eine Menge Medikamente verabreicht bekam.

Mit Muskelkraft gegen die Wechseljahrbeschwerden

Ich bin überzeugt, dass die Haltung und die Muskulatur mir auch die Wechseljahrbeschwerden ersparten. Die gingen sozusagen an mir vorbei. Ein Mal, ein einziges Mal hatte ich beim Einsetzen der Menopause oder beim ersten Aussetzen der Menstruation eine Hitzewallung, eine einzige. Ich schlafe großartig, bin gesegnet mit einem regen Traumleben. Ich schwitze nur sehr selten, eigentlich nur, wenn ich am Abend zu viel Rotwein trinke oder wenn ich erkältet bin. Meine Schleimhäute trocknen nicht aus. Ich kann meine Libido jederzeit herbeiwünschen, wenn ich libidinöse Aufladung brauche. Habe ich keine Zeit oder keine Lust oder keine Möglichkeit für Sex, so lässt mich die Libido in Ruhe, und das finde ich sehr befriedigend. Ich mochte die Phasen meines Lebens nicht, in denen meine Hormone über mich herrschten und mir den Kinderwunsch aufzwangen, nur weil mein Körper 39 war. Ich mochte die Phasen nicht, in denen mir die Hormone Männer begehrenswert erscheinen ließen, mit denen ich bei genauerem Hinsehen keine drei Gesprächsthemen fand.

Viele Frauen in der Menopause oder danach, im Klimakterium, erzählen, dass die Wechseljahrbeschwerden sich drastisch verringerten, seit sie ihre Haltung und Tiefenmuskulatur durch regelmäßiges Training pflegen. Etliche meiner Klientinnen sagen, sie hätten Hormonersatzpräparate abgesetzt, andere kamen von Psychopharmaka gegen depressive Zustände und Depressionen los.

Ich fing Jahre vor der Menopause an, meine Methode zu entwickeln. Durch das konsequente Beckenbodentraining regelte sich der Monatszyklus, die Stimmungsschwankungen blieben aus, die ehedem starken Blutungen wurden regelmäßig und schwach, und ich kam die letzten Jahre meines »blutenden Frauenlebens« ohne Tampons und Binden aus. Eine Erfahrung, die viele junge CANTIENICA®-Instruktorinnen und -Kundinnen auch machen: Das prämenstruelle Syndrom bleibt aus, keine ziehenden Bauch- oder Kreuzschmerzen mehr, keine unkontrollierbaren Blutungen.

Catpower für Bauch, Beine, Po

Bauch kniend

Was diese Übung will: Die Knochen aufspannen, die Tiefenmuskulatur vernetzen, sodass sich das Gewicht stromlini-
enförmig auf die ganze Länge verteilt. Oberschenkel, Po,
Bauch, Taille und Busen schön formen. Und Kraft gibt diese
Übung auch ...

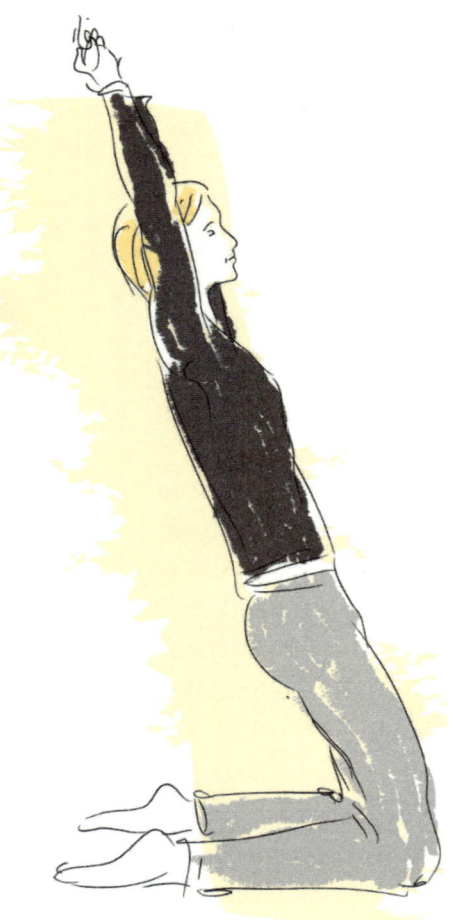

Kniestand auf einem Polster,
einem Kissen. Knie hüftweit auseinander. Gewicht von den Kniescheiben wegnehmen, indem Sie
den Po Richtung Fersen strecken. Aufrichten und aufspannen. Hände verschränken,
Handflächen nach unten dehnen, gleichzeitig den Kronenpunkt zur Decke verlängern.
Ellenbogen zur Seite ausrichten,
Muskeln der Oberarme ausdrehen, bis Sie eine Dehnung über
den ganzen Brustbereich spüren.
Jetzt ist der große Brustmuskel
entspannt, der kleine darunter
kann arbeiten, er unterstützt
die Aufspannung und die
Schönheit.

Arme anheben, über den Kopf
strecken, Achtung, die Oberarmkugeln schön da lassen, wo sie
sind. Arme neben den Ohren

halten, Handflächen zur Decke dehnen, die Schultern weit öffnen und ausdehnen. Scham- und Steißbein Richtung Boden dehnen, den Kronenpunkt zur Decke ziehen. Bauchnabel zum Brustbein ausrichten.

Schritt 1: Schielen Sie ein paarmal abwechselnd mit dem rechten Sitzbeinhöcker zur linken Kniekehle, mit dem linken Sitzbeinhöcker zur rechten Kniekehle.

Schritt 2: Schielen Sie abwechselnd mit den Schambeinspitzen, linke Spitze nach unten rechts, rechte Spitze nach unten links.

Schritt 3: Senken Sie den Torso in dieser Aufspannung und Stabilität nach hinten ab, Richtung Fersen, Knie bis Handgelenk eine Linie. Atmen Sie am linken Knie ein und am rechten Handgelenk aus. Am rechten Knie einatmen, den Atem zum linken Handgelenk leiten.

Schritt 4: Fixieren Sie weit vor sich am Boden einen Punkt und bewegen Sie die Brustwirbelsäule isoliert nach links und nach rechts, ohne den Kopf oder das Becken zu bewegen. Wiederholen, sooft Sie können, 12-mal dürfen's schon werden.

Können Sie die Arme nicht über dem Kopf ausgestreckt halten: Vor den Schultern oder hinter dem Kopf verschränken. Sitzbeinhöcker nach hinten oben dehnen, im Fersensitz den Kopf in einem schön gedehnten C-Bogen Richtung Boden absenken, Arme seitlich am Körper oder angewinkelt, entspannen.

Sphinx mit Knackpo

Was diese Übung will: Die Muskulatur des Beckens, des Rückens, der Hüften, der Oberschenkel vernetzen, dehnen, straffen und kräftigen. Alles in einem Aufwasch. Sie spüren, wie der Levator Ani den Po von innen anhebt und schön und rund formt, wenn Sie die äußeren, verpackenden Gesäßmuskeln endlich mal loslassen.

Ich mache diese Übung am liebsten auf dem Bett. Bauchlage, Schambein, Leiste genau am Bettrand. Hände seitlich so aufstützen, dass die angehobenen Arme auf Schulterlinie sind. Oberkörper anheben, wie eine Sphinx. Ellenbogen auseinander dehnen, Muskeln der Oberarme fußwärts ausdrehen. Am Bauchnabel einatmen und den Atem zu den unteren Rippenbögen am Rücken leiten. Finden Sie das zu kompliziert: Den Bauchnabel zum Brustbein dehnen.

Ferseninnenseiten aneinanderlegen. Knie aus den Hüftgelenken ziehen, Muskeln der Oberschenkel ausdrehen. Füße vom Boden lösen, Unterschenkel etwas anziehen. Scham- und Steißbein Richtung Knie dehnen, die während der ganzen Übung tiefer als der Bettrand stehen.

Schritt 1: Ferseninnenseiten leicht aneinanderstupsen und die Verbindung zum Levator Ani herstellen.

Schritt 2: Füße mit Fersenkontakt vom Körper weg nach hinten dehnen, Sie spüren eine intensive Muskelvernetzung der hinteren Oberschenkelmuskeln mit dem Levator Ani, den Hüft- und den Rückenmuskeln. Achtung, die Gesäßmuskeln bleiben entspannt! Nur dann arbeitet es in der Tiefe der Muskulatur und der Popo wird von innen schön geformt.

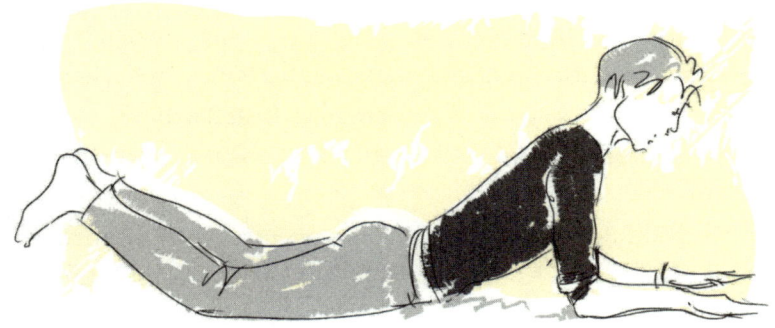

Schritt 3: für alle, die »mehr Po« möchten: Mit den Stups-
fersen Richtung Decke pulsieren, die Beine also 2 cm anheben und senken.

Haben Sie kein geeignetes Bett zur Verfügung, können Sie
die Übung auf der Gymnastikmatte oder einem Polster absolvieren. Es ist auf dem flachen Boden anspruchsvoller, die
Aufspannung zu halten und die Gesäßmuskeln entspannt
zu halten. Ziehen Sie einfach ununterbrochen am Kronenpunkt auf der einen und am Steißbein auf der anderen Seite,
dann kann nichts schiefgehen.

Bambus mit Sanduhr
Was diese Übung will: Die Silhouette strecken. Die Muskeln
vernetzen und dehnen. Die Teamarbeit der Muskeln des Rückens, des Bauchs und der diagonal verlaufenden Rumpfmuskeln (Iliakus, Psoas, Hiatus Oesophagus, Intercostales,
Subcostales, Transversus thoracis) fördern – weil sie auch
schön, lang und wohlgeformt machen.
    Aufrecht stehen. Füße hüftweit und leicht in V-Stellung.
Großzehengrundgelenk und Mitte Ferse schweben in Bodenkontakt. Kronenpunkt zur Decke dehnen.

»Leichtkrafthaltung« einnehmen: Unterschenkel von den Fersen weg nach oben denken, Oberschenkel vom Unterschenkel weg, Becken weg vom Oberschenkel, Brustkorb weg vom Becken, Kopf weg vom Hals, einfach nur lang und leicht aufspannen.

Sitzbeinhöcker senkrecht nach unten ausrichten, Kronenpunkt nach oben, Kinn im rechten Winkel zum Hals. Mund leicht öffnen, Zungenwurzel am Rachen aufrichten. Den aufgespannten Körper exakt über den Fersen ausrichten.

Die Arme hängen schwer, die Oberarmkugeln sind frei, die Schultern vollkommen entspannt.

Schritt 1: Einatmen durch die Fersenmitte, Atem durch den Körper nach oben leiten, in der Vorstellung die Muskeln an die Knochen ziehen wie einen satten Tauchanzug. Durch die Beine, Muskeln anziehen, durch den Bauch, alle Muskeln gleichmäßig anziehen, durch den Rumpf, die Flanken anziehen, durch den Brustkorb, Brustbein und Brustwirbelsäule annähern, durch den Hals zum Kronenpunkt. 10-mal oder sooft Sie wollen wiederholen. Sobald Sie sich mit dieser Atmung angefreundet haben, können Sie abkürzen: In der Vorstellung beim Einatmen 7 cm wachsen, beim Ausatmen noch mal 5 cm wachsen.

Mein inneres Bild ist eine hohe, elegante Sanduhr, weil ich mich bei dieser Atmung lang und elegant fühle, mit langer, schlanker Taille. Am »Mittelstück« um die Taille herum haben schwerere Menschen auch meistens die Länge versteckt. Kreuzschmerzen, Ischias, Hexenschuss, Lendenwirbelprobleme, Bandscheibenvorfälle an der Lendenwirbelsäule sind oft Resultat dieser Stauchung. Und auch die Speckröllchen ...

Schritt 2: Den linken Arm nach vorne ausstrecken und über den Kopf strecken. Den rechten Arm genau so anheben, ohne Umwege, direkt nach vorne, auf Schulterhöhe, über den Kopf. Mit der rechten Hand das linke Handgelenk umfassen. Sitzbeinhöcker schön schielen lassen, das stabilisiert Beine und Becken. Mit der rechten Hand den linken Arm nach rechts ziehen, der Kronenpunkt zieht mit, die Schultern bleiben entspannt. Achtung, die Dehnung kommt aus der Brustwirbelsäule, die Taille bleibt lang, auch auf der rechten Seite. In der Dehnung die linke Schulter nach außen unten setzen und die Muskeln der Oberarme ausdrehen. Zurück in die Mitte, Seite wechseln, linke Hand umfasst das rechte Handgelenk, nach links wiederholen. Jede Seite 3-mal.

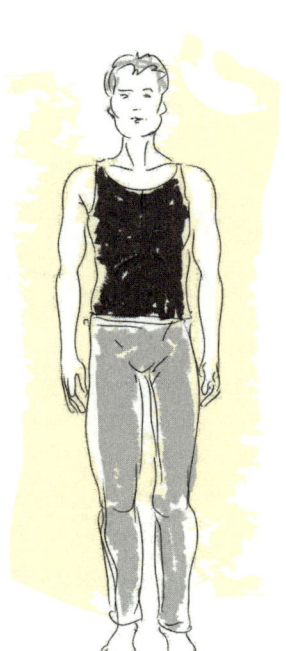 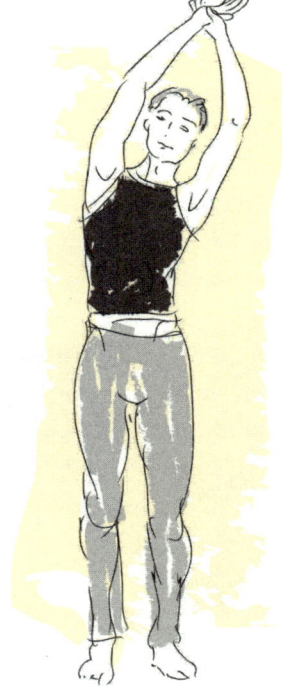

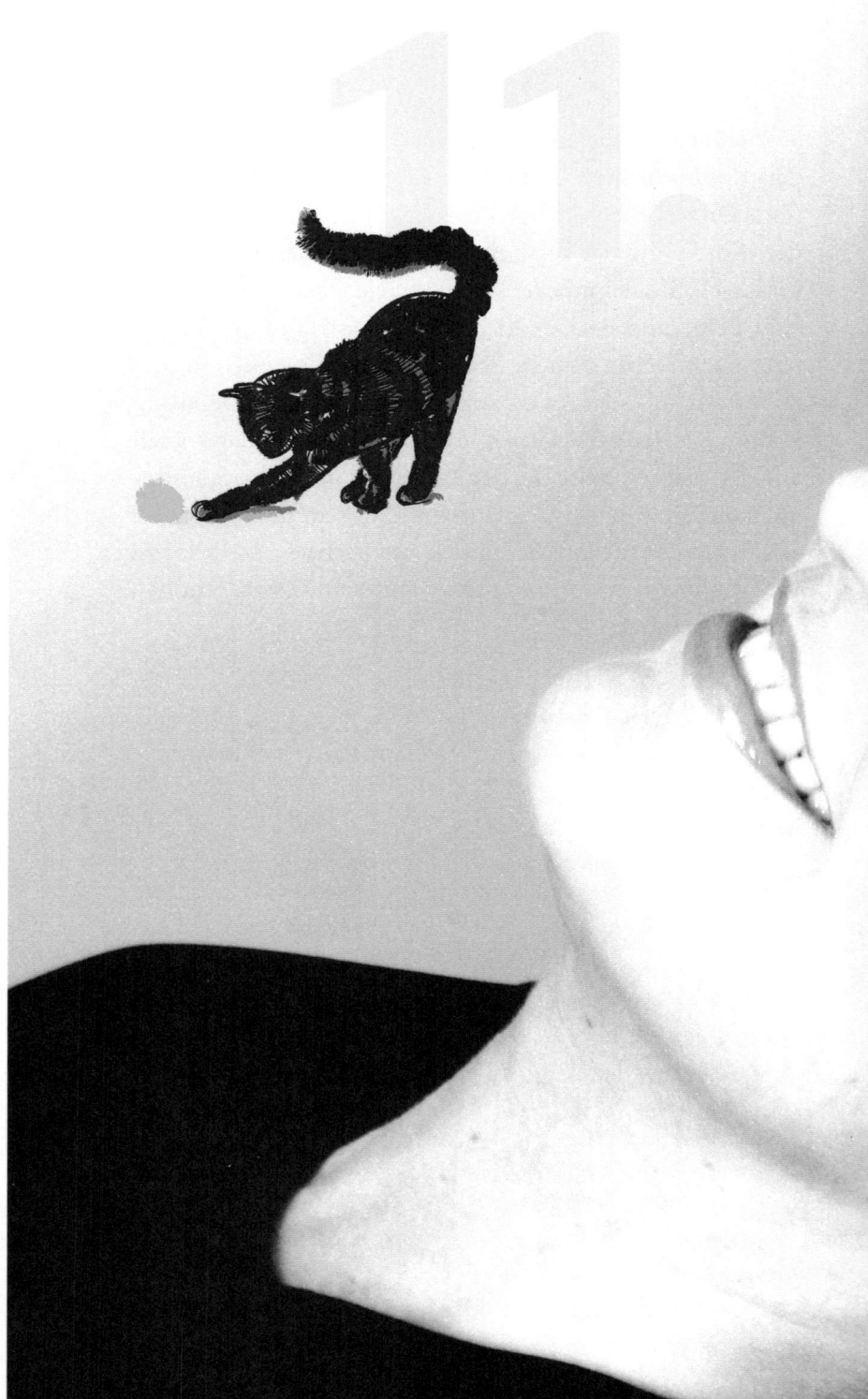

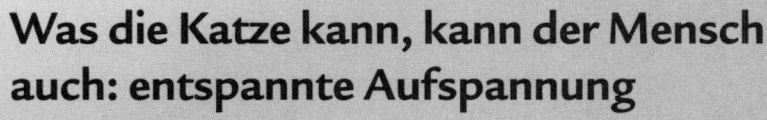

Was die Katze kann, kann der Mensch auch: entspannte Aufspannung

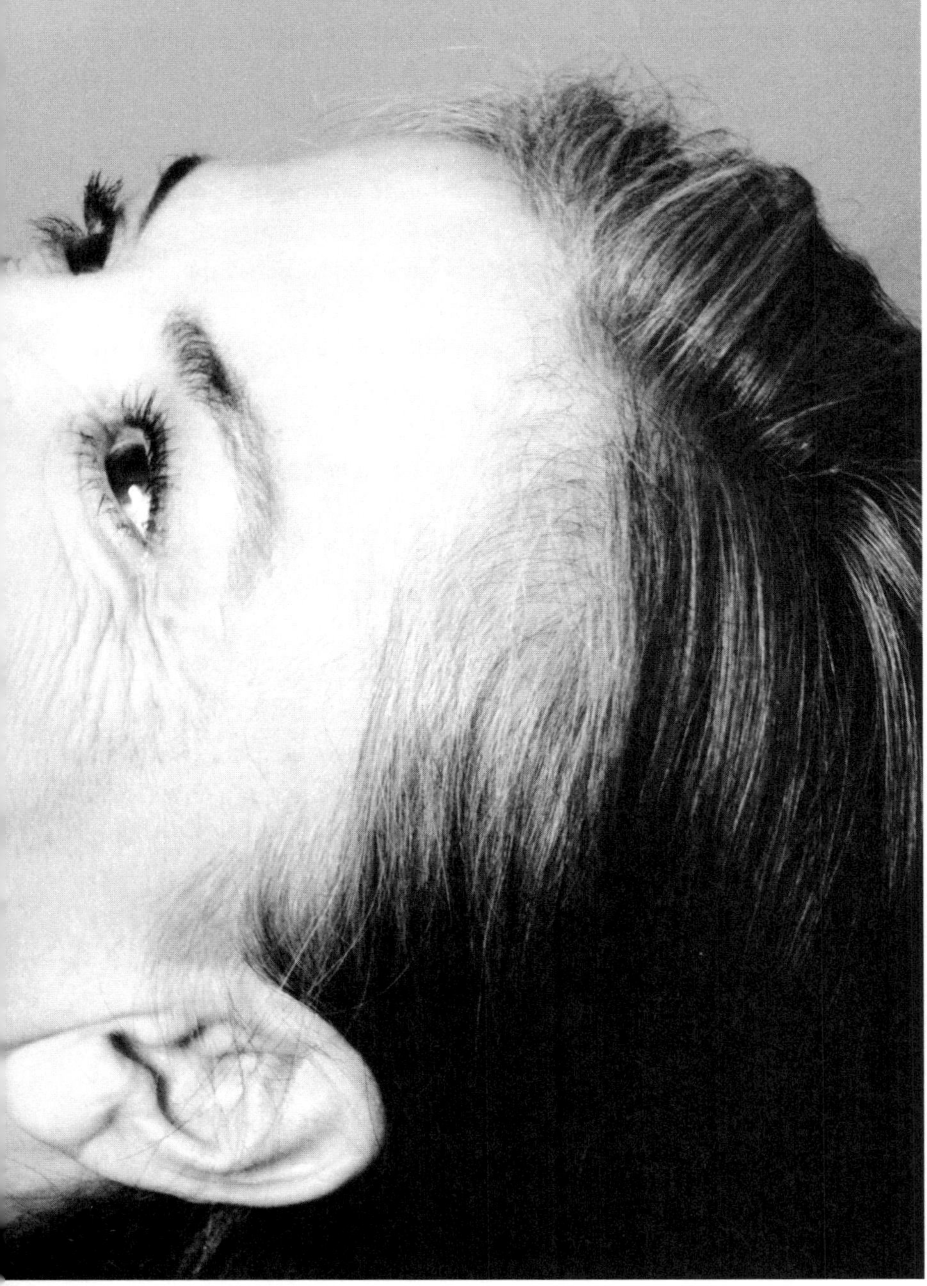

atpower steht als Titel dieses Buchs, weil Katzen für mich der Inbegriff für kraftvolle Leichtigkeit sind, für entspannte Aufspannung und aufgespannte Entspannung. Der Katzenkörper ist selbst in größter Konzentration bei der Mäusejagd immer noch entspannt. Streckt sich die Katze, um sich anschließend einzurollen, so bleibt sie in dieser Entspannung jederzeit reaktionsbereit. Diese immerwährende entspannt-dynamische Körperspannung besitzen eigentlich alle Wirbelsäugetiere – außer dem hochzivilisierten Menschen. Er ist das einzige Tier, das Kollabieren im Fernsehsofa mit Entspannen gleichsetzt, das entweder angespannt oder verspannt oder entspannt ist.

Menschsein an sich ist nicht anstrengend. Im Gegenteil. Wenn wir uns aus dem Fisch entwickelt haben, haben wir auch die Eleganz des Wals und des Delfins in uns. Die Wendigkeit der Echse. Die Geschmeidigkeit der Katzen. Die Bewegungslust der Affen. Als Krone der Schöpfung müssten wir eigentlich die Krönungen aller Eigenschaften verkörpern, die wir während unserer Evolution durchlaufen haben. Tun wir ja auch – während der Kindheit. Dann sitzen wir in körperfeindlichen Schulräumen auf körperfeindlichen Stühlen an körperfeindlichen Pulten und trennen das Denken und Lernen, das ganze Gescheitsein, vollkommen vom Körper ab. Geist und Körper gehen getrennte Wege. Die instinktive oder intuitive Körperlichkeit geht verloren. Anstelle des Selbstbewusstseins für das, was einem guttut, tritt die Imitation: Wie machen's die anderen, was machen die anderen. Das von innen genährte, gespürte Wohlbefinden bleibt auf der Strecke. Gut für die wenigen, die sich Schwimmer, Leichtathleten, Tänzer zum Vorbild nehmen, die bleiben länger in ihrem Körperselbst beheimatet. Wer sich an den Hollywood-Starlets oder Laufstegmodels misst, mit künstlichen Brüsten, nach vorne gezogen Schultern, verrenktem Becken, verliert das Innengefühl für gute Haltung, es weicht der Außenschau. Und wer sich von innen nicht gut fühlt, das kenne ich aus eigener Erfahrung, nimmt wichtig, wie er, sie von außen gesehen wird. Die Wirkung wird wichtiger als das Befinden.

Schönheitsoperationen oder Catpower. Beides zusammen geht nicht

Tamara[11] ist 29, verheiratet, erfolgreich im Marketing. Sie kommt aus Norddeutschland zu mir in eine Privatlektion, weil sie immer häufiger unter Migräneattacken und Verspannungen der Schultern leidet. Neu kommen starke Kreuzschmerzen dazu. Meine Klienten erhalten vor der ersten Privatlektion einen ausführlichen Fragebogen zum Ausfüllen. Damit kann ich mich vor dem Termin vorbereiten, auf intuitiver oder energetischer Ebene Kontakt aufnehmen, allenfalls nachfragen, nach Unfällen Röntgen- oder Computerbilder mitbringen lassen. Zwar sind wir alle einmalig, dennoch sagt mir der Fragebogen sehr viel über die Haltung. Beschwerden haben ihre Logik. Fersensporn, O-Beine, Hüftgelenkarthrose gehören zusammen wie Plattfüße, X-Beine, steife Hüften.

Mir fällt auf, dass Tamara den Abschnitt mit den Fragen nach Operationen, Schönheitsoperationen, Narben ausgelassen hat. Sie schreibt bei der Frage nach dem Grund der Privatlektion, dass sie mit dem Buch »Tiger Feeling« arbeite und die Schmerzen seither noch schlimmer geworden seien.

Tamara kann sich keine 30 Sekunden auf dem Stuhl aufrecht halten. Füße ausrichten, Wirbelsäule aufspannen, ich möchte die Aufrichtung des Beckens mit meinen Händen unterstützen, da fällt der Oberkörper schon wieder in sich zusammen. Aufrichten, Kronenpunkt dehnen, Tiefenmuskulatur wecken, Schultern ausrichten, »ja«, sagt Tamara, »die Schmerzen werden weniger«. Bis sie den Satz fertig gesprochen hat, ist sie schon wieder in sich zusammengefallen. Jetzt seien die Schmerzen wieder da.

Ich arbeite mit allen Tricks, mit Therabändern, die ich zum Korsett schnüre, stecke Ballone unter das T-Shirt, Tamara spürt nicht, ob sie eingesunken ist oder aufgerichtet. Ob ihr Rücken rund ist oder gerade. Ob das Becken vorgeschoben oder ausgerichtet ist. Sie kann den Unterschied noch nicht einmal im Spiegel sehen.

»Haben Sie schönheitschirurgische Operationen unternommen?«, frage ich Tamara, denn ich bin inzwischen sicher, dass ihr Bauplan manipuliert ist. Sie findet erst, das gehe mich nichts an. Ich erkläre ihr, dass wir eine Art Vertrag haben. Sie möchte die Catpower spüren. Ich möchte ihr die Catpower zeigen. Der Körper reagiert, der Kopf spürt es nicht, das gibt es nur, wenn Muskeln und Nerven symmetrisch, also auf beiden Körperseiten, gestört oder zerstört sind, und das kommt praktisch nur bei Schönheitsoperationen vor.

Nun ist Tamara verstört. Ja, sie habe vor neun Jahren den Busen operieren lassen, durch die Achselhöhle. Das Resultat sei nicht schön gewesen. Tamara weint. Die zweite Operation sei durch die Brustwarzen erfolgt, Resultat auch nicht so, wie sie es wollte. Bei der dritten Operation nun seien die Implantate durch den Bauchnabel ersetzt worden, eine vierte Operation werde demnächst stattfinden. Ich versuche zu klären, wann die Migräne und die Kreuzschmerzen angefangen haben. Nach der zweiten Operation, kann Tamara klar antworten. Der Arzt meinte, da bestehe kein Zusammenhang.

Ich erkläre Tamara, dass Operationen durch die Achselhöhlen und durch den Bauchnabel ein viel größeres Wund- und Narbenareal verursachen, sehr viel mehr Nerven, Muskeln, Faszien, Bindegewebe verletzen oder zerstören als ein einfacher Schnitt. Solche Operationen greifen tief in den Körperbauplan ein und verändern ihn für immer. Sie braucht einen eisernen Willen, Achtsamkeit und Disziplin, um den Körper zurückzuerobern und wieder schmerzfrei zu werden. Ich zeige Tamara mit meinen Demonstrationstafeln, welche Muskeln und Nerven in Mitleidenschaft gezogen wurden und wie sie durch bewusste Kompensation ihren Körper wieder spüren lernen kann. Sie sei tatsächlich am Bauch taub, spüre praktisch nichts. Der Arzt habe gesagt, das Gefühl komme zurück, doch sei innerhalb der drei Jahre seit der Operation nichts besser geworden.

Sie fragt mich, ob der Körper durch die Operation verstümmelt worden sei. Ich kann und will die Frage nicht beantworten. Denn Schuldgefühle bringen sie nicht weiter. Wenn ich mir anmaßen möchte, jemandem Vorwürfe zu machen, dann den Schönheitschirurgen, die erstens selber die Tragweite ihrer Eingriffe nicht abschätzen oder nicht abschätzen können, und zweitens die Klientinnen und Klienten oft nicht ausreichend aufklären. Ich kenne zwei Schönheitschirurgen, eine Frau und einen Mann, die beide ihren Kundinnen empfehlen, vor der Operation konsequent zu trainieren, damit sie nach dem Eingriff sofort wieder die

Muskeln benutzen können und so den Schaden an den Nerven möglichst klein halten.

Tamara geht so unglücklich aus meinem Studio, wie sie gekommen war. Zwar weiß sie, dass es eine Haltung gibt, in der sie keine Schmerzen hat, doch versteht ihr Körper nicht mehr, wie er diese Haltung selber jederzeit einnehmen und beibehalten kann.

Noch dramatischer ist die Geschichte von Marlene[12]. Sie hat mit CANTIENICA® – Faceforming angefangen und will nun am Telefon von mir wissen, weshalb sie unvorstellbare Kopfschmerzen kriegt, wenn sie nur den Kopf exakt ausrichtet und mit den Muskeln am Hinterkopf arbeitet. Sie beschreibt regelrechte Krampfanfälle, die sich von der Schädelbasis zu den Schultern ziehen. Mir ist sofort klar, dass die Muskulatur am Brustkorb, zwischen den Rippen und um die Schlüsselbeine extrem verkürzt sein muss.

»Wie alt sind Sie, Marlene?«

»34, Fitnessinstruktorin, Pilates- und Yogalehrerin.«

»Hatten Sie eine Busenoperation?«

Marlene schnaubt erst, beginnt dann heftig zu schluchzen. Ja, sie habe vor zwölf Jahren nach der Geburt ihres Kinds die Brüste operieren lassen und sei gar nicht zufrieden. Es seien viel zu große Brüste, die viel zu hoch und zu künstlich stehen. Sie versuche, die Brüste zu verstecken, irgendwie näher an den Körper zu ziehen.

Marlene ist verzweifelt und reist sofort nach Zürich. Es kommt eine bildschöne Frau, die sich für die Lektion sehr sexy anzieht. Fit und selbstbeherrscht schafft es Marlene tatsächlich, die Schultern (Oberarmkugeln) nicht hochzuziehen, sondern nur die Schlüsselbeine kurz zu machen, das Brustbein heftig nach unten, Richtung Nabel, zu ziehen und so den Busen aus der Blicklinie zu bringen. Das schafft einen enormen Zug an den Hals- und Schädelmuskeln. Marlene hat den steifsten Brustkorb, den ich je in die Hände bekommen habe. Gleichsam aus Stahl. Schlüsselbeine und Brustbein sind arg verkürzt und bilden Knubbel. Die obersten Rippen sind praktisch zusammengewachsen.

Ich streichle die Knochen aus, versuche, die Muskeln im Brustkorb (die sternförmig angelegten Thoraxmuskeln), zwischen den Rippen, an den Schultern zu streicheln und zu dehnen. Es reagiert auch alles ganz wunderbar. Marlene steht vor dem Spiegel und findet, die Brüste schwämmen wie zwei Inseln vor ihr her. Sie fühle sich zwar viel besser, die Kopfschmerzen seien weg, doch könne sie nicht sagen, ob ihr die Optik oder die Schmerzfreiheit wichtiger sei.

Sie rief mich später an, um mir mitzuteilen, dass sie sich für die Optik entschieden habe und sowohl das Training für die Haltung als auch gegen die frühe Faltenbildung im Gesicht einstelle. Da spritze sie lieber weiterhin Botox.

Die Ehrlichkeit gefällt mir. Keine Ausreden, keine Ausflüchte. Einfach nur die Entscheidung, wie sie von außen gesehen werde, sei wichtiger als das Gefühl von innen – die Catpower eben.

Plastische Chirurgie schafft keine Ausstrahlung

Nun ist es völlig müßig, hier meine Meinung zum herrschenden Schönheitsideal und Pseudojugendwahn zu äußern. Der Vormarsch der plastisch-chirurgischen Industrie, pardon, Chirurgie ist nicht aufzuhalten. Gleichzeitig werden laufend Alternativen ohne Risiken und Nebenwirkungen entwickelt, zum Beispiel Ultraschall, Softlaser, immer raffiniertere Peelings, galvanischer Strom. Es gibt Kinesiologie für die Schönheit und Akupunktur, maschinelle und manuelle Massagen, die medizinische Kosmetik macht gigantische Fortschritte. Mal sehen, welche Richtung gewinnt. Im Moment liegt die Gunst des Geldes bei der Chirurgie, sie ist teuer und profitabel, hat Mittel für Werbung und Marketing. Vielleicht gibt's demnächst nur noch zwei Modelle des Typs »reife Frau«: die superdünne blonde Langhaarige mit der dicken Lippe und die kurvenreiche brünette Langhaarige mit den aufgerissenen Augen, und dann langweilen wir uns, sehnen uns nach Gesichtern mit Ausdruck und gehen nicht mehr zum Schönheitschirurgen. Vielleicht macht die Mode morphisch wieder einen guten Zug und findet Gesichter und Körper mit Charakter wieder schön.

Ausstrahlung kann nicht durch Operationen erworben werden. Auch nicht durch Nervengift. Ausstrahlung kann auch nicht aufgespritzt werden. Ausstrahlung haben Menschen, die mit sich im Reinen sind. Die sich in ihrer Einmaligkeit lieben und annehmen. Die das Wunder ihres Körpers wertschätzen und achtsam damit umgehen.

Der Umkehrschluss stimmt auch. Ein Mensch, der Charakter, Ausstrahlung hat, wird dies durch ein paar kosmetische Kniffe auch nicht verlieren. Ich habe eine Freundin, die hat tausend kleine Sachen an sich machen lassen und strahlt unendlich viel Lebenslust und Catpower aus. Weil sie nie etwas gemacht hat, das ihre Mimik lähmt, ihren Ausdruck zerstört, ihre Bewegungslust schmälert. Weil sie die kleinen Kniffe nie anstatt unternahm, sondern immer in Kombination mit der Körperarbeit für Geschmeidigkeit, Kraft, Leichtigkeit.

Kraft, Ausdauer und Geschmeidigkeit machen die Catpower aus

Die Catpower ist in uns allen vorhanden, sie steckt in jeder lebendigen Zelle, will gelebt werden. Und trotzdem ist die Umstellung von Schwer(kraft)fälligkeit auf Leichtigkeit für die meisten Menschen schwierig. Für manche unendlich schwierig. Das klingt paradox, zuweilen finde ich es auch paradox. Wir halten mit den eigenen Händen Mauern hoch und rufen nach Freiheit. Dann komme ich und sage: »Lass die Mauern doch einfach los, dann bist du frei ...«

Es ist schwierig, Glaubenssätze im Unterbewusstsein aufzuspüren, auf ihre Tauglichkeit zu prüfen und, so sie uns am guten Leben hindern, zu löschen. Umso mehr, wenn diese Glaubenssätze in der Kultur verankert sind.

- Ohne Fleiß kein Preis.
- Schönheit muss leiden.
- Hochmut kommt vor dem Fall.
- Bescheidenheit ist eine Tugend.
- Das Leben ist kein Wunschkonzert.
- Erst die Arbeit, dann das Vergnügen.
- Müßiggang ist aller Laster Anfang.

Und so weiter ... In meiner Jugend war Fleiß die größte Tugend, ein fleißiger Mensch war ein guter Mensch. Harte Arbeit war gottgefällig. Schon als Kind wusste ich: Übermut kommt selten gut. Auf das Lachen folgen die Tränen. Solchen oder ähnlichen Wortschrott wider die Freude, die Sinnlichkeit und die Lust haben wir in den Körperzellen gespeichert, sozusagen als Gesellschaftserbe. Wir alle wurden gelobt, wenn wir uns sehr anstrengten (oder so taten), wenn wir etwas mit viel Mühe erreichten. Wir wurden für Leistungen belohnt. Was uns leicht fiel, was uns leicht von der Hand ging, das war nicht so viel wert. »Du kannst das halt einfach.« »Unverdientes Glück.« Oder erinnern Sie sich daran, dass Sie etwas »mit links« machten und für die Leichtigkeit des Tuns gerühmt und belohnt wurden? Und jetzt komme ich und sage: Aufrichtung und Bewegung sind ganz leicht. Es ist alles schon da. Sie müssen nur die Gewohnheiten loslassen und die Leichtigkeit zulassen.

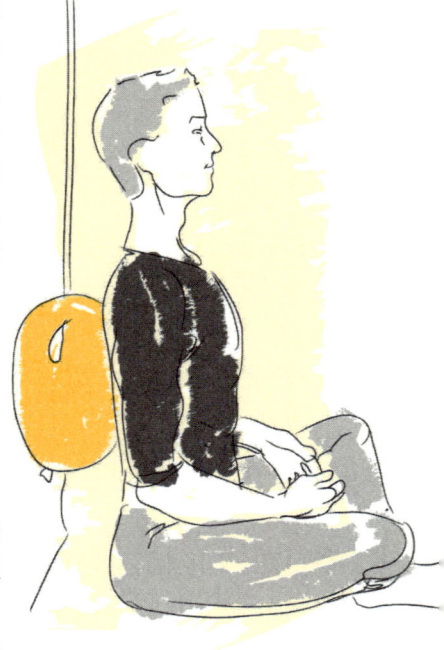

Falls Sie finden, es sei doch anstrengend, die gewohnheitsmäßige Schwere zu lassen und die Leichtigkeit anzunehmen, die körperlich unsere Natur ist: Ja, je mehr Sie sich von der Leichtigkeit entfernt haben, umso anstrengender ist vielleicht die Umstellung. Erinnern Sie sich einfach immer mal wieder daran, dass Sie nichts Neues lernen, sondern nur verschüttete Körperintelligenz wieder aus dem Versteck holen. Alles, was ich Ihnen zu Ihrem Körper erzähle, konnten Sie schon einmal – als Kind. Gehen Sie mit der Verspieltheit des inneren Kinds an die Arbeit, haben Sie Spaß an der Entdeckungsreise zu Ihrem Körper. Und geben Sie sich die Erlaubnis, leicht zu werden, leicht zu sein.

Und: Lernen Sie die Sprache Ihres Körpers. Er schickt Ihnen Signale. Im ersten Moment fühlen die sich ähnlich an wie

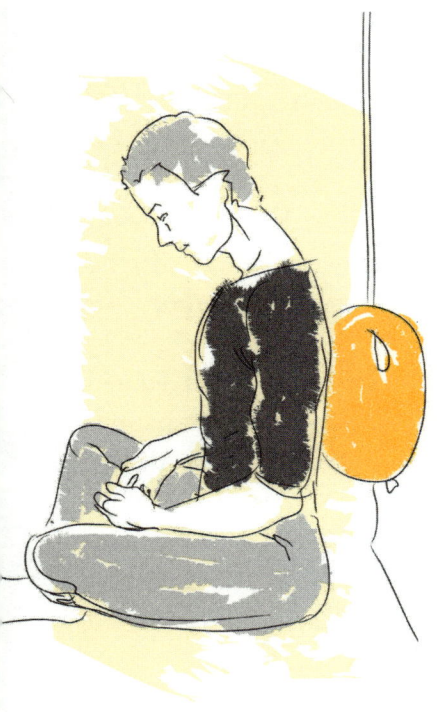

Schmerz. Bei genauerem Hineinfühlen werden Sie herausfinden, ob es sich hierbei um Entwicklungsschmerz, um Warnschmerz, Knochenalarm oder einfach nur Wohlweh handelt, also ein Zeichen dafür, dass sich Sehnen, Bänder dehnen, Muskeln entwickeln. Zugegeben, die Katze hat's einfacher, die ist einfach. Wenn Sie mit der Aufspannung mal durch sind, wenn sie Ihre Natur geworden ist, werden Sie auch diese Lust kennenlernen: Der Körper ist einfach. Leicht und lustvoll.

Catpower entspannt

Wirbelsäule einrollen und aufrichten

Was diese Übung will: Brustbein, Brustkorb in Resonanz bringen mit der Wirbelsäule. Spürbar machen, dass Aufspannung den Körper auch geschmeidiger und beweglicher macht. Und vor allem: reaktionsschnell im Alltag. Eine fitte Wirbelsäule schützt sich selbst.

Schneidersitz am Boden oder auf einem Kissen vor einer Wand. Zwei Ballone ins Kreuz und zwischen die Schulterblätter setzen, aufrichten. Wer Schwierigkeiten hat, den Schneidersitz einzunehmen: Ballone oder Kissen unter die

Knie betten. Füße auf der Außenseite aufrichten, das richtet auch die Knöchel auf und entlastet die Knie.

Geht das auch nicht, lässt sich die Übung auf dem Hocker machen, Sie wissen schon, Füße hüftweit und leicht in V-Stellung, Knie über den Fersen.

Wirbelsäule aufspannen, Becken aufrichten. Sitzbeinhöcker zuerst nach hinten, dann zusammenziehen, um den Levator Ani zu aktivieren, den Muskelzug über den Anus zum Kreuzbein hochziehen.

Steißbein, Kreuzbein und Schambein nach unten dehnen, damit sich der untere Rücken dehnen und entspannen kann. Handrücken liegen auf dem Oberschenkel. Armkugeln aus Schulterdach entlassen: Ellenbogen schwer machen, nach unten tropfen lassen, Muskeln der Oberarme zart ausdrehen. Kronenpunkt entspannt zur Decke dehnen. Das Brustbein ganz lang denken und näher zur Wirbelsäule nehmen.

Einatmen. Aus dieser wundervollen Länge, nachgerade eine Mohnblumenlänge, den Kopf vom Kronenpunkt her einrunden, ganz nah am Stamm, langsam und bewusst und dennoch fließend und unverkrampft, wiederum ohne übertriebenen Zug in der Nackenmuskulatur, die Dehnung soll den ganzen Rumpf einschließen, hinten bis zum Steißbein und vorne bis zum Schambein spürbar sein. Bauchnabel zum Brustbein »denkziehen«.

Das Brustbein zur Wirbelsäule ziehen und ausatmen, den ganzen Rippenkorb »luftleer« nach hinten oben runden und so den Oberkörper einrunden, gedehnt wie der Rücken einer Katze, die sich wohlig zum Schlafen einrollt. Alle Wirbel sind nun auseinandergezogen und die Bandscheiben liegen frei. Die Schultern bleiben während des Einrollens weit und entspannt. Die Rippenbögen werden weich und entspannt.

Wenn der Rücken ein richtig runder, gedehnter und entspannter Bogen ist, Levator Ani noch mehr aktivieren und Wirbel um Wirbel in relativ schnellem Tempo wieder aufrichten. Kopf und Scheitel bleiben dabei »aktiv entspannt« eingerundet und werden zuletzt aufgerollt. 10-mal wiederholen.

Steigerung: Drehen Sie die Brustwirbel ein wenig nach links, einrunden, aufrichten, noch mehr nach links, einrunden, aufrichten, so weit es die Beweglichkeit der Brustwirbelsäule zulässt, zurück zur Mitte und nach rechts wiederholen. Ich mache auf jede Seite 5 Etappen.

Vierfüßler bewegt

Was diese Übung will: Die autochthonen Muskeln der Wirbelsäule dehnen und vernetzen. Raum schaffen für die Wirbelkörper und die Bandscheiben. Becken und Brustkorb an diesem Stamm geschmeidig aufhängen. Die Reaktionsbereitschaft des gesamten Achsenskeletts steigern.

Vierfüßlerstand auf einer weichen Unterlage. Auf einem Kissen ist es leichter, die Füße im V zu halten als auf einer Matte. Um die Knie zu entlasten, den Po Richtung Ferse schieben und das Gewicht auf die Unterbeine verteilen und nicht direkt auf die Kniescheiben lassen.

Die Hände sind leicht gewölbt und liegen direkt unter den Schultern, sie zeigen tendenziell nach innen, Fingerspitzen zueinander. Knie unter den Hüften. Schultern weich und weit setzen. Ellenbogen sanft auseinanderziehen und die Muskeln der Oberarme ausdrehen.

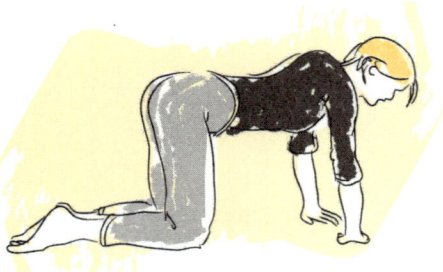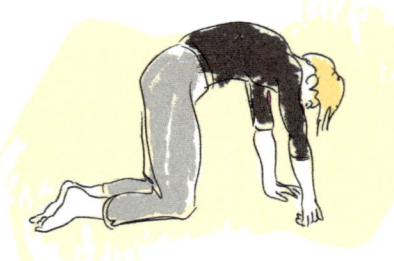

Diagonal atmen: vom linken Sitzbeinhöcker zur rechten Schulter, vom rechten Sitzbeinhöcker zur linken Schulter. Das aktiviert die tiefsten Muskelverstrebungen (Iliakus, Psoas, Zwerchfellschlaufe). Mit den Sitzbeinhöckern ein paarmal schielen, um die Beckengelenke zu lockern. Nun die Sitzbeinhöcker in die Länge und zusammenziehen, um den Levator Ani zu aktivieren.

Das Steißbein fließend und zügig nach hinten unten ziehen, den Kronenpunkt gleichzeitig nach vorne unten ziehen, das Brustbein nach oben holen, als wollte es sich mit der Brustwirbelsäule treffen. Und gleich wieder lang ziehen, Scham- und Steißbein nach hinten, Kronenpunkt nach vorne. Es ist eine geschmeidige, harmonische Bewegung, einrunden und lang machen und einrunden und lang machen.

Der Torso formt einen C-Bogen, die Wirbelsäule rundet sich lang und gedehnt ein. Die Ellenbogen bleiben gebeugt. Der Rücken soll einen schönen, gleichmäßigen Bogen bilden; wie eine junge Weide. Die Nackenmuskulatur dehnt mit, ohne sich zu verkrampfen. Die Übung erhält dadurch einen großen therapeutischen Wert für die Dehnung des Nackens. Einrunden, wieder aufspannen, einrunden, wieder aufspannen, nicht schnell, nicht langsam. Der ungefähre »Zeitwert«: ein-und-zwan-zig, langsam ausgesprochen. Wer langsamer arbeitet, verfällt in die horizontalen Verkürzungen, zieht den Hals ein, verschachtelt die Wirbel, statt sie auseinanderzuziehen. Also einrunden, lang machen.

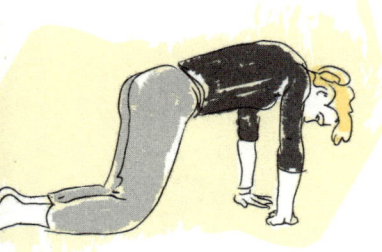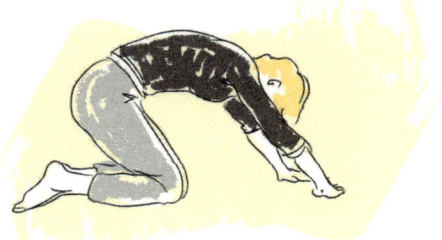

Sobald Sie sich bewegen wie eine Powerkatze: Aus der aufgespannten Grundposition den Oberkörper nach vorne verschieben, die Hände sind jetzt hinter den Schultern, das
Becken vor den Knien: Einrunden, lang machen. Weiter vorschieben: Einrunden, lang machen. Je weiter Sie sich nach
vorne schieben, um so mehr profitieren der Schultergürtel,
der obere Rücken und der Brustkorb. Zwingen Sie sich
ruhig, eine Wiederholung mehr zu machen, als Sie eigentlich möchten.

Zurückbuckeln in die Ausgangsposition, den Oberkörper
aus der geraden Neutralposition schrittweise nach hinten
versetzen: Einrunden, lang machen, einrunden, lang machen. Diese Positionen dehnen das Kreuz, entspannen den
Rücken, entlasten die Beckengelenke.

Zum Abschluss das Gesäß auf die Fersen setzen, Stirn auf
die Hände legen und entspannen. Sie können gerne auch
die Übung »Vernetzungsfrosch«[13] anhängen.

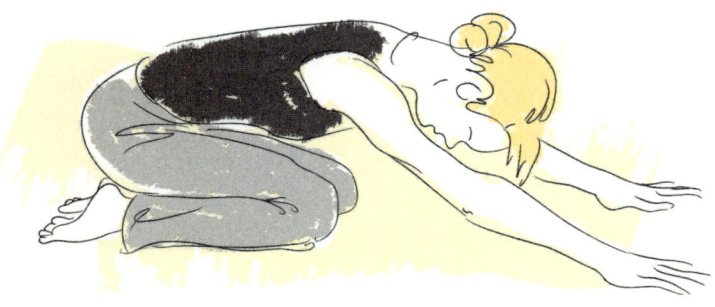

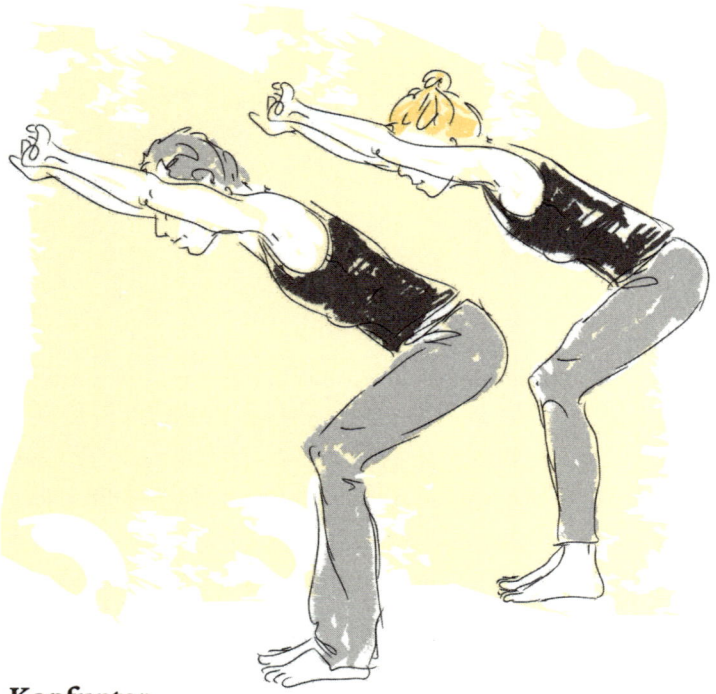

Kopfunter

Was diese Übung will: Die Kraft des Levator Ani mit den Muskeln des Rückens, der hinteren Oberschenkel vernetzen. Die Hüft- und Kreuzgelenke auseinanderdividieren und neu in der Tiefenmuskulatur einbetten. Länge, Leichtigkeit, Beweglichkeit und Entspannung fördern. Aufrecht stehen. Füße hüftweit, leichte V-Stellung. Großzehengrundgelenk und Fersenmitte schweben in Bodenkontakt. Kronenpunkt dehnt Richtung Decke, Scham- und Steißbein nach unten. Hände verschränken und die Arme nach oben ausstrecken. Knie beugen, Sitzbeinhöcker nach hinten ziehen, bis die Knie exakt über den Fersen stehen.

Hände lösen und locker auf den Rücken legen, Ellenbogen zur Seite dehnen, gleichzeitig den Kronenpunkt Richtung Boden dehnen. Hände lösen und auf dem Boden locker auflegen.

Dehnen Sie nun alles über dem Hosenbund Richtung Decke, also Sitzbeinhöcker, Schambein, Steißbein, Kreuzbein.

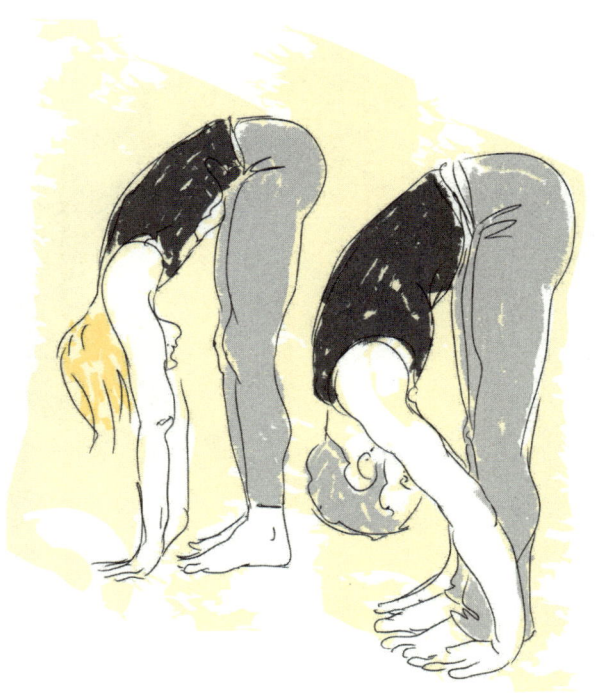

Alles unter dem Hosenbund fließt frei und entspannt Richtung Boden, die Wirbelsäule, die Brustwirbelsäule, der Hals, der Kopf. Nur die Schultern bleiben, wo sie sind: Ziehen Sie die Schulterblattspitzen näher zusammen und Richtung Hosenbund nach oben. Jetzt können Sie schielen mit den Sitzbeinhöckern. Oder mit den Schambeinspitzen. Sie können den Bauchnabel zu den Rippenbögen am Rücken dehnen.

Durch die vorgestellte Mitte der Wirbelsäule einatmen, die Hälfte des Atems zum Steißbein, die andere zum Kronenpunkt schicken, noch länger, noch entspannter werden. Durch die Mitte des Brustbeins einatmen, den Atem zum Schambein und zum Kronenpunkt leiten, ausatmen.

Die rückenkluge Aufrichtung kennen Sie schon: In die Knie, Arme nach hinten ausstrecken, die Mittelfinger weiter strecken, den Kronenpunkt nach vorne dehnen und aufrichten. Auspendeln, Arme und Beine lockern.

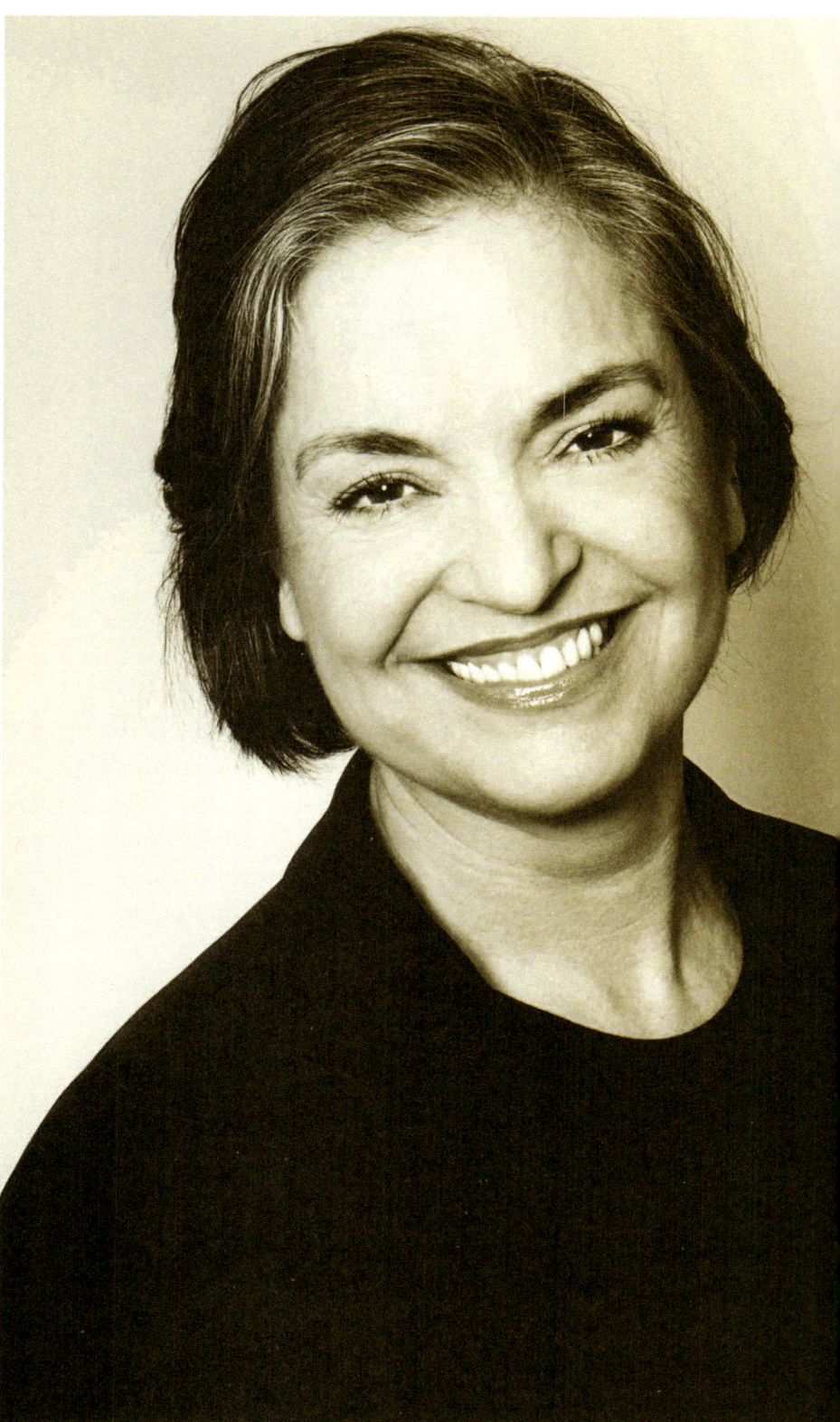

12.

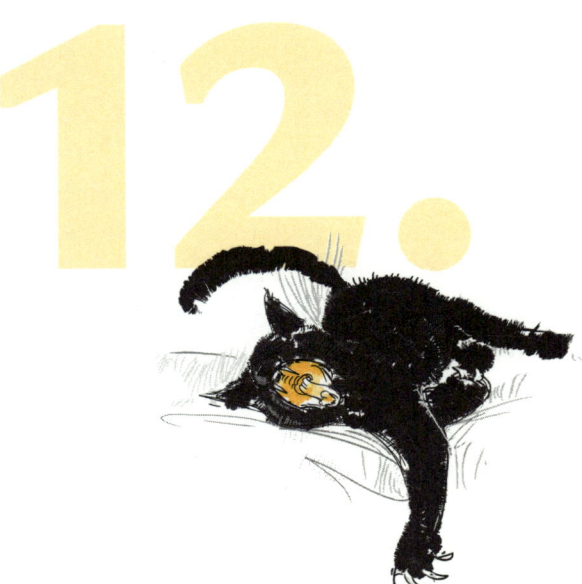

**Damit die
Lachfalten
voll zur
Geltung
kommen**

Die Klientin kommt zur zweiten Lektion. Zu ihrem Strahlen gesellt sich ein verschmitztes Lachen: »Sie müssen eine Bestätigung für meinen Mann schreiben, dass ich zu Ihnen zum Training komme.« Jetzt schaue ich verdutzt. »Als ich letztes Mal nach Hause kam, fragte er mich, ob ich mir einen Liebhaber zugelegt hätte oder ob ich heimlich zum Schönheitschirurgen schleichen würde, so entspannt und frisch sah ich aus.« Die Freundin habe am nächsten Tag auch gefragt, ob sie »etwas« habe machen lassen.

Eigentlich kam Frau F. zu mir, weil sie regelmäßig Migräneattacken plagten. Wir arbeiteten an der Haltung, an der Stellung des Kopfs auf dem obersten Wirbel. Wir mobilisierten die Schädelknochen und -gelenke, und wir vernetzten die Muskulatur des ganzen Kopfs. Dazu gehört die Mimikmuskulatur, und die reagiert extrem schnell und extrem positiv, wenn sie aufgehängt und vernetzt wird.

Reine Kopfsache

Ich stieß auf die Feinarbeit am Kopf, als ich eines Tages am Körper nicht mehr weiterkam mit der Entdrehung meiner krummen Wirbelsäule. Die Bremse war am Kopf. Oberkiefer und Unterkiefer passten nicht mehr zusammen, und das Schädelbasisgelenk saß nicht einwandfrei auf dem Atlas. Ich spürte, dass die beiden Knochenringe nicht richtig aufeinander lagen. Reiste ich mit der Zunge an meinem Gaumen entlang, so spürte die empfindliche Zunge auf der linken Seite von Backenzahn zu Gaumenmitte einen kleinen Spalt und auf der Gegenseite eine kleine Erhebung.

Ich fing an, mit der Zunge den Gaumen zu bearbeiten, das Zuviel von der rechten Seite auf die linke zu massieren. Der Gaumen reagierte zwar nicht so, wie ich das erhofft hatte, indes spürte ich, wie die Arbeit mit der Zunge meine Ohren in Bewegung setzte, Muskeln am Hinterkopf in Aufruhr brachte, die Halsmuskeln straffte und den Busen höher zog. Erinnerungen tauchten auf, wie ich 1983 mit einer Hirn- und Hirnhautentzündung nach einem Zeckenbiss im Spital lag. Frühsommer-Meningoenzephalitis (FSME) heißt die ziemlich gemeine Viruserkrankung, und mich hatte die Zecke natürlich nicht im Wald erwischt, sondern irgendwo zwischen Büro im Ringier Pressehaus und der Tramhaltestelle am Bellevue mitten in der Stadt Zürich. Das Gehirn war aufgeschwollen, es fühlte sich an, als würde gleich mein Schädel platzen. Ich lag im Bett und stellte mir vor, dass sich die Schädelknochen auseinanderbewegten, um den kolikartigen Schwellungen des Schädelinhalts mehr Raum zu verschaffen. Ich legte meine Hände an die Schläfen und stellte mir vor, dass ich die Hände mit den Schädelknochen wegschieben konnte. Und tatsächlich, ich spürte, wie sich die Knochen bewegten.

Das fiel mir wieder ein, als ich mit der Zunge die Innenräume meines Schädels auslotete. Vielleicht ließ sich das ja ohne lebensbedrohende Entzündung wiederholen. Also. Hinsetzen. Aufspannen. Schädelknochen von innen öffnen. Das funktionierte sofort, als könnte ich den Kopf einfach von innen aufblasen. An diesem »aufgeblasenen« Kopf fühlten sich die Muskeln straffer an.

Anatomiebücher nachschlagen, nachlesen, Pathologen fragen, Zahnärzte, hier ein mitleidiges Lächeln, dort ein überraschtes Brauenheben und überall die einhellige Meinung: Schädelknochen sind durch die Suturen, zackenartige, knochige Reißverschlüsse, fest verbunden und können nicht willentlich bewegt werden. »Knochennaht, starre Verbindung zwischen Knochen in Form einer sehr dünnen Schicht faserigen Bindegewebes«, wird die Sutura im »Wörterbuch medizinischer Fachausdrücke« von Duden beschrieben.

Mein Schädel ist nicht starr, er entpuppte sich als sehr plastisch. Ich spürte bei den Schädelexpander-Übungen, wie sich die Kopfgelenke zu bewegen begannen, erst die Kiefergelenke, dann das Basisgelenk. Dann nahm ich ein fledermausartiges Gebilde im Kopf wahr, das ich bei der theoretischen Nacharbeit eindeutig als Os sphenoidale, Keilbein, identifizierte. Ich spürte, wie in der perfekten Aufspannung und Entspannung dieses Sphenoidale in Resonanz ging mit dem Kreuzbein und seinen Gelenken. Das Halszäpfchen reagierte auf Bewegungen des Steißbeins und umgekehrt.

In meiner Begeisterung wollte ich die ganze Umwelt anstecken, wollte alle Menschen sofort und auf der Stelle auf die Reise durch ihren Schädel schicken. Die Reaktionen waren, na ja, gemäßigt. »Ja – du kannst das halt. Aber wie willst du das den Leuten beibringen?«

So entwickelten sich zwei CANTIENICA® – Faceforming-Schienen: eine therapeutische für Menschen mit Verspannungskopfschmerzen, Migräne, Tinnitus, und eine kosmetische, die beschrieb, wie die Muskeln am Hinterkopf geweckt und wiederbelebt werden konnten, um die Mimikmuskulatur daran aufzuhängen. Bei der selbsttherapeutischen Methodik zeigte ich den Menschen, wie sie durch Aufspannung den Kopf frei machen konnten. Wie sie durch

Mobilisation der Schädelgelenke die Bahnen der Nerven um den Atlas, um das Ohr herum, um die Kiefergelenke bewusst frei machen und frei halten konnten. Schließlich, wie durch gezieltes Training der Schädelmuskulatur der Kopf sozusagen »selbsttragend« wurde und jede Belastung des Kopfs auf den Rumpf entfiel. Die Erfolge waren und sind sensationell: gegen Zähneknirschen, nach Schlaganfällen, gegen Gesichtslähmungen nach Unfällen oder Krankheiten. Sänger und Sängerinnen singen besser, Flötisten flöten besser, es gibt Faceforming-Anhängerinnen, die überzeugt sind, die Arbeit am Kopf und am Gesicht helfe gegen Depressionen.

Wer sich entfalten wollte, stimulierte gezielt und ultrasanft durch die Haut die Muskelzüge, Muskelnetze und erinnerte die Muskulatur daran, dass sie nicht nach vorne unten hängen musste, sondern wie in jungen Jahren straff nach hinten oben ziehen konnte. Das Buch »Faceforming – Das Anti-Falten-Programm für Ihr Gesicht«[14] erschien erstmals 1998 und wurde ein Bestseller. Und wie jeder Bestseller unendlich oft und unendlich schlecht kopiert.

Garantiert ohne Nebenwirkungen

Ich selber, die Absolventinnen und (leider immer noch wenigen) Absolventen der CANTIENICA® – Faceforming-Ausbildungen und unsere Klientinnen und Klienten (hier ist das Mann-Frau-Verhältnis deutlich ausgeglichener) machten gute Erfahrungen, erzielten schnell und nachhaltig die gewünschten Erfolge: Straffung der Gesichtshaut, Entfaltung ohne Skalpell, ohne Risiken, mit vielen positiven Nebenwirkungen. Ich realisierte indes auch, dass trotz meiner wohldurchdachten, sprachlich erprobten und sorgfältig ausgefeilten Formulierungen Geschriebenes missverstanden werden kann. Und wie!

Es kamen Frauen zu mir in die Nachbehandlung, die hatten die Anleitung, die Finger oder Fingerspitzen ultrafein und hauchzart auf die Haut zu setzen, solcherart in »Was wirken soll, muss kräftig sein« uminterpretiert, dass sie sich Löcher in die Gesichtshaut drückten. Oder Hämatome verursachten. Eine Frau berichtete von Blasen am Zahnfleisch. Eine fiel in Ohnmacht, wenn sie den Nackenstern aktivierte – so nenne ich die sternförmig angelegte, dem Zuschnitt des Levator Ani überraschend ähnliche Kopfhochhalt- und Kopfdrehmuskulatur an Nacken und Schädelbasis. Einige massierten und kneteten sich die Falten regelrecht ins Gesicht.

Wer macht, was ich schreibe, kann sich darauf verlassen, dass es der Gesundheit, Schönheit und dem Wohlbefinden zuträglich ist. Wer nur liest, was er, sie schon zu wissen meint, der, die kann auf die selektive Wahrnehmung hereinfallen. Ich betonte in »Faceforming«, die Haltung sei das A und O und entscheidend über den Erfolg. Indes sind sehr viele Menschen überzeugt, dass ihre Haltung über alle Zweifel erhaben ist. Sie nehmen das schiefe Körperhaus, in dem sie wohnen, nicht wahr, sehen den runden Rücken nicht im Spiegel, realisieren nicht, dass die vermeintliche Beinlängendifferenz nur ein Beckenschiefstand ist, dass ihr Doppelkinn vom eingesunkenen Brustkorb herrührt.[15] Lebt ein Mensch jenseits jeder Eitelkeit und vor allem ganz ohne Beschwerden, so ist das auch egal, na ja, ich kenne niemanden, der nicht spätestens mit 60, 65 die Folgen seiner Fehlhaltungen zu spüren bekommt.

Will jemand bewusst eine Veränderung an sich vornehmen, egal, ob es um das Training der Sehkraft oder die Auflösung von Spannungskopfschmerzen oder eben das Glätten oder Verhindern von Falten geht, so ist die Wahrnehmung dessen, was ist, entscheidend. Ich bin diesen Missverstehenden sehr dankbar, denn die Missverständnisse trieben mich an, die Methode, die ich damals für perfekt hielt, weiterzuentwickeln, einfacher, sicherer zu gestalten. Heute fügt sich Faceforming nahtlos in die Körpermethode ein. Der Kopf wird, genau wie die Wirbelsäule, nach dem Prinzip von Zug und Gegenzug aufgespannt. Dann werden durch präzise Vernetzungen, durch »Vorstellungsatmung« die Muskeln im Kopfinnern verbunden, sodass der Kopf auf dem Hals schweben kann. Das Keilbein (Os sphenoidale) hält die Mitte, an ihm hängen die beiden Kopfhälften, es erfüllt alle Aufgaben eines Gelenks, vergleichbar dem Kreuzbein, das den beiden Beckenhälften ihre Beweglichkeit erlaubt. Durch die bewusst vernetzte Muskulatur lassen sich alle Gelenke am Kopf – bei 22 Schädelknochen ist das eine Menge – bewegen. Die Kopfgelenke auf dem Atlas lassen sich vorwärts und rückwärts und seitlich und auf und ab mobilisieren. Die Kiefergelenke reagieren extrem erfreut, wenn sie Achterbewegungen nach hinten oben machen dürfen. Ich kann im Schädelinnern durch die Kopfgelenke Achterbahn fahren, und wenn ich mein Nasenbein mobilisiere, ist das von außen sichtbar.

Botox glättet die Haut – und lähmt die Mimik

»Jeden Monat, so scheint es, erscheint ein neues Buch oder Programm, welches Gesichtstraining gegen Falten empfiehlt. Aber die Behauptung, dass eine Kräftigung der Gesichtsmuskulatur die herunterhängende Haut und die

Falten glätten, ist barer Unsinn«, schreibt ein anonymer Autor im Frühsommer 2008 in »Wellness-Report intern«[16]. Am Schluss des Texts wird, wie könnte es anders sein, Botox angepriesen: Nur die Lähmung von Muskeln könne die Faltenbildung in der Haut verhindern. Botox kann das, gar kein Zweifel. Und gelangt wahrscheinlich via Nerven auch ins Gehirn, jedenfalls schlagen Forscher Alarm, weil Versuche an Ratten den Wirkstoff schnell und in hohen Konzentrationen im Gehirn der Tiere nachweisbar machten.

Der Autor oder die Autorin des zitierten Artikels macht den Vergleich zu Menschen, die unter halbseitigen Lähmungen leiden. Die gelähmte Seite sei glatter als die nicht gelähmte. Abgesehen davon, dass ich den Vergleich zynisch finde: Ein Muskel, der jahrelang absichtlich gelähmt wird, lernt mit den Jahren nur das Hängen. Botoxgelähmte Muskeln lernen auf Dauer nichts. Sie erschlaffen. Wer nach jahrelanger absichtlicher Muskellähmung mit den Botoxbehandlungen aufhören will, kann sein faltenreiches Wunder erleben: Es ist nun nicht nur die Haut erschlafft, sondern auch der Muskel darunter. Meist bleibt nur der Gang zum Schönheitschirurgen.

In dem Artikel wird weiter behauptet, es liege an der Vielzahl der kleinen Muskeln im Gesicht, dass sie nicht gestrafft werden können. Dieses ist nun der bare Unsinn, denn es ist genau umgekehrt: Weil die Muskeln so klein sind, ist die Vernetzung und Straffung besonders einfach. Wenn ein Gesäß durch Muskeltraining gestrafft, ein Bauch mit seinen großflächigen Muskeln durch gezieltes Training gespannt werden kann, so funktioniert das Prinzip erst recht im Gesicht. Weil die Muskeln klein sind, kurze Wege machen, eng vernetzt sind mit der Umgebung. Die Schwierigkeit ist eine ganz andere: Die Mimikmuskeln hängen zum Teil nur aneinander, sind nicht, wie die Skelettmuskeln am übrigen Körper, direkt an Knochen angemacht.

Auch das haben wir uns unterwegs vom Fisch zum Menschen absichtlich antrainiert, damit wir unsere Gefühle klar zeigen, unmissverständlich ausdrücken können. Angst reißt Augen und Mund auf, Ekel zieht alles zusammen, Wut holt die Augen aus den Höhlen und verkneift den Mund, Freude zaubert ein Lächeln in Gesicht und Augen, Trauer zieht alles nach unten, Überraschung alles nach oben. Das war während Jahrmillionen die menschliche Sprache, die Kommunikation zwischen Freund und Feind, das war die Sprache vor der Sprache. Eine deutsche Forschergruppe fand heraus, dass Botulinumtoxin mit der emotionalen Mimik auch die entsprechende Hirnaktivität in der Amygdala (Mandelkern), die für Gefühle zuständig ist, abschwächte.[17]

Diese kleinen und kleinsten Mimikmuskeln sind am Jochbein, an der Augenhöhle, an den Schläfen, an der Stirn angemacht und vernetzt mit dem, was ich »Rahmenmuskulatur« nenne: mit den Muskeln, die das Ohr am Kopf halten, die Stirn mit dem Schädel verbinden. Hängen diese Rahmenmuskeln, hängen auch die Mimikmuskeln. Ziehen die Rahmenmuskeln straff nach hinten oben, so ziehen sie die Mimikmuskeln mit. Einfach. Logisch. Anatomisch.

Bei meiner Methode werden die Muskeln nicht durch Grimassenschneiden aufgeplustert, sondern sie werden bewusst vernetzt und am Schädel aufgespannt. Mit diesem Gesicht können Sie lachen, und wenn Sie aufhören zu lachen, glätten sich die Falten wieder. Sie können sich ärgern, und wenn Sie fertig sind mit dem Ärger, glätten sich die Zornesfalten wieder. Sie können Ihre Trauer zeigen und danach zum neutralen Gesichtsausdruck zurückkehren. Sie können sich freuen, Überraschung zeigen, Staunen ausdrücken, Sie können die Nase kräuseln, den Mund spitzen, mit den Augen zwinkern. All das, was uns an Mimik als Menschen und soziale Wesen auszeichnet, können Sie »ungestraft« mit Ihrem Gesicht machen – so, wie es in der Kindheit war. Kinder zeigen Emotionen im Schnelldurchlauf, und dann ziehen sich die Muskeln und mit ihnen die Gesichtshaut wieder »neutral straff«.

Um keine falschen Vorstellungen zu wecken: Ich habe kein Babygesicht. Ich habe ein reifes Frauengesicht, das um Jahre jünger scheint als der Rest an mir, weil es eben so einfach ist, die Gesichtshaut durch Straffung der darunterliegenden Muskulatur glatt zu ziehen. Ich wünschte mir, das Prinzip ließe sich auch auf Beine, Gesäß, Bauch und Arme übertragen. Da habe ich den gelifteten Frauen nichts voraus, auch deren Gesicht wirkt jünger als der übrige Körper.

Noch einmal: Schönheitsoperationen oder Catpower. Beides zusammen geht nicht

Meine Meinung zu Schönheitsoperationen kennen Sie ja schon: Alles, was symmetrisch geschnitten wird, greift in die Ordnung des Körperbauplans ein. Wird der Körperbauplan auf diese Art gestört, oder, genauer gesagt, zerstört, so nimmt die Selbstwahrnehmung Schaden. Dieser Schaden lässt sich nur mit enormer Disziplin, mit furchtloser Selbstbeobachtung wieder einigermaßen beheben.

Ich rate Frauen und Männern, die sich Facelifts oder regelmäßigen Botox-»Kuren« über Jahre unterzogen haben, ehrlich pessimistisch von Privatlektionen mit meinem CAN-

TIENICA® – Faceforming ab. Nicht, weil ich diese Menschen weniger liebe als andere, nicht, weil ich moralische Einwände hätte, nicht, weil ich mir ein Urteil anmaße, nein, aus dem einfachen Grund, dass nichts ankommt. Geliftete Menschen verschwenden bei mir ihr Geld – und meine Zeit. Ausgenommen sind alle unfallchirurgischen Eingriffe, alle nichtsymmetrischen Kiefer- und Nasenoperationen, Korrekturen der Augenlider oder abstehender Ohren und Ähnliches. Wer sich skalpieren, Haut und Muskel ablösen, unter Umständen Muskeln neu zusammennähen lässt, hat im besten Fall zwar von außen eine glattere Haut, von innen steckt sie, steckt er indes nicht mehr ganz in ihrer, seiner Haut. Die Selbstwahrnehmung ist gestört, und meine Methode lebt nun mal von diesem Sich-selbst-Spüren in allen Feinheiten.

Ich staune immer wieder, wie sehr alles mit allem zusammenhängt. Eine Frau klagte, dass in Abständen von ungefähr sechs Monaten ihr Beckenboden quasi über Nacht erschlaffe, das Training seine Wirkung verliere und sie ungefähr zwei Monate lang schwer inkontinent sei und Windeln tragen müsse. Sie ließ sich alle sechs Monate die Lippen aufspritzen, und mit dem neu erblühten Schmollmund kam der Blasenregen.

Frau H. kam zu mir, weil sie sich von ihrem Dauerlächeln befreien wollte. Sie hatte sich bei einem großen Lifting den Mundwinkelheber kürzen lassen und litt nun unter ständigem Grinsen. Sie konnte keine Trauer mehr zeigen, konnte ihrem Mitgefühl mit Menschen in Not nicht mehr Ausdruck verleihen. Außerdem erlächelte sie sich innerhalb von zwei Jahren Nasolabialfalten, die tiefer waren als jene vor der Operation. Eine Frau hatte sich die Schlupflider straffen lassen. Der plastische Chirurg schnitt so gründlich, dass die

Frau ihre Augen nicht mehr schließen kann, ohne starke Schlafmittel überhaupt keine Ruhe mehr findet und somnambul im Büro oder Theater wegnickt.

Nun kommen zu mir die feinfühligen Menschen, die realisieren, dass etwas nicht mehr ist wie vorher. Es geht mir ans Herz, wenn ich sehe, dass sich die ursprüngliche Vernetzung von allem mit allem nicht mehr einstellen lässt. Noch etwas ist mir aufgefallen: Praktisch alle plastisch mehrfach operierten Frauen, die mich im Laufe der Jahre aufgesucht haben (notabene, weil sie mit den Resultaten nicht zufrieden waren oder die Wirkung nachließ), schluckten Psychopharmaka, Stimmungsaufheller, Antidepressiva. Und das schränkt die Wahrnehmung der Feinmotorik, der eigenen Gefühle, des eigenen Befindens noch mehr ein. Es ist dies eine Beobachtung, und ich kenne keine wissenschaftlichen Beweise, vielleicht ist die Kombination noch keinem aufgefallen, vielleicht wird sie bewusst in Kauf genommen.

Wer gute Gründe hat, sich unters Skalpell des Schönheitschirurgen zu legen, kann durch konsequentes Training der Haltung und konsequente Vernetzung der Tiefenmuskulatur vor dem Eingriff viel Selbstwahrnehmung und Körperbewusstsein erarbeiten. So wird erstens die Operation leichter (Haut straffen ist weniger gravierend als Muskeln kürzen), zweitens verläuft der Heilungsprozess schneller und angenehmer, drittens wird das Resultat schöner, viertens hält die Wirkung lange bis sehr lange vor. Es gibt unter den Klientinnen meines Zürcher Studios und unter den CANTIENICA®-Instruktorinnen einige, die so den Wunsch nach dauerhafter Schönheit mit dem nach dauerhaftem Wohlfühlen erfolgreich kombinieren: durch konsequentes Training vor und nach dem Eingriff.

Die Anatomie und ein Ausflug zum Zahnarzt

»Knirschen Sie noch mit den Zähnen?«, fragt der Zahnarzt. »Nein. Und die Arthrose des Kiefergelenks ist auch weg ...«
»Das kommt häufig vor im Alter«, sagt mein Zahnarzt, »da werden Kiefergelenkarthrosen besser und schmerzen nicht mehr.«
»Weil die Muskeln erschlaffen, der Unterkiefer hängt und die Gelenkflächen nicht mehr aneinander reiben?«
»Vermutlich«, sagt der Zahnarzt.
»Bei mir ist das Gegenteil der Fall. Meine Kiefergelenke sitzen so satt in ihrem Muskelkorsett, dass sie sich nicht ineinander verkeilen müssen oder können. Entspannte Aufspannung auch am Kopf ...«
Mein Zahnarzt lacht. Und macht mich mit seinen Instrumenten mundtot. Und ich bin beleidigt, dass er den Unterschied zwischen einem schlaffen, hängenden Kiefergelenk und meinem wunderbar in Muskeln eingebetteten nicht sieht ...

Der Kopf trägt sich selbst. Er ist dafür mit etwa 80 Muskeln ausgestattet. Wir müssen ihm nur die Aufspannung zur Verfügung stellen, damit er schweben kann. Er ist mit einem wunderbar vielseitigen Gelenk verbunden: dem obersten Halswirbel, dem Atlas. Ich nenne es mal Höckergelenk, in der Hoffnung, Sie können sich darunter etwas vorstellen (Condylus occipitalis). Die Fläche dieses Gelenks ähnelt sehr der nierenförmigen Fläche der Kreuzbeingelenke. Die Kreuzbeingelenke stehen vertikal, die Kopfgelenke horizontal.

Wie das Becken ist auch der Kopf in vollkommener Symmetrie angelegt, die linke und die rechte Hälfte des Kopfs können ein Eigenleben führen. Unterstützt von den obersten Halswirbeln, Atlas und Axis, können die beiden kugeligen Gelenke links und rechts an der Schädelbasis ineinander- und auseinandergleiten, sie können Rotationsbewegungen zu den Seiten, nach hinten, nach vorne machen. Am einfachsten lässt sich in Bewegung spüren, wie filigran, wie raffiniert diese Gelenke mitarbeiten. Beim Joggen beispielsweise tarieren diese Sattelhöcker jeden Schritt aus, richten den Kopf in Blickrichtung aus. Auf unebenem Gelände machen die evolutionären Geniewerke den Ausgleich zum Terrain. Zugspannung im Körper vorausgesetzt, kann sich der Kopf gerade halten und ohne Gelenkreibung ausrichten, auch wenn eine Körperseite an einem Hang tiefer ist als die andere.

Durch die Vernetzung der gesamten Muskulatur bleiben Nase, Kinn und Ohren auch im hohen Alter da, wo sie hingehören. Es sind nicht die Jahre, die unsere Mimik hängen lassen, es ist auch nicht die böse Schwerkraft, die uns Hängebäckchen und Schlaffkinn verpasst. Es sind die untätigen Muskeln, die den Kopf verziehen. Muskeln sind Arbeitstiere, und zwar alle Muskeln an unserem Körper: die an den Füßen und die um die Ohren. Ausnahmslos. Muskeln wollen gebraucht werden, sonst verkümmern sie. Egal, ob am Gesäß oder im Mund. Verkümmern die Muskeln am Hinterkopf und am Schädeldach, so tun sie das so gründlich, dass ich in Anatomiebüchern noch immer vergeblich nach Muskeln suche, die jetzt, da ich dies schreibe, auf meinem Kopf so intensiv zucken und tanzen.

Sie können die Anatomie des Schädels studieren, »New Faceforming – Das sensationelle Gesichtstraining gegen Falten«[18] bietet Ihnen die Lehrbuchanatomie und meine Übersetzung in die logische Gebrauchsanatomie für Laien.

Sie können auch mit den folgenden Übungen ausprobieren, wie einfach die Aufspannung und Vernetzung der Schädelmuskulatur ist. Atmung mit Vorstellung bahnt auch hier die Wege und Verbindungen durch die Knochen und Gelenke, von einem Muskel zum anderen.

Catpower für Kopf und Gesicht

Zungenpuls und Goldstaubmund

Was diese Übung will: Den Kopf in die Aufspannung integrieren. Die Selbstwahrnehmung für die rund 100 Muskeln an, in und um den Kopf wecken. Die Kopfgelenke mobilisieren und geschmeidig machen.

Auf Stuhl am vorderen Rand sitzen. Füße hüftweit auseinander, leichte V-Stellung. Großzehengrundgelenk und Mitte Ferse in Bodenkontakt ausrichten.

Sitzbeinhöcker zueinanderziehen, um den Levator Ani zu aktivieren, das stabilisiert gleich auch die Beinstellung. Oberschenkelmuskeln rotieren leicht nach außen, Kniescheiben zeigen wie Scheinwerfer nach vorne. Oberkörper aufrichten, Kronenpunkt zum Himmel dehnen. Nacken entspannen, Schultern entspannen. Ellenbogen erst nach unten, dann seitlich auseinanderziehen.

Diese Aufrichtung wahrnehmen. In der Vorstellung aus dem Beckenboden zum Scheitel wandern, Wirbel um Wirbel erfühlen, mit dem geistigen Auge ertasten, die Bandscheiben erspüren. Weiterwandern mit der Wahrnehmung, Kronenpunkt in klitzekleinen Achterbewegungen noch weiter nach oben dehnen. Mund leicht öffnen.

Zunge herausstrecken, die Spitze lang ziehen, gleichzeitig die Ohren nach hinten oben dehnen. Das andere Ende der Zunge, die Zungenwurzel, hinten im Mund hochziehen und an den Rachen, an das Gaumendach legen.

Pulsieren: Zunge hochziehen, hochziehen, hochziehen. Es entsteht eine intensive Dehnung am Mundboden, die Muskulatur an Kinn und Hals wird sichtbar, spürbar hochgezogen.

Ziehen Sie jetzt auch noch hauchzart die Lippen von den Zähnen weg, als möchten Sie Goldstaub von einer Schwanenfeder blasen, so haben Sie das Prinzip von Zug und Gegenzug für die Kopfmuskulatur schon verstanden.

Ist Ihr Körper vollkommen aufgespannt, können Sie im Spiegel sehen, wie sich durch die Zungenpulse die Ohren nach hinten oben bewegen und die gesamte Wangenmuskulatur mitzieht.

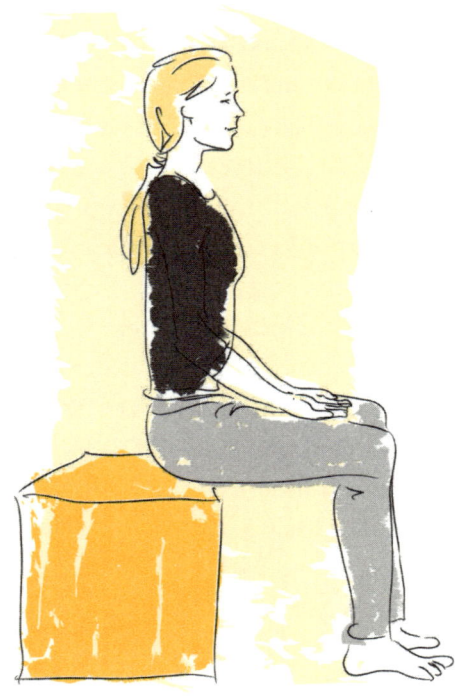

Zauberlifting durch den Atem

Was diese Übung will: Die Atemübungen im Kopf sind eine Reise in eine neue Welt. Sie vernetzen die gesamte Muskulatur im Kopfinneren mit den Muskeln am Brustkorb und am oberen Rücken. Der Kopf wird selbsttragend und schwebt über dem Hals. Sie spüren, wie sich die Schädelknochen ausdehnen.

Die Aufspannung halten: Sitzbeinhöcker nach unten ausrichten, Kronenpunkt nach oben dehnen. Schultern entspannen. Zungenwurzel aufrichten, Lippen nach vorne dehnen, im Spiegel kontrollieren, es dürfen sich keine Falten an den Lippen oder an den Oberlippen bilden. Vielleicht hilft die Vorstellung, die Lippen seien einfach nur geschwollen, dick und voll.

Wer kann, zieht die Ohrspitzen in der Vorstellung zum Hinterkopf und verknotet sie dort. Legen Sie einen Finger an die rechte Kinnspitze, einen anderen an den Hinterkopf links oben und stellen Sie sich vor, Sie atmen an der Kinnspitze ein und am gegenseitigen Hinterkopf aus. Finger zur linken Kinnspitze und zum rechten Hinterkopf wechseln,

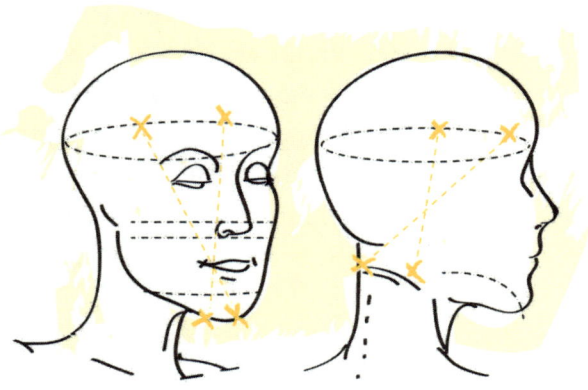

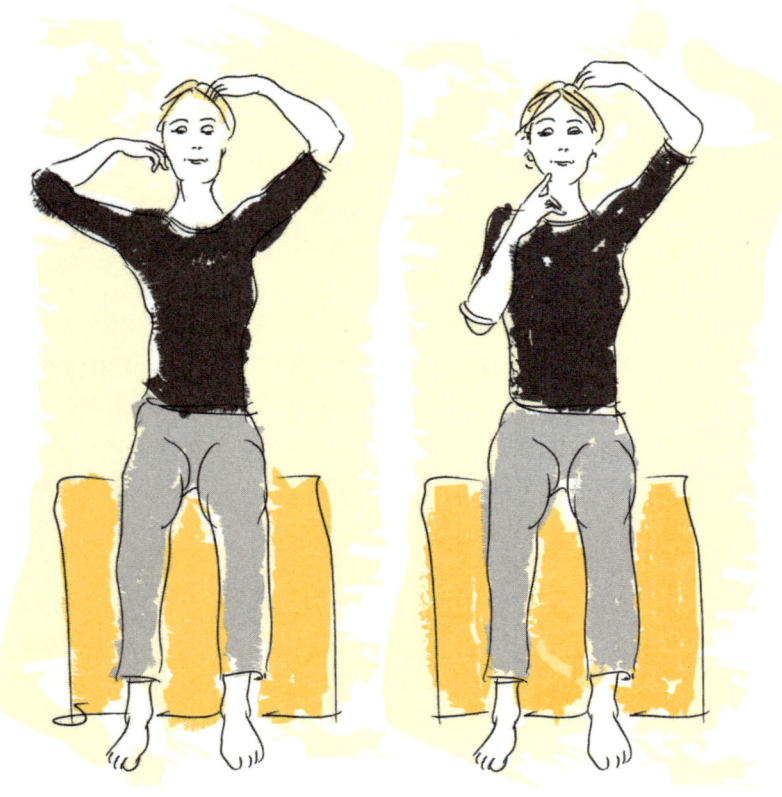

unten ein-, oben ausatmen. Nach ein paar Wiederholungen brauchen Sie die Finger nicht mehr und können den Atem einfach diagonal durch den Kopf senden.

Einen Finger der linken Hand im Nacken an den linken Schädelansatz setzen, einen Finger der rechten Hand vorne rechts an den seitlichen Haaransatz (Geheimratsecke). Am Schädelansatz ein-, am Haaransatz vorne ausatmen. Seite wechseln, rechte Hand an die Schädelbasis (Atlas), linke an die linke Geheimratsecke.

Sie können die Diagonalatmungen wiederholen, sooft Sie wollen, das Einzige, was Sie riskieren können, ist Muskelkater, der sich anfühlt, als trügen Sie einen zu engen Helm. (Manchmal fragen mich Menschen, ob das wirklich Muskelsensationen seien und nicht einfach Kopfschmerzen.) Bevor Sie sich jetzt benachteiligt fühlen, weil sich kein Muskelkater einstellt: Kann sein, muss nicht.

Hallowach für Kopfmuskeln

Was diese Übung will: Die Muskeln am Hinterkopf und am Schädel wecken und nach hinten oben straffen, damit die Mimikmuskulatur wieder Halt hat und straff wird.

Aufrecht setzen. Beidseitig die Finger der Hände über den Ohren an den Haaransatz setzen und mit beherzten Strichen von unten nach oben zum Kronenpunkt streichen. Finger Richtung Stirnrand versetzen, nach hinten oben streichen. Die Kopfschwarte ist robuster als die Gesichtshaut, hier können Sie kraftvoll die Haut Richtung Kronenpunkt streichen.

Finger an den Haaransatz im Nacken und Richtung Kronenpunkt streichen. Halten Sie den Rücken aufrecht und den Kopf hoch, aufhören, falls Ihr Kopf den Wackeldackel macht. Bewusste Aufspannung ist Voraussetzung für das schnelle Lifting.

Mit einer Hand vom Nacken zum Kronenpunkt, mit der anderen gleichzeitig Mitte Stirn vom Haaransatz zum Kronenpunkt streichen. Hände wechseln. Zwei-, dreimal gemacht, tanzen Ihre Hände rhythmisch auf dem Kopfboden, und Sie müssen gar nicht mehr denken dabei.

Wichtig ist: Immer von unten nach oben, von vorne nach hinten streichen, alles immer Richtung Kronenpunkt, denn zu diesem Wunderpunkt sollen sich alle Kopf- und Mimikmuskeln ausrichten.

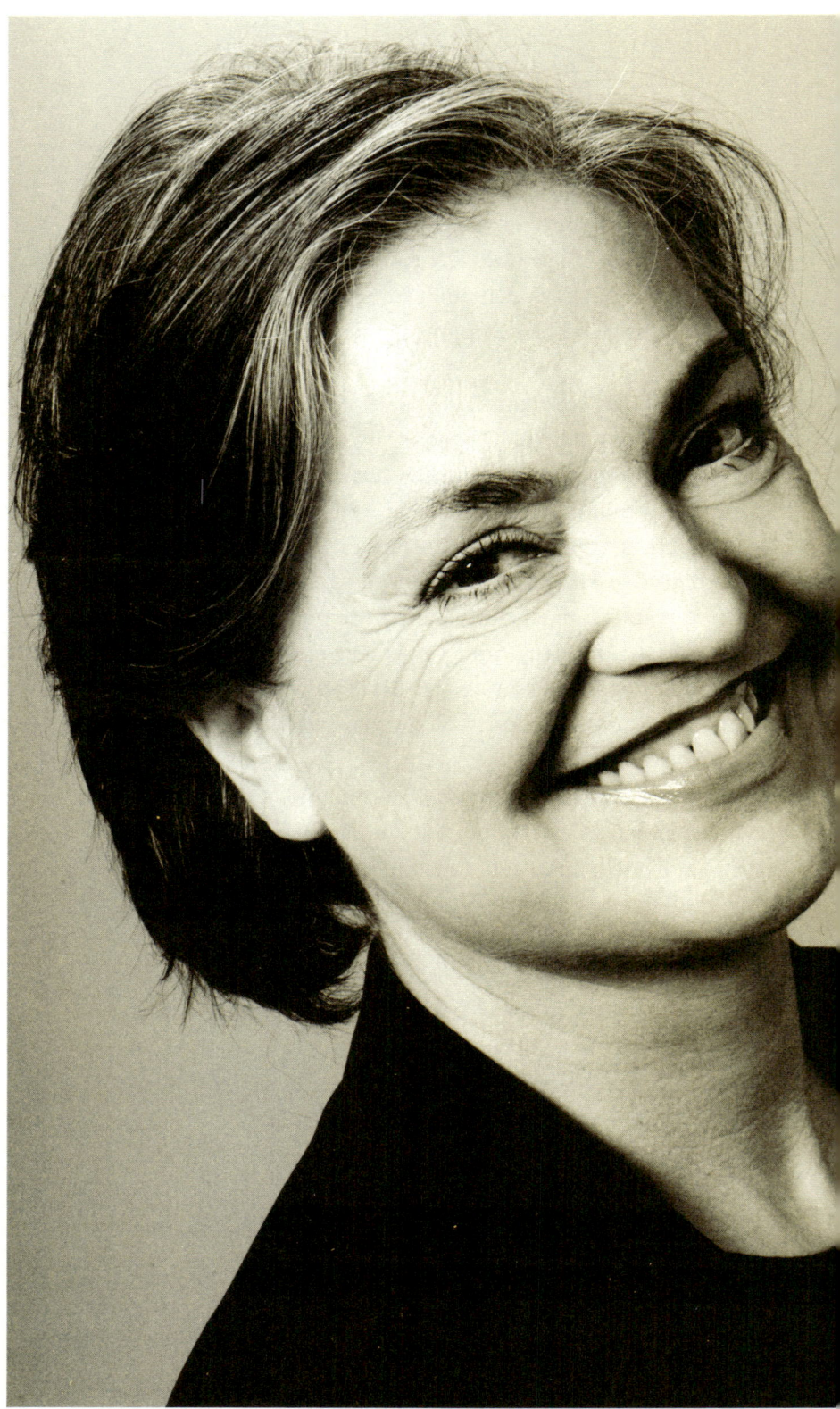

13.

**Anatomisch gute
Haltung ist ein
24-Stunden-Projekt
– was denn sonst?**

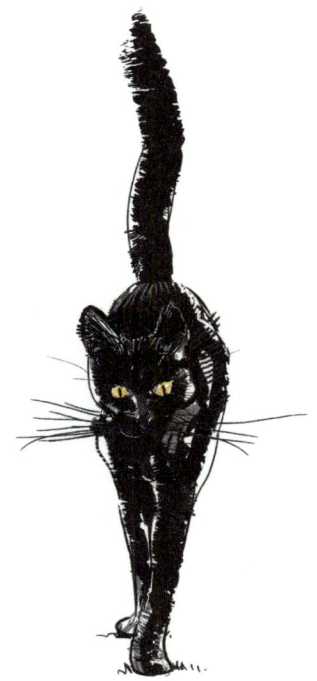

Nun beschäftigt Sie wahrscheinlich längst die Frage, wie Sie Ihren Körper umbauen können. Ganz einfach: Trainieren, bis die guten Muster zur Gewohnheit werden. Ab da geht's fast von selbst. Wie lange? Wie oft? Immer. 24 Stunden am Tag. Tagein. Tagaus. Und nachts im Schlaf.

So machen es die Fische im Wasser. Die Vögel in der Luft. Die Katzen, die Kamele und die Giraffen in der Schwerkraft. Nur der Mensch hält den Kollaps der Haltung und die Erschlaffung der Muskulatur für Entspannung. Nur der Mensch fläzt sich zur Entspannung in ein Sofa. Würde das die Giraffe einmal, nur ein einziges Mal machen, sie würde sich das Genick brechen.

Befreien Sie Ihr Gehirn vom Glaubenssatz, die Schwerkraft sei zu schwer für Ihren Körper. Richten Sie sich in der Schwerkraft ein und auf. Ihr Körper kann das, in Leichtigkeit. Ihr Körper ist für den Aufenthalt in der Schwerkraft perfekt gerüstet: mit einem genialen Skelett, das sich in der Schwerkraft entwickelt hat, das von genialen Muskeln, Sehnen, Bändern gehalten wird.

Geben Sie sich drei Wochen, um den Körperbauplan in Ihre Haltung, Ihre Bewegungen, Ihren Alltag zu übertragen. Ab da will Ihr Körper gar nicht mehr anders, ab da wird er Sie antreiben, dranzubleiben. Machen Sie's der Katze nach, laden Sie die Catpower morgens gleich nach dem Aufwachen im Bett auf: Strecken und recken und drei Übungen absolvieren. Wählen Sie ein Tagesmantra, schreiben Sie es auf Post-its, kreieren Sie Erinnerungen im PC, in der elektronischen Agenda, im Blackberry und im iPhone, lassen Sie sich jede Viertelstunde daran erinnern, sich aufzuspannen, den Rücken zu dehnen, mit dem Levtor Ani zu blinzeln.

Und abends vor dem Einschlafen, zum Abschalten und zum Entspannen, wiederum ein paar Catpower-Übungen.

Wenn ich nachts mal nicht schlafen kann, was praktisch nur bei Föhn und Vollmond in München vorkommt, so zähle ich keine Schafe, sondern pulsiere mit allem, was sich pulsieren lässt. So hat sich auch die Schlafhaltung verändert, mein Nacht-Ich zwingt dem Körper nichts auf, sondern der Körper nimmt sich an Aufspannung und Ausrichtung, was er braucht. Früher reiste ich mit Kopfkissen und Matratzenauflagen durch die Welt, heute habe ich die perfekte Matratze quasi eingebaut. Ist das Bett im Hotel sehr hart, so entspannen meine Muskeln ein bisschen mehr. Ist die Matratze weich, behalten meine gescheiten Muskeln einfach ein bisschen mehr Tonus. Und nie, absolut nie mehr erwache ich wie »gerädert«.

Einsteigern und Einsteigerinnen in meine Methode empfehle ich, jeden Tag einen Schwerpunkt zu setzen.

Tag 1: »Sitzbeinhöcker einsetzen«. Sie können die beiden Knochen zusammenziehen, lösen, einzeln anziehen, links, rechts, schielen mit den Sitzbeinhöckern. Das alles lässt sich im Sitzen, Stehen, Gehen machen, beim Autofahren, während der Sitzung, vor dem Computer, beim Gemüserüsten, in der Warteschlange.

Tag 2: Aufspannen. Nach dem Prinzip von Zug und Gegenzug den Kronenpunkt zur Decke dehnen, Scham- und Steißbein nach unten fließen lassen. Und natürlich den Levator Ani einsetzen, indem Sie die Sitzbeinhöcker bewegen.

Tag 3 könnte »Schultern setzen, Arme entspannen«.

Am Tag 4 gehen Sie aufmerksam und sorgfältig mit den Füßen um.

Tag 5: Widmen Sie der Beweglichkeit der Brustwirbelsäule.

Wenn Sie sich meine Methode so aneignen, haben Sie nicht das Gefühl, an vieles gleichzeitig denken zu müssen, und eines fügt sich zum anderen.

Ich hatte nun gerade ein CANTIENICA® – go!-Diplomseminar (eine Beschreibung des CANTIENICA®-Systems für Profis finden Sie ab Seite 238). Zehn Teilnehmerinnen, fünf von ihnen wiederholten den Kurs, fünf absolvierten ihn zum ersten Mal. Drei von diesen fünf Erstabsolventinnen berichteten, dass sie den Baustein nur absolvieren würden, weil er Pflicht ist, um den Gold-Status im CANTIENICA®-Qualitätsclub zu erreichen, aber eigentlich hätten sie mit Laufen nichts am Hut, das mache keinen Spaß, das sei nichts für sie. Die Wiederholerinnen grinsten, denn sie wussten, wie es kommen würde: Spätestens am dritten Tag des Intensivseminars würden sie euphorisierte Gernläuferinnen sein.

»Nach der intensiven Arbeit von gestern tat mir heute Morgen alles weh«, berichtete Barbara, »und jetzt, nach dem Laufen, fühle ich mich fit, entspannt, energiegeladen.«

Ja, so ist es. Bewegung, gute Bewegung ist das, was ein gesunder Körper braucht und will. Gute Bewegung ist Therapie für Muskeln, Sehnen, Bänder, Gelenke. Und für die Seele. Es muss nicht Laufen sein. Interessanterweise ist es für viele Menschen leichter, mit Geschwindigkeit in den Fluss der schönen Bewegung zu kommen als im normalen Schritttempo.

Die Gesetzmäßigkeiten meiner logischen Anatomie lassen sich in alles einbauen, was Sie unternehmen, ins Schwimmen und Golfspielen und Reiten. Skifahren, Snowboarden, Klettern. Krafttraining an Maschinen bringt Ihnen mehr, wenn Sie den Körper anatomisch klug aufspannen und nicht einfach »Gesäß anspannen und Rücken ins Polster drücken« befolgen. Viele Sänger berichten, dass sie mehr Atem und mehr Stimme haben. Ich kenne Pianisten und Organistinnen, Querflötenspielerinnen und Geigerinnen, die dank der optimierten Haltung besser und ohne Anstrengung spielen. Kommen Sie alleine nicht zurecht, so haben Sie im deutschsprachigen Europa die Möglichkeit, CANTIENICA®-Kurse zu besuchen. Die Adressen finden Sie unter www.cantienica.com. Adressen gibt es inzwischen auch in Spanien, Holland, Schweden und Frankreich.

Zum Schluss eine meiner Lieblingsdehnungen für »Instant Catpower«:

Sofort-Catpower

Superstretch
Was diese Übung will: Aufspannung und Entspannung des ganzen Körpers, von Scheitel bis Sohle und zurück.

Füße hüftweit, Füße leicht in V-Stellung. Gewicht über den Fersen ausrichten. Knie entspannt – weder durchgedrückt, noch gebeugt, einfach nur entspannt. Scham- und Steißbein Richtung Boden, den Kronenpunkt Richtung Decke dehnen. Arme hängen entspannt. Einatmen durch die Sitzbeinhöcker, ausatmen durch die Beckenschaufeln und im Becken weit und offen werden. 3-mal.

Einatmen durch den Bauchnabel, ausatmen an den hinteren Rippenbögen. 3-mal. Einatmen in der Mitte des Brustbeins, ausatmen an den Schultern, die Schultern weich nach außen unten fließen lassen. 3-mal.

Hände verschränken. Fingerstellung wechseln, sodass der Daumen der nicht-dominanten Seite außen liegt. Arme über dem Kopf ausstrecken, Handinnenseiten zur Decke. Schultern weit öffnen und entspannen. Die dadurch entstandene Spannung im Rücken halten und die Arme behutsam und langsam nach vorne absenken, bis sie nach unten gestreckt sind.

Handinnenflächen mit gestreckten Armen Richtung Boden dehnen, gleichzeitig den Kronenpunkt zur Decke ziehen und die Muskeln der Oberarme ausdrehen. 30 Sekun-

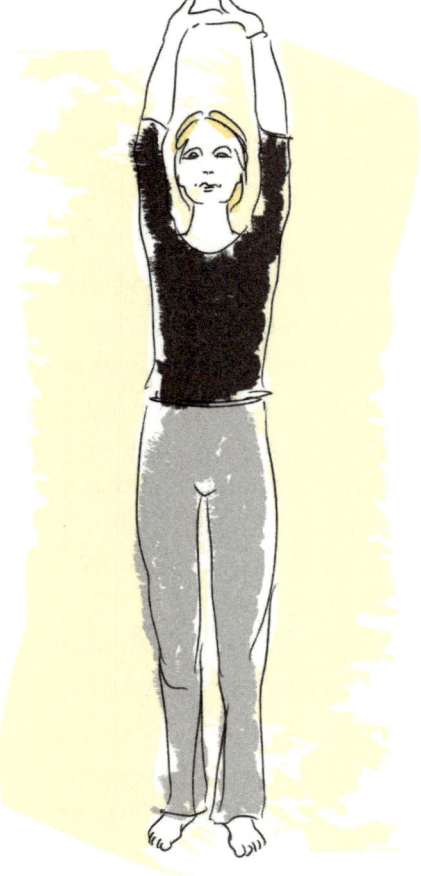
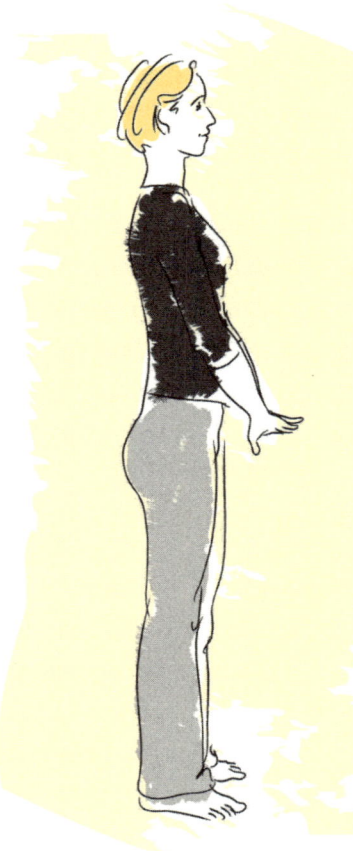

den halten. Entspannen. Noch 2-mal wiederholen. Arme lösen, Länge halten.

Arme auf den Rücken nehmen, ohne die Oberarmkugeln zu verschieben. Hände verschränken, Handinnenflächen Richtung Boden drehen. Ellenbogen zur Seite dehnen, die Muskeln der Oberarme ausdrehen, Kronenpunkt gleichzeitig zur Decke dehnen. 30 Sekunden halten, entspannen, noch 2-mal wiederholen.

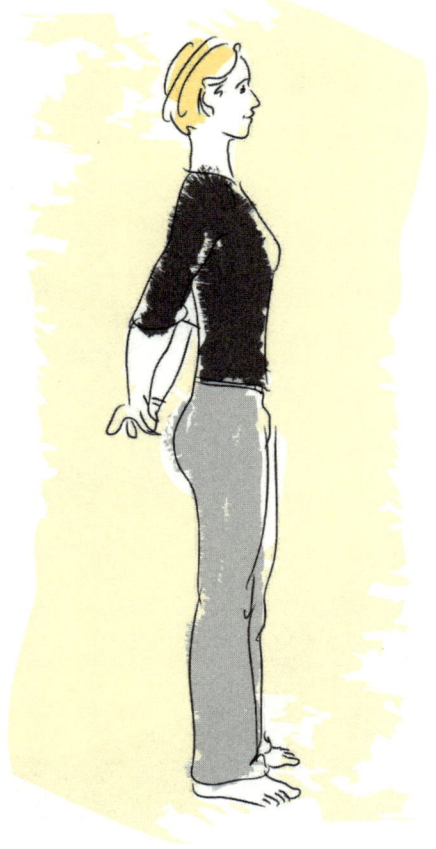

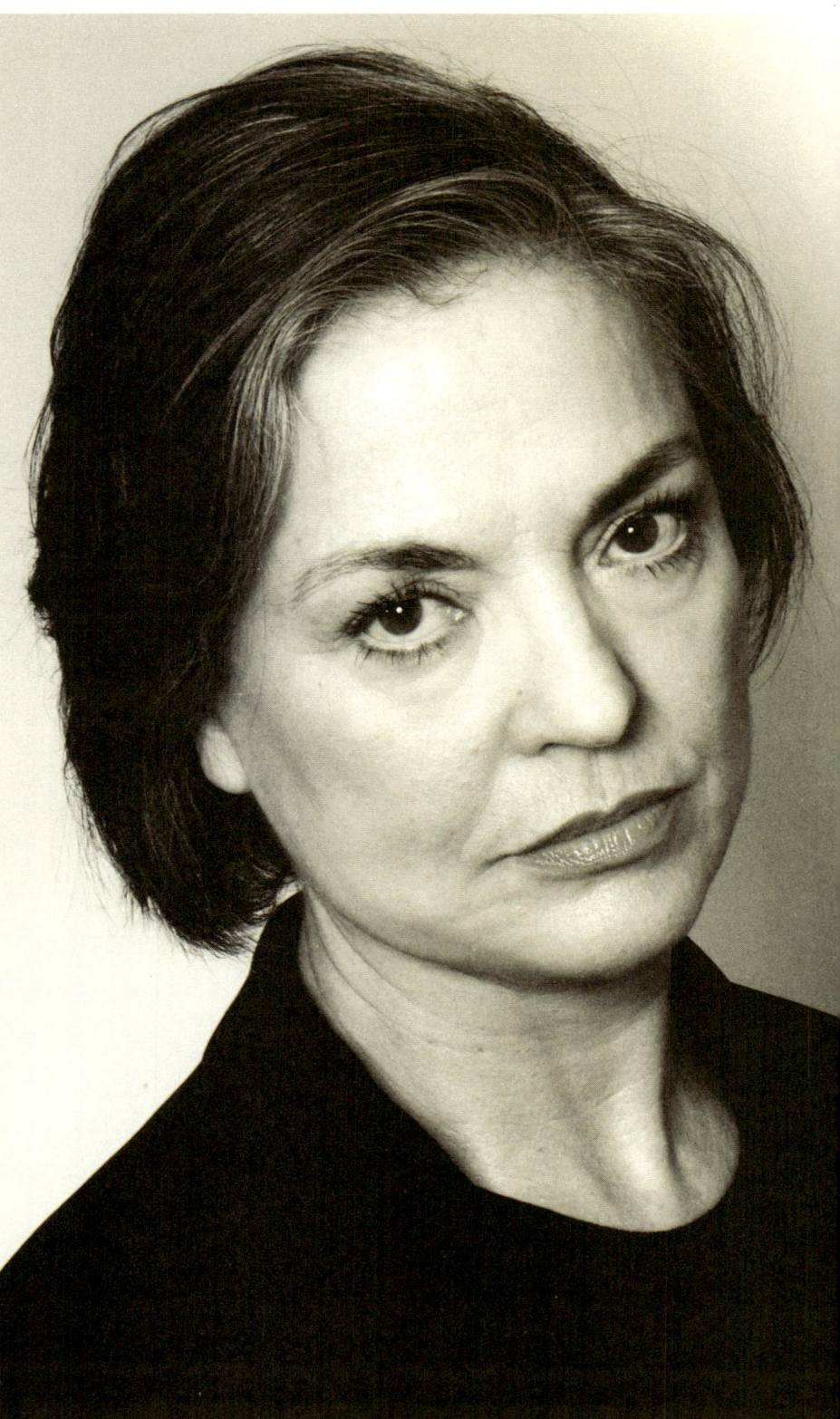

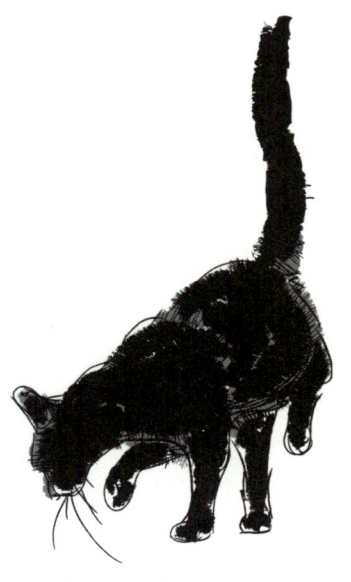

Das anatomische Glossar der CANTIENICA®-Methode für Körperform & Haltung

Das anatomische Glossar der CANTIENICA®-Methode

Arme, Beine

In der Idealhaltung schwebt die Kugel des Oberarms (Caput humeri) frei unter dem Schulterdach (Acromion). Erst der offene Gelenkspalt ermöglicht es dem Arm, sich in alle (zwölf) Richtungen frei zu bewegen. Von dieser Freiheit profitieren alle Gelenke des Arms (Ellbogen, Handgelenk, Fingergelenke). Der »gesunde« Arm bewegt sich »verschraubt«: Dreht sich der Unterarm nach innen (Musculi Pronator teres, Palmaris, Extensores, Supinator, Anconeus, Brachioradialis, Abductores), so verschraubt sich der Oberarm (Musculi Triceps brachii, Biceps brachii, Brachialis, Deltoideus, Coracobrachialis) nach außen. Und umgekehrt, dreht sich der Unterarm aus, sorgen die Muskeln des Oberarms durch Innenrotation für die Verschraubung. Der gute Gebrauch der Arme hält »die Schultern« frei und verhindert, dass die Muskulatur am Brustkorb verkürzt (Musculi Pectoralis major und minor, Subscapularis, Anteile des Serratus, Spinatus, Infraspinatus, Teres). Durch diese Verschraubung erhält der Arm Stabilität, Kraft und Beweglichkeit.

Das menschliche Bein funktioniert nach dem gleichen Prinzip wie der Arm: Voll beweglich und »gelenkideal« ist es, wenn der Oberschenkelkopf (Caput femoris) frei in der Hüftgelenkpfanne (Acetabulum) liegt und diese Freiheit bei jeder Bewegung erhalten bleibt. Der offene Gelenkspalt des Hüftgelenks sichert auch die gesunde Beinachse: Die Hauptmuskeln des Unterschenkels (Musculi Extensores, Fibularis, Tibialis) rotieren nach innen, jene des Oberschenkels nach außen (Musculi Vastus, Rectus, Sartorius, Quadriceps). Sie dehnen so die gesamte Hüftmuskulatur (siehe → Hüftmuskeln) und unterstützen die Beweglichkeit der Hüftgelenke und des Beckens (siehe → Becken, → Hüftmuskeln). Von dieser natürlichen Verschraubung der Beine profitieren die Füße (weniger Druck auf die Gelenke). Die Knie werden befreit von jedem Druck und jeder Reibung.

Die Resultate verloren gegangener Verschraubung kennen wir alle: Drehen Oberschenkel und Unterschenkel nach außen, entstehen die O-Beine des Cowboys, dreht beides nach innen, sind X-Beine das Resultat, gut sichtbar bei Models auf dem Laufsteg, die mit zusammengeklemmten Oberschenkeln daherstaksen.

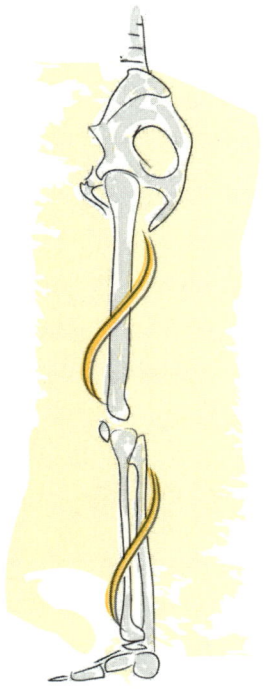

Atlas, Axis

Der Atlas ist der oberste Wirbel der Wirbelsäule, und eigentlich ist er, anatomisch genau gesagt, ein Gelenk: das Kopfgelenk. Das Basisgelenk des Kopfs kann im Atlas wie eine Kugel gleiten und sich in alle Richtungen bewegen: nach vorne, nach hinten, seitlich, diagonal. Der Atlas verbindet das Hinterhaupt mit dem Axis. So heißt der zweite Halswirbel, der den Atlas sozusagen absichert und ihn mit seinen praktischen Höckern beim Drehen und Wenden des Kopfträgers unterstützt.

Siehe auch → **Kopfträger**

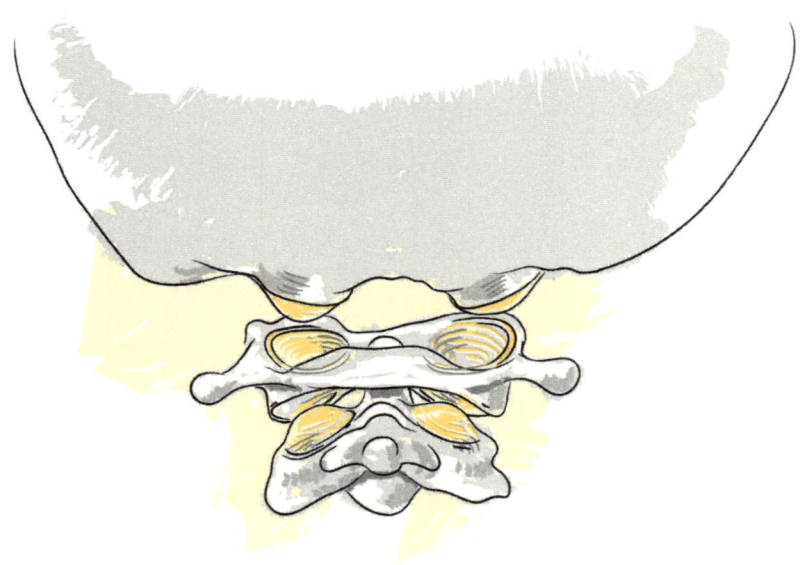

Aufrichtung, Aufspannung

Aufrichtung und Aufspannung des Achsenskeletts sind Voraussetzung für den aufrechten Kreuzgang des Menschen. Wird die Wirbelsäule vollkommen aufgespannt, so findet sie ihre ideale, sanfte Schwingung, die aus den Dornfortsätzen der einzelnen Wirbelsegmente (Hals, Brust, Lenden) entsteht. Die Bandscheiben zwischen den Wirbelkörpern haben Raum und können ihre Pufferfunktion erfüllen. In dieser optimalen Aufrichtung, Aufspannung sind sämtliche (über 200) autochthonen Muskelbündel aktiv und bilden ein Muskelfutteral für die Wirbelsäule, das diese gleichzeitig schützt und stützt und beweglich macht. Die lebenslange Aufspannung verhindert, dass der Mensch im Alter schrumpft, und alle durch diesen Schrumpfungsprozess ausgelösten Abnützungen und Krankheiten (Bandscheibenschäden, Wirbelsäulenverkrümmungen, Arthrosen, Osteoporose etc.)
Siehe auch → **Autochthone Rückenmuskulatur**

Außenrotation

In der gesunden anatomischen Grundhaltung rotieren die Muskeln der Oberarme und der Oberschenkel in der natürlichen Grundposition (Füße leicht in V-Stellung und hüftweit, Beine gerade, Becken und Brustkorb aufgerichtet, Wirbelsäule gedehnt, Schultern locker, Arme seitlich hängend) nach außen. Das sichert den Extremitäten und ihren Gelenken ihre Stabilität und zugleich ihre geschmeidige Beweglichkeit.
Siehe auch →**Arme, Beine**

Autochthone Rückenmuskulatur

Die autochthone Rückenmuskulatur umfasst Musculi Interspinales lumborum, Intertransversarii mediales lumborum, Intertransversarii laterales lumborum, Levatores costarum breves, Levatores costarum longi, Spinalis thoracis, Rotatores thoracis breves, Rotatores thoracis longi, Spinalis cervicis.

Sie schützen und stützen die aufgespannte Wirbelsäule in alle Richtungen: seitlich, diagonal, nach unten, nach oben.

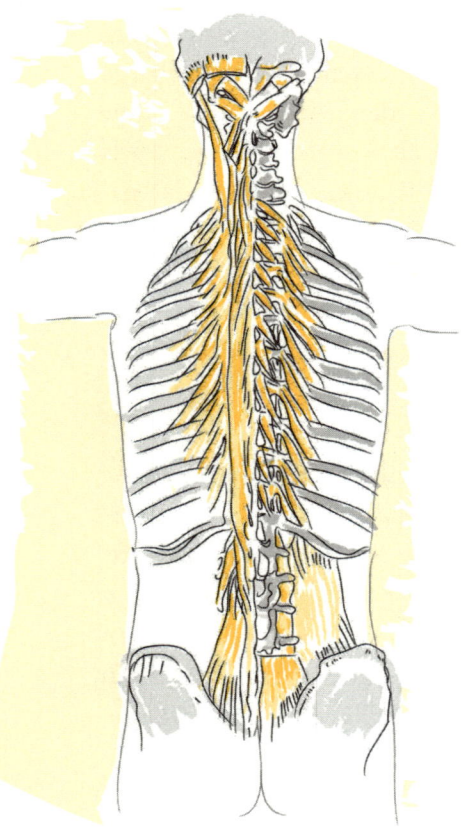

Über den vielfach gespaltenen Muskel (Musculus Multifidus) ist die Wirbelsäulenmuskulatur mit der Beckenmuskulatur (Levator Ani, Musculi Iliacus, Psoas major, Psoas minor) vernetzt. Am Nacken sind die autochthonen Muskeln mit den Kopfträgermuskeln verbunden (Musculi Obliquus capitis inferior, Rectus capitis posterior minor, Obliquus capitis superior, Rectus capitis posterior major). In nicht aufgespannnter Haltung, zusammengesunken, rund, kraftlos ist diese autochthone Muskulatur nicht aktiv.

Axis

Siehe → Atlas

Becken

Das knöcherne Becken (Pelvis, Os Ilium, Ossa Coxae, Os Sacrum, Os Coccygis, Symphysis Pubica) bildet die Mitte und das Fundament des aufrechten menschlichen Körpers und wird aus drei Knochen gebildet: zwei Beckenkämmen (Darmbeinkamm, vorne verbunden durch die Symphyse) und dem Kreuzbein **(Os Sacrum, siehe → Kreuzbein, Kreuzbeingelenke)**, das aus fünf zu einem stabilen Knochen zusammengewachsenen Wirbeln besteht. Das weibliche Becken ist weniger hoch als das männliche, breiter und eher herzförmig, die Beckenknochen bilden in der optimalen Haltung eine weite V-Form. Das männliche Becken bildet ein schmaleres V.

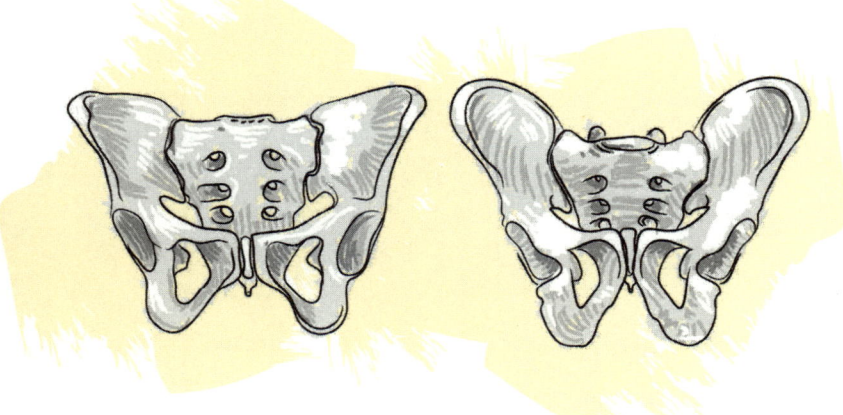

Links: das weibliche Becken.
Rechts: die Form des männlichen Beckens.

In der CANTIENICA®-Methode für Körperform & Haltung steht die absolute vertikale Auf- und Ausrichtung des Beckens im Zentrum, denn der Beckenstand entscheidet über die Haltung des gesamten Körpers: Wird das Becken horizontal vor- oder zurückgeschoben, egal wie wenig, so verändert diese Verschiebung die Position der Verbindungsgelenke zwischen Kreuzbein und unterstem Lendenwirbel (Facettengelenke). Diese Verschiebung setzt sich durch die Wirbelsäule und den Brustkorb bis zur Kopfhaltung fort. Der Beckenstand ist Voraussetzung für gesunde Hüftgelenke, eine flexibel aufgespannte Wirbelsäule und den mühelos »aufgehängten« Brustkorb. Er unterstützt alle großen Gelenke (Fußgelenke, Knie, Hüftgelenke, Wirbel, Schultergelenke) in ihrer reibungslosen Funktion.

Beckenbodenmuskulatur

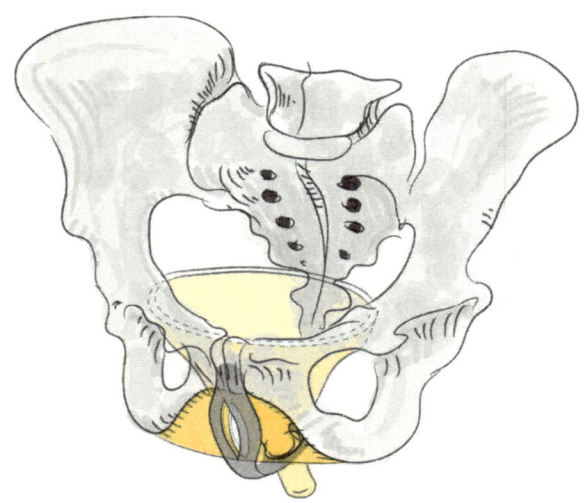

Regio Perinealis

Das knöcherne Becken wird unten von einem raffiniert verwobenen Muskelteppich zusammengehalten. Diese Beckenbodenschicht entwickelte sich durch die Bedürfnisse des aufrechten Gangs. Aus der Bauchwand musste ein tragfähiger Bauchboden werden. Der Zuschnitt der Muskulatur ist jenem der vierbeinigen Wirbeltiere zwar noch sehr ähnlich, die Funktionen haben sich indes komplett verändert.

Die 3 Schichten

1. Die äußere Schicht

Musculi Puboperinealis, Bulbospongiosus, Sphincter ani externus

Die äußerste Schicht umschließt schlingenförmig die Vagina, den Ausgang der Harnröhre und den Anus bei der Frau; Harnöffnung, Samenleiter, Anus beim Mann. Die äußerste Schicht ist am Damm (Perineum) mit der mittleren und der inneren Schicht verbunden und wird immer mittrainiert, wenn die großflächigen inneren Schichten aktiviert oder bewusst entspannt werden. Übertraining der äußersten Schicht kann bei Frauen zu Verkrampfung der Scheide führen, bei Frauen und Männern Hämorrhoiden auslösen oder verstärken.

2. Die mittlere Schicht

Musculi Transversus perinei profundus, Ischiocavernosus, Transversus perinei superficialis, Sphincter urethrae externus

Die mittlere Schicht verbindet quergestreift die vorderen Schenkel der Sitzbeinhöcker. Die mittlere Schicht ist mehr

Beckenwand als Beckenboden und wird in ihrer Wirkung immer noch vielfach verwechselt und überschätzt. Sie ist seitlich mit der Hüftmuskulatur und am Damm mit der äußersten und der innersten Schicht verbunden.

Am anatomisch perfekt auf- und ausgerichteten Becken lässt sich diese mittlere Schicht leicht aufspüren und einsetzen. Sie spielt für die Stabilität des Beckens eine wichtige Rolle, indem sie den unteren Rahmen des Beckens eng und das Becken in V-Form hält.

3. Die innere Schicht

Musculi Puborectalis, Pubococcygeus, Coccygeus, Iliococcygeus (bilden zusammen den → Levator Ani), Obturatorius Internus

Die innerste Beckenbodenschicht ist die flächengrößte und erstreckt sich fächerartig vom Kreuzbein zu den seitlichen Beckenknochenrändern, den Sitzbeinhöckern, zur Gelenkpfanne der Hüften, nach vorne zum Schambein. Ein Teil dieser inneren Schicht bildet den Levator Ani, den Anusheber. Ist der Levator Ani kräftig und trainiert, trägt er wie eine Schale die Organe des Unterleibs, vorab den Darm. Erschlafft hängt er durch.

Am Damm ist diese innerste, nach dem Stand der derzeitigen Forschung wichtigste Beckenbodenschicht mit der mittleren und der äußeren Schicht verbunden, der »Stiel« zur Schale liegt unter dem Sphincter. Die innerste Schicht ist symmetrisch angelegt und kann links und rechts unabhängig voneinander aktiviert und beansprucht werden. Diese Schicht reagiert auf jede Bewegung der beiden Beckenhälften und spielt daher eine wichtige Rolle beim beckengerechten Gehen.

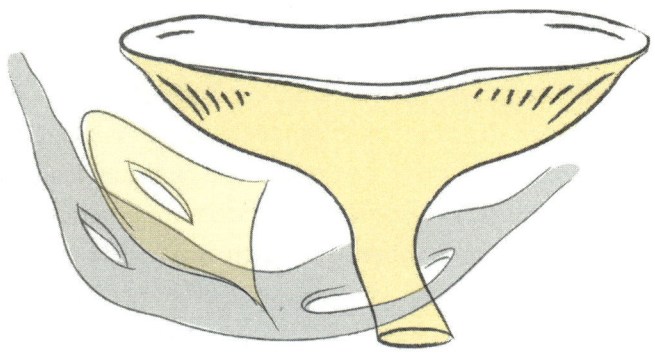

Die Schale wird von der innersten Beckenbodenschicht gebildet, dem Levator Ani.

Das kleine Dreieck stellt die mittlere Beckenbodenschicht dar: Sie ist eigentlich mehr Bauchwand als Beckenboden.

Die Achterschleife soll die äußerste Schicht versinnbildlichen: Die hintere Schleife bildet den Sphincter (Darmschließmuskel). Die vordere Schleife hat nur die Frau, sie liegt um die Vagina und hat ebenfalls Schließfunktionen.

Beinachse, Verschraubung

Durch die Stellung der Füße und das Aufrichten des Beckens kommen die Beine in ihre ideale Achse: Ferse, Knie, Hüftgelenk liegen auf einer geraden Linie. In dieser Haltung können sich die Muskeln des Beins anatomisch ideal verschrauben: Am Unterschenkel ziehen die Muskeln nach innen, am Oberschenkel nach außen **(siehe → Arme, Beine)**. Das entlastet die Gelenke (Knie, Sprunggelenk, Hüftgelenk, Kreuzbeingelenk), stabilisiert die Beinachse und stattet den

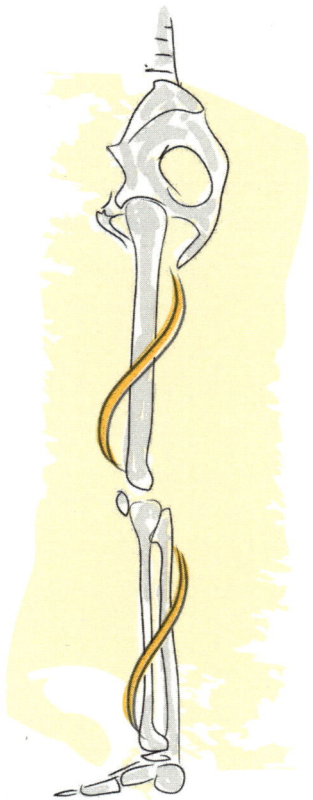

»Hebel« Bein mit Kraft aus. Geht diese Verschraubung dem Beingedächtnis verloren, drehen sich beispielsweise alle Muskeln nach außen, so entstehen O-Beine mit allen Folgeschäden für die Gelenke. Rotieren alle Beinmuskeln nach innen, bilden sich X-Beine.

Beine
Siehe → Arme

Brustkorb aufrichten

Das Becken und der Brustkorb sind über die Wirbelsäule und über die Rumpfmuskeln untrennbar miteinander verbunden. Die Haltung/Ausrichtung des einen bedingt die Haltung des anderen. Wird das Becken horizontal nach vorne gekippt, so klappt der Brustkorb vorne ein, und umgekehrt: Hängt der Oberkörper, kippt auch das Becken.

Schulterprobleme gehen fast immer mit einem eingefallenen oder aufgeplusterten Brustkorb einher. Das Brustbein (Sternum) sinkt ein. Die Rippen werden nach unten gezogen, die Zwischenrippenmuskeln (Musculi Intercostales etc.) erschlaffen. Dieser Zug verkürzt mit der Zeit das Schlüsselbein (Clavicula), was wiederum das Schulterdach (Acromion) und das Schulterblatt (Scapula) mitzieht.

Die gesamte Muskulatur an Hals und Brust erschlafft und verkürzt (Sternocleidomastoideus, Pectoralis major, Pectoralis minor, Serratus, Teres major, Teres minor, Subscapularis etc.). Im Gegenzug werden die Muskeln des Nackens und des oberen Rückens überdehnt und überfordert, was zu chronischen Verspannungen (Nacken, Rücken, Migräne) führt.

Damm

Siehe → Beckenbodenmuskulatur

Faszien

Faszien sind Häute aus straffem, kollagenem Bindegewebe. Sie umhüllen Muskeln oder Muskelgruppen. Sie sichern Form, Elastizität und Lage der Muskeln und ermöglichen eine relativ reibungslose Zusammenarbeit (Aneinandergleiten) benachbarter Muskeln oder Muskelgruppen. An den Enden (Ansatz, Ursprung) eines Muskels verdichten sich Faszien zu einer Sehne, die den Muskel am Knochen anheftet. So verbinden sie die Knochen mit den Muskeln. Bei Fehlhaltung verkürzen und verkleben die Faszien. Durch die Grundaufspannung des gesamten Achsenskeletts sorgt die dynamisch aktive Skelettmuskulatur für Geschmeidigkeit und Elastizität der Faszien. Verkürzungen, Überdehnungen werden verhindert.

Fußhaltung

Die Füße stehen immer so, dass sich die Fersen etwas näher sind als die Zehen, in einer angedeuteten V-Haltung (am eigenen Körper von oben nach unten betrachtet). Mit dieser Fußposition steht das knöcherne Becken V-förmig: oben weit, unten schmal. Der Levator Ani ist gespannt, die Organe liegen in seinem Schutz. Das Großzehengrundgelenk und der Mittelpunkt der Ferse schweben über dem Boden. Kleinzehe und Großzehe stehen sich möglichst nahe, der Mittelfuß hebt sich leicht an. So ist auch die Feinmuskulatur an der Fußsohle vernetzt und aktiv (Musculi Adductor

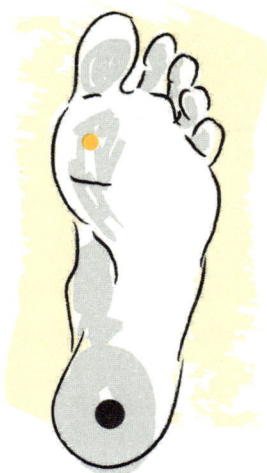

hallucis, Caput transversum, Flexor hallucis, Flexor digito-
rum longus etc.).

Gluteusmuskeln

Die äußeren Gesäßmuskeln, Musculi Gluteus maximus,
Gluteus medius, Gluteus minimus. Sie spielen bei der Vernetzung der Tiefenmuskulatur keine Rolle.

Grundtonus

Die Bezeichnung für die Vitalspannung der gesunden Muskulatur am aufgespannten Körper. Diese Grundspannung
kann bei Kleinkindern und gesunden Wirbeltieren beobachtet werden: eine dynamische Grundspannung, die vor
Lebendigkeit vibriert und gar nicht anders kann, als das zu
tun, wofür sie geschaffen ist, bewegen.

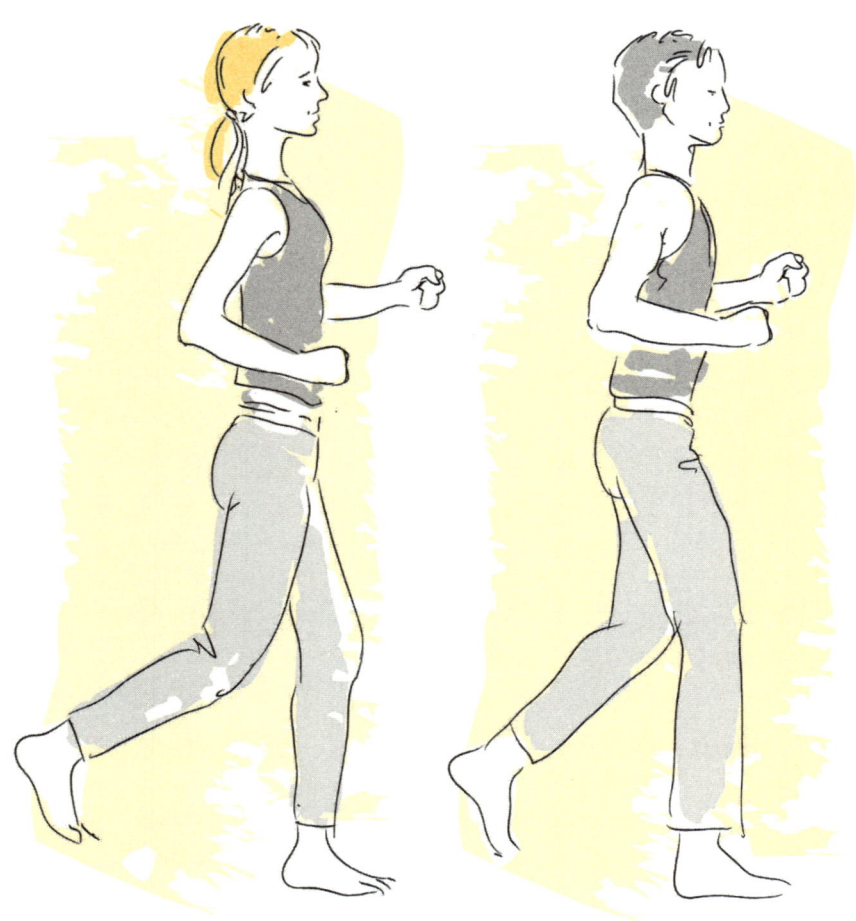

Hüftmuskeln

Die Musculi Gluteus minimus, Piriformis, Gemellus superior, Obturator internus, Gemellus inferior, Quadratus femoris sind direkt mit der Muskulatur des Beckens (siehe → **Beckenbodenmuskulatur**) verbunden. In der anatomisch gesunden Beinachse mit gegenläufig verschraubter Muskulatur an Unter- und Oberschenkel sind die Hüftmuskeln kräftig und geschmeidig und schützen die Kreuzbeingelenke (Articulatio sacroiliaca) und die Hüftgelenke (Articulatio coxae).

Kopf hoch, Kronenpunkt

Am optimal aufgerichteten und aufgespannten Torso thront der Kopf sich selbst tragend auf den Halswirbeln (siehe → **Atlas, Axis**). Die tief liegende Nackenmuskulatur (Musculi Longus capitis, Longus colli, Interspinales cervicis) kann zusammen mit den schädelhaltenden Muskeln (Musculi Rectus capitis posterior, Obliquus capitis, Semispinalis capitis etc.) den über sechs Kilogramm schweren Kopf tragen. Auch die gesamte Mimikmuskulatur des Gesichts kann vernetzt und aufgespannt werden.

Optimal aufgespannt ist das »Wirbeltier Mensch«, wenn der Torso unter Zugspannung steht. Scham- und Steißbein ziehen in eine Richtung, der Scheitelpunkt in die Gegenrichtung. Diese Aufspannung vernetzt die gesamte Muskulatur optimal. Wer nur am unteren Ende der Wirbelsäule zieht, gewinnt nichts, sackt ein. Wer nur am Scheitel zieht, zieht wahrscheinlich die Schultern hoch, verkrampft sich – und sieht auch so aus. Zug und Gegenzug bringen Tonus, Grundspannung, Energie, Sprungbereitschaft, Wachheit, Ausstrahlung – und doppelte Kraft durch die perfekte Nutzung sämtlicher Muskelverbindungen.

Der Kronenpunkt ist der empfindlichste Punkt auf dem Schädeldach, der Schnittpunkt der drei großen Schädelknochen (Lambda). *Die anatomische Formel:* Körper optimal aufgespannt, der Kern der Wirbelsäule gerade, Kinn waagerecht zum Hals stehend. Ziehen Sie eine Linie vom Nukleus der Halswirbel senkrecht nach oben, vom Kinn horizontal zum Schädelansatz/Atlas. Verbinden Sie nun die Diagonale von der Kinnspitze zum Punkt am Schädeldach, an dem die senkrechte Linie austritt, so haben Sie Ihren individuellen Kronenpunkt. Stellen Sie sich vor, Ihr Kopf sei an diesem Punkt an einem goldenen Faden aufgehängt und werde von einer unsichtbaren Hand hochgezogen. Suchen Sie dieses schwebende Gefühl in jeder Position.

Siehe auch → **Atlas, Axis,** → **Kopfträger**

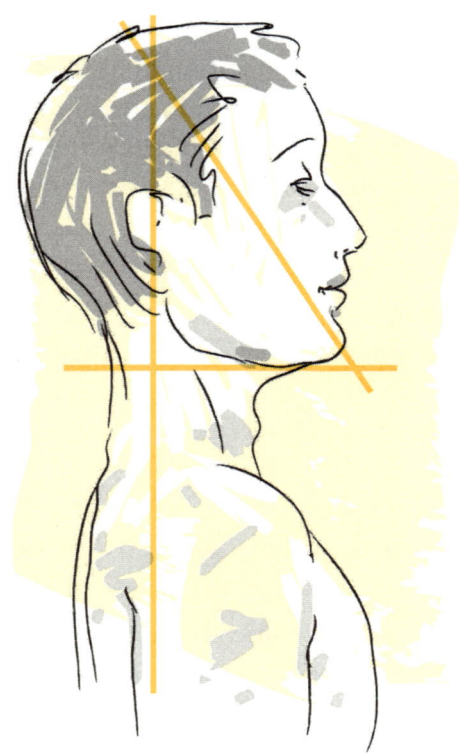

Kopfträger

Von den sieben Halswirbeln weichen der erste und zweite Halswirbel (Atlas und Axis) am stärksten von der Grundform der Wirbel ab. Sie sind so gebaut, dass sie sowohl die Hauptlast des Kopfs aufnehmen können als auch – einem Kugelgelenk entsprechend –»die Bewegung des Kopfs in drei Freiheitsgraden ermöglichen«. Steht sogar im Anatomieatlas (Prometheus, Thieme). In der logischen Anatomie der CANTIENICA®-Methode sind Atlas und Axis vor allem für die Beweglichkeit zuständig. Der im Durchschnitt über sechs Kilogramm schwere Kopf trägt sich weitgehend selbst (**siehe** → **Autochthone Rückenmuskulatur,** → **Kopf hoch, Kronenpunkt**). Wird der Kopf auf dem Atlas abgesetzt, was leider die Norm ist, so weicht der Brustkorb dem Druck aus, einige Muskeln des Halses werden überdehnt (Musculi Scaleni, Sternocleidomastoideus, Splenius capitis,Thyrohyoideus, Sternohyoideus etc.), andere Muskeln werden verkürzt (Musculi Intercostales externi, interni, Subcostales, Transversus thoracis). Die Rippen, die Schlüsselbeine können verkürzen, das Zwerchfell wird chronisch nach unten gedrückt (**siehe** → **Zwerchfell**). Verspannungskopfschmerzen, Migräne, Schluckbeschwerden, Zähneknirschen und Wirbelsäulenverformungen können hier ihren Anfang nehmen.
Siehe auch → **Atlas, Axis**

Kreuzbein, Kreuzbeingelenke
Os Sacrum, Articulatio sacroiliaca

Zwischen dem untersten Lendenwirbel und dem Steißbein sind fünf Kreuzwirbel samt Bandscheiben zu einem breiten

Knochen verwachsen. Durch seitliche Löcher treten die Nerven aus. Zusammen mit den Beckenschaufeln bilden die Seitenränder des Kreuzbeins zwei sogenannte Wackelgelenke, die von kreuz und quer verstrebten Bändersehnen geschützt und gestützt werden. Diese beiden Gelenke können über die vernetzte Beckenmuskulatur unabhängig voneinander bewegt werden. Wer diese Beweglichkeit bewusst fördert und einsetzt, kann das Becken lebenslang beweglich erhalten. **Siehe auch → Becken**

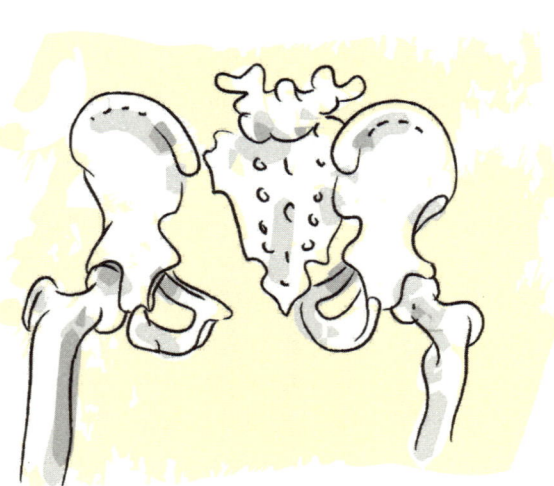

Kronenpunkt
Siehe → Kopf hoch

Längsgewölbe

Das Längsgewölbe des gesunden Fußes wird durch einen kuppelartigen Verbund von Muskeln, Sehnen und Bändern gestützt. Die wichtigsten sind die Musculi Adductor hallucis, Adductor obliquum, Flexor hallucis brevis, Abductor hallucis, Quadratus plantae.

In der CANTIENICA®-Methode wird das Gewicht des Körpers möglichst über den Fersen gehalten, das befreit den Fuß von Gewicht und Druck, er bleibt gesund und kann seine Aufgaben besser erfüllen.

Siehe auch → **Fußhaltung,** → **Quergewölbe**

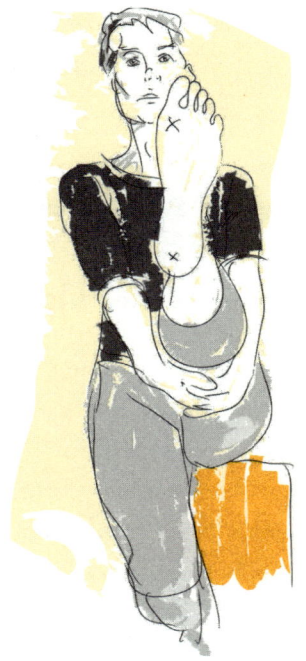

Levator Ani
Siehe → **Beckenbodenmuskulatur**

Multifidus-Muskel
Siehe → **Autochthone Rückenmuskulatur**

Pulsieren

Der Musculus Levator Ani besteht aus mehreren fächer-
artigen und symmetrisch angelegten Muskeln (siehe →
Beckenbodenmuskulatur), die durch das Ligamentum Ano-
coccygeum sehr robust verbunden sind. Durch bewusste,
zarte, gleichmäßig pulsierende Aktivierung der Einzelhälf
ten des Levator Ani kann diese wichtigste Schicht der
Beckenbodenmuskulatur im Alltag auf einfache und zugleich effiziente Art trainiert werden, (siehe auch mein Buch
»Tiger Feeling«). Von diesem möglichst häufigen Pulsieren
profitiert die gesamte autochthone Muskulatur an der Wirbelsäule, ebenso belebt es die tiefsten Schichten der Rumpfmuskulatur, zwischen den Rippen, im Brustkorb, am Bauch.
Siehe auch → Pulsierende Skelettmuskulatur

Pulsierende Skelettmuskulatur

In der gesunden anatomischen Grundhaltung ist die
autochthone Muskulatur 24 Stunden am Tag in einer
Grunddehnung, Grundspannung. In dieser natürlichen
Aufgespanntheit macht die skelettale Feinmuskulatur im
wahren Sinne des Wortes autochthon (selbsttätig) jede Mi-
krobewegung des Beckens und der Wirbelsäule mit. Durch
aktives Pulsieren des Levator Ani (siehe → Pulsieren) kann
diese Mikroaktivität verstärkt werden.

Pyramidenmuskel

Der Musculus Pyramidalis ist ein kleiner, pyramidenförmi-
ger Muskel, der genau am Oberrand des Schambeins ent-

springt und ungefähr eine Handbreit über dem Schambein endet. Der kleine Muskel verbindet und vernetzt die Muskulatur des Beckenbodens mit jener der vorderen Bauchwand (Musculi Transversus abdominis, Obliquus externus und internus, Rectus abdominis). Er spielt bei der Auf- und Ausrichtung des Beckens eine prominente Rolle. In herkömmlichen Beckenboden- und Haltungstrainings ebenso wie in den vielen Rückenschulen wird der Pyramidalis als verbindende Kraft unterschätzt – oder gar nicht erwähnt.

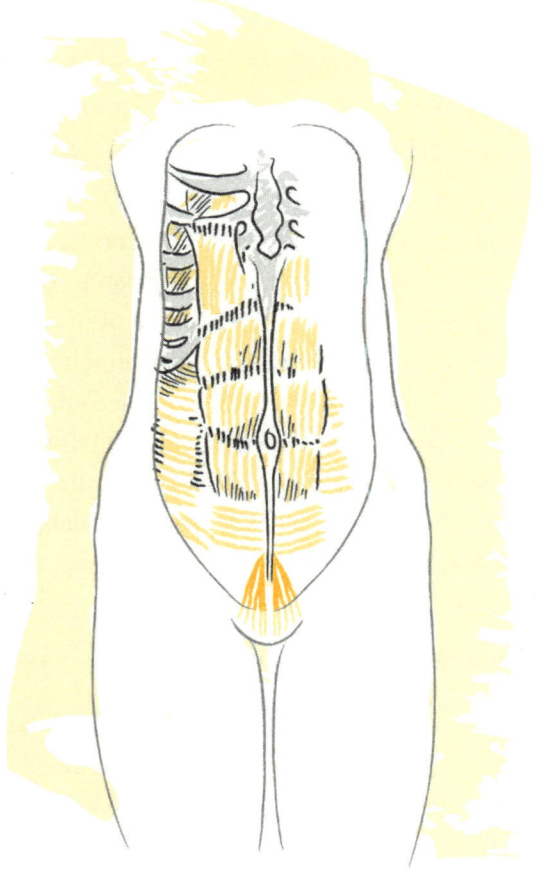

Quergewölbe

Ein wichtiger Muskelstrang verbindet das Grundgelenk der Großzehe mit dem Grundgelenk der Kleinzehe, er heißt Caput transversum und wird dem Musculus Adductor hallucis zugerechnet. Diese aktive Muskelstütze des Quergewölbes verhindert die Entstehung von Senk-Spreizfüßen, Entzündungen oder Schmerzen des Fußballens und der Zehengrundgelenke. Ist das Caput transversum erschlafft, begünstigt dies verschiedene Hallux-Erkrankungen.
Siehe auch → Fußhaltung

Schambein
Os Pubis, Symphysis Pubica

Bezeichnet den vorderen Rand des knöchernen Beckens, es lässt sich unter dem Schamhaar gut ertasten. Die Hälften des Schambeins gehen direkt in die Sitzbeinhöcker über. Die Knochen der linken und der rechten Beckenhälfte sind nicht aus einem Stück, sondern werden von der Schambeinfuge (Symphyse) zusammengehalten. Bei vielen Übungen dient das Schambein als Referenzpunkt für die Aufrichtung des Beckens, meistens zusammen mit dem Steißbein.
Siehe auch → Becken

Scharniergelenk Knie

Das Knie (Articulatio genus) ist ein einfaches Scharniergelenk, gemacht für Ein-Weg-Bewegungen: nach vorne, nach oben, nach hinten. Jede seitliche Bewegung kann dem Knie schaden. Damit es mehr aushält, wurde es von der Evolution mit einer dicken Knorpelschicht zwischen Ober- und Unterschenkel ausgestattet, Faserknorpelscheibe oder Meniskus. Außerdem schützen zähe Bänder/Anheftungsstellen (Ligamenta Cruciatum, Meniscofemorale, Collaterale fibulare, Capitis fibulae posterius etc.) vorne, seitlich und hinten in der Kniekehle das Knie.

In der CANTIENICA®-Methode wird das Knie zweifach entlastet: Durch die Vernetzung der gesamten Beckenmuskulatur und den Einsatz der Beckenbodenmuskulatur wird auch die gesamte Hüft- und Beinmuskulatur vernetzt. 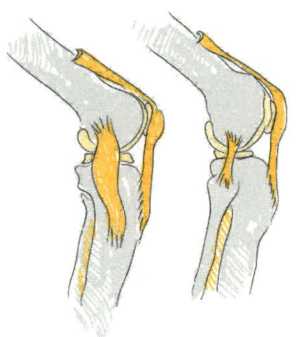 Die Muskulatur des hinteren Beins (Musculi Semitendinosus, Semimembranosus, Biceps femoris, Glutei, Gracilis etc.) wird gestärkt und übernimmt wieder ihre Arbeit. Die vordere Oberschenkelmuskulatur wird entlastet und gedehnt (siehe → **Vernetzung**). Von beidem profitiert das Knie – auch das Knie des Sportlers!

Schultern setzen

Wenn Becken, Wirbelsäule, Brustkorb richtig »sitzen«, können die Schultern loslassen, sich entspannen: Das Schulterdach (Acromion) steht frei über dem Oberarmkopf (Caput humeri), dem Schultergelenk (Articulatio humeri, Acromioclavicularis). Der Arm erhält dadurch mehr Kraft und Gelenkigkeit. Sämtliche Gelenke (inklusive distale und pro-

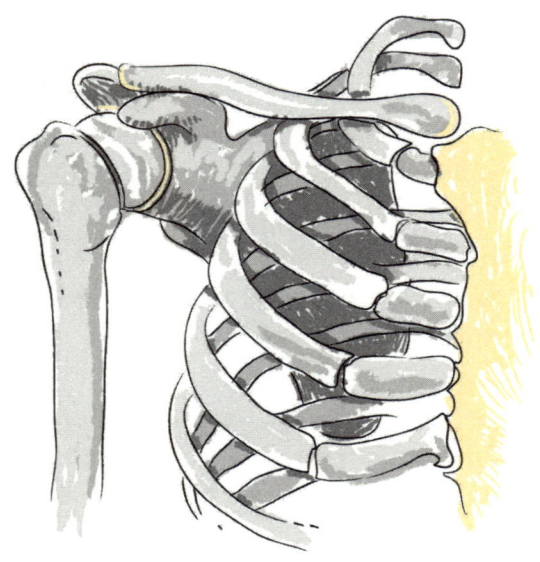

ximale Handgelenke) werden entlastet. Die Schlüsselbeine stehen waagerecht, das Sternum ist aufgerichtet, die Muskulatur des Halses ist natürlich gedehnt.

Siehe auch → **Arme, Beine,** → **Brustkorb aufrichten**

Sitzbeinhöcker
Tuber Ischiadum, Os Ischii

Am unteren Rand bildet das Becken zwei Ringknochen, die Sitzbeine oder Sitzbeinhöcker (Tuber Ischiadum). Sie sind einfach aufzuspüren: in der Mitte der horizontalen Falte unter dem Gesäß. Wenn Sie sich aufrecht auf einen harten Hocker setzen, spüren Sie die beiden Sitzbeinhöcker direkt. Jede Bewegung dieser beiden Knochenhöcker hat Auswirkungen auf die inneren Hüftmuskeln (Musculi Piriformis,

Gemellus superior, Gemellus inferior, Obturatorius internus, Quadratus femoris). Werden die Sitzbeine näher zusammengezogen, dehnen sich die Hüftmuskeln, die das Becken mit dem Oberschenkel (Trochanter major, Corpus femoris) verbinden. Werden sie auseinandergezogen, verkürzen sich diese Hüftmuskeln. Auch die Hüftbeuger reagieren auf jede Aktivität der Sitzbeinhöcker/Beckenhälften (Musculi Iliacus, Psoas major und minor). Die Muskulatur des Beckens, des Beckenbodens und der Hüften ist außerdem direkt mit den Beinmuskeln vernetzt (Musculi Biceps femoris, Semitendinosus, Semimembranosus, Sartorius, Rectus femoris, Vastus lateralis).

Im CANTIENICA®-Beckenbodentraining werden die Sitzbeinhöcker als Referenzpunkte für die innere, größte Beckenbodenmuskelschicht (siehe → **Beckenbodenmuskulatur**) genutzt. Über die Sitzbeinhöcker können Sie diese stabilisierende »Fundamentmuskulatur« jederzeit und überall bewusst einsetzen: Jedes Mal, wenn Sie einen oder beide Höcker bewusst bewegen, haben Sie die Beckenmuskulatur aktiviert.

Siehe auch → **Becken**

Skoliose

Verkrümmung der Wirbelsäule. Kann je nach Grad der Verkrümmung durch gezieltes und anatomisch geeignetes Haltungs-, Muskel- und Beweglichkeitstraining im Verlauf gestoppt, verbessert und in vielen Fällen sogar ganz behoben werden.

Siehe auch → **Aufrichtung, Aufspannung,** → **Autochthone Rückenmuskulatur**

Steißbein

Os Coccygis

Der verknöcherte Schwanz des Menschen. Weil wir als Zwei-
beiner nichts mehr zum Wedeln brauchen, wachsen die untersten fünf Wirbel zum Steißbein zusammen. Über die
Beckenbodenmuskulatur und die Aufspannung der Wirbelsäule kann dieses Steißbein erstens erspürt und zweitens
in Form gehalten werden. Es dient mit den Sitzbeinhöckern
und dem Schambein als Orientierungspunkt für die perfekte
Aufrichtung des Beckens mittels der skeletthaltenden Beckenmuskulatur. Der Übergang zum Kreuzbein ist gelenkig.
Siehe auch → Becken

Vernetzung

Am Rücken vernetzt sich der Levator Ani (innerste Beckenbodenschicht) mit dem »vielfach gespaltenen Muskel«
(Musculus Multifidus), dem Darmbein-Rippenmuskel
(Musculus Iliocostalis lumborum), die beide wiederum direkt mit der sogenannten autochthonen Rückenmuskulatur **(siehe → Autochthone Rückenmuskulatur)** verbunden sind:
rund 200 kleinen Muskeln, die jeden Wirbel der Wirbelsäule
schützen, stützen und beweglich machen.

Am Bauch: Durch die perfekte Ausrichtung des Beckens
werden die sogenannten tiefen Bauchmuskeln, der Musculus Psoas major, großer Lendenmuskel oder Hüftbeuger,
und der Darmbeinmuskel Musculus Iliacus, perfekt genutzt
und eingesetzt. Via Pyramidenmuskel, Musculus Pyramidalis, wird der Beckenboden vorne an der Bauchwand mit den
äußeren Bauchmuskeln verbunden. Dieser kleine Kerl hat

die Potenz, aus einer Hängewampe wieder einen straffen Unterbauch zu zaubern.

Unter den Gesäßmuskeln (Musculi Glutei maximus, medius, minimus) besitzt der menschliche Körper ein Set von Powermuskeln, das über den Beckenboden aktiviert und eingesetzt werden kann: den äußeren Hüftlochmuskel Musculus Obturatorius externus, den inneren Hüftlochmuskel Musculus Obturatorius internus, die Zwillingsmuskeln Musculi Gemelli inferior und superior, den birnenförmigen Muskel Piriformis, den viereckigen Lendenmuskel Musculus Quadratus femoris. Die Hüftmuskeln sind wiederum innigst mit der Oberschenkelmuskulatur (Musculi Adductor magnus, Biceps femoris, Semitendinosus, Gracilis, Rectus femoris, Pectineus, Vastus intermedius/lateralis/medialis, Sartorius, Adductor longus, Semimembranus, Gastrocnemius, Soleus, Fibularis brevis, Extensor hallucis longus, Tibialis anterior/posterior etc.) verbunden und ziehen diese bei jedem beckenbodengesteuerten Schritt »automatisch« mit.

Verschraubung Arme/Beine
Siehe → Arme, Beine.

Vitaltonus
Siehe → Grundtonus

Wirbelsäule, 24-Stunden-Aufspannung

Die Wirbelsäule besteht aus 24 Wirbeln: Sieben Halswirbeln, zwölf Brustwirbeln, fünf Lendenwirbeln. Als Knochen im Bauklötzchensystem aufeinandergestapelt, ist die Wirbelsäule eine hilflose Konstruktion. Erst die sogenannte autochthone Muskulatur (siehe → Aufrichtung, Aufspannung, → Autochthone Rückenmuskulatur) macht die Wirbelsäule stark, beweglich, flexibel und aufrecht. Die autochthone Muskulatur besteht aus über 200 kleinen Muskeln. Sie schützen und stützen die Wirbel nach links und rechts, nach oben und unten. Jeder einzelne Wirbelkörper ist auch noch seitlich diagonal mit den Nachbarwirbeln verstrebt.

Wie die Beckenbodenmuskulatur wird auch die autochthone Muskulatur im normalen Alltag sehr vernachlässigt. Herkömmliches Fitnesstraining bearbeitet in den meisten Fällen ausschließlich die peripheren Muskeln, also alle großen, von außen sichtbaren und tastbaren Muskeln, und selten die für das gesunde, leistungsfähige Skelett so wichtige Tiefenmuskulatur.

Zwerchfell
Diaphragma

Wie eine Kuppel spannt sich das Zwerchfell unter den Rippen auf. Es ist eine sehr dehnbare, elastische Muskel-Sehnen-Platte. Diese Muskel-Sehnen-Platte bewegt sich beim Atmen, dehnt die Rippen aus, sodass sich die Lungenflügel mit Luft füllen und vergrößern können.Das Zwerchfell ist mit dem seitlichen Bauchmuskel (Musculus Transversus abdominis) verbunden, am Rücken mit den Hüftbeugemuskeln Psoas major und Psoas minor. Vorne kommt das Zwerchfell hinter dem Brustbein mit hochpotenten Zwischenrippenmuskeln (Musculi Intercostales) und dem sternförmig (diagonal) angelegten Thoraxmuskel (Musculus Transversus thoracis) zusammen.

Wird das Zwerchfell, wie in vielen Atemtechniken üblich, beim Einatmen bewusst nach unten gesenkt oder gar gepresst, so entsteht Druck auf die Organe. Wird nicht bewusst dagegengehalten, schwächt der Druck auch die Beckenbodenmuskulatur **(siehe → Levator Ani)**, schiebt sie

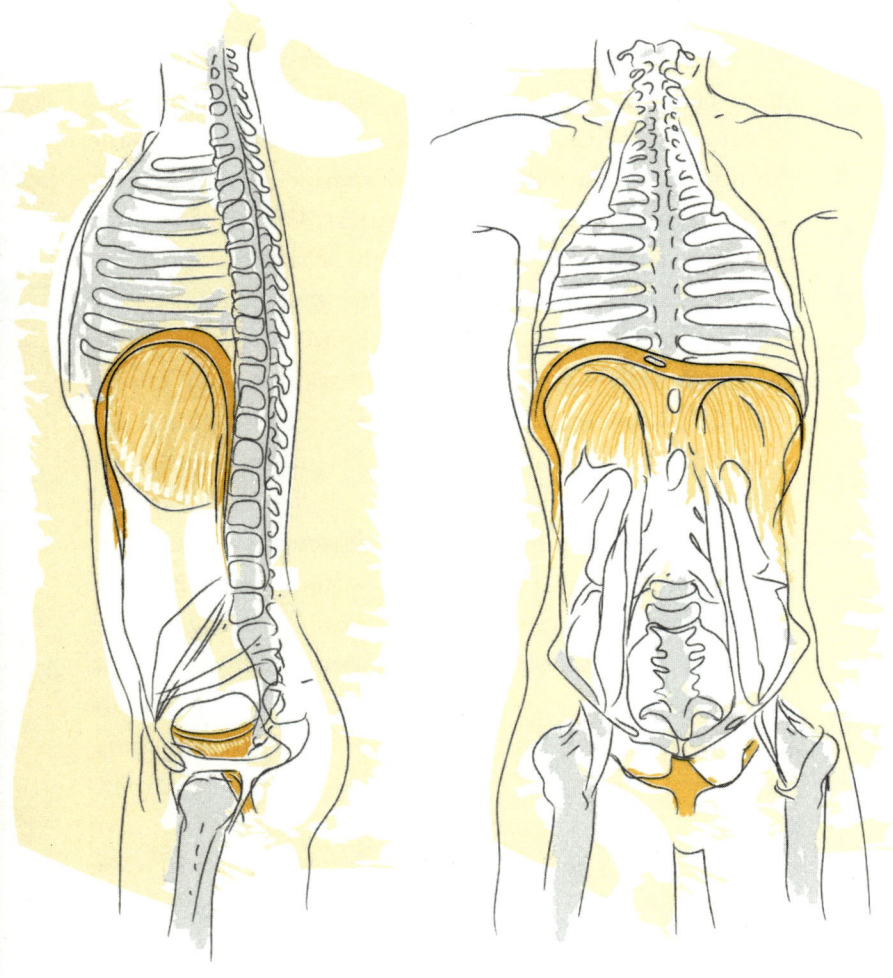

nach unten, »öffnet« sie. Bei großem Atemdruck wie beim Husten, Lachen, Niesen ist dieser Druck deutlich spürbar. Spontaner Urinabgang bei heftigem Husten oder Lachen und plötzlichem Niesen sind Folge dieses Drucks.

Anatomisch sinnvoll dehnt sich das Zwerchfell daher radial aus, es schafft mehr Volumen durch die Ausdehnung in alle Richtungen, wie eine sich ausdehnende kreisrunde Kuppel. Die enorme Elastizität der untersten (fliegenden) Rippen mit ihren Knorpelanschnitten (Cartilago costalis, Arcus costalis) ermöglicht es den Lungenflügeln, sich seitlich optimal auszudehnen. Die Organe, die über dem Zwerchfell liegen, werden durch die Ausdehnung und Entspannung massiert. Die Organe unter dem Zwerchfell sind geschützt; sie erhalten indes ebenfalls eine »Atemmassage« durch die zarte, radial gleichmäßige Ausdehnung und anschließende Kontraktion der gesamten, aufgespannten Rumpfmuskulatur. (Während einer Schwangerschaft schützt diese Atmung auch den Raum des heranwachsenden Kinds und bewahrt es vor pränatalen Haltungsschäden.)

In den Atemübungen in Kapitel sieben wird diese »artgerechte« Atmung bewusst als Unterstützung für die 24-Stunden-Aufspannung eingesetzt. Die Atmung wird eingeübt, bis sie sich automatisiert und zur Gewohnheit wird.

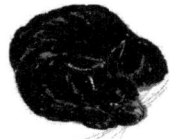

Anmerkungen

[1] Alle Zitate entstammen Originalbeiträgen des CANTIENICA®-Forums und sind auf www.cantienica.com nachzulesen.

[2] Callan Pinckney, Benita Cantieni: NEW CALLANETICS®, Journal für die Frau/Ullstein, 1997 (vergriffen)

[3] www.spiraldynamik.com

[4] Neil Shubin: Der Fisch in uns – Eine Reise durch die 3,5 Milliarden Jahre alte Geschichte unseres Körpers, Verlag S. Fischer, 2008

[5] Steve Ebright, www.neurofeedback.ch, Rubrik »Literatur«

[6] Benita Cantieni: Beschwerdefrei laufen – Mit effektiven Haltungs- und Bewegungsübungen zur richtigen Lauftechnik, Südwest-Verlag, 2006

[7] Benita Cantieni: Lauf los! ... aber richtig – Schritt für Schritt zur idealen Lauftechnik, Südwest-Verlag, 2000 (vergriffen)

[8] Name geändert

[9] Diese Formel verdanke ich Manuela aus Würzburg

[10] Benita Cantieni, Jürgen Spona: Well-Aging – Dreifach Power mit Aminosäuren, Bewegung und Ernährung, Econ Verlag, 2005

[11] Name geändert

[12] Name geändert

[13] Kapitel 5, Seite 74

[14] Benita Cantieni: Faceforming – Das Anti-Falten-Programm für Ihr Gesicht, Südwest-Verlag, 1998 (vergriffen)

[15] Maja Storch, Benita Cantieni, Gerald Hüther, Wolfgang Tschacher: Embodiment – Die Wechselwirkung von Körper und Psyche verstehen und nutzen, Verlag Hans Huber, 2007

[16] »Wellness Report intern« ist ein Abo-Newsletter der School of Public Health der Universität Berkeley, Kalifornien

[17] Tages-Anzeiger vom 23. August 2008

[18] Benita Cantieni: New Faceforming – Das sensationelle Gesichtstraining gegen Falten, Südwest-Verlag, 2007

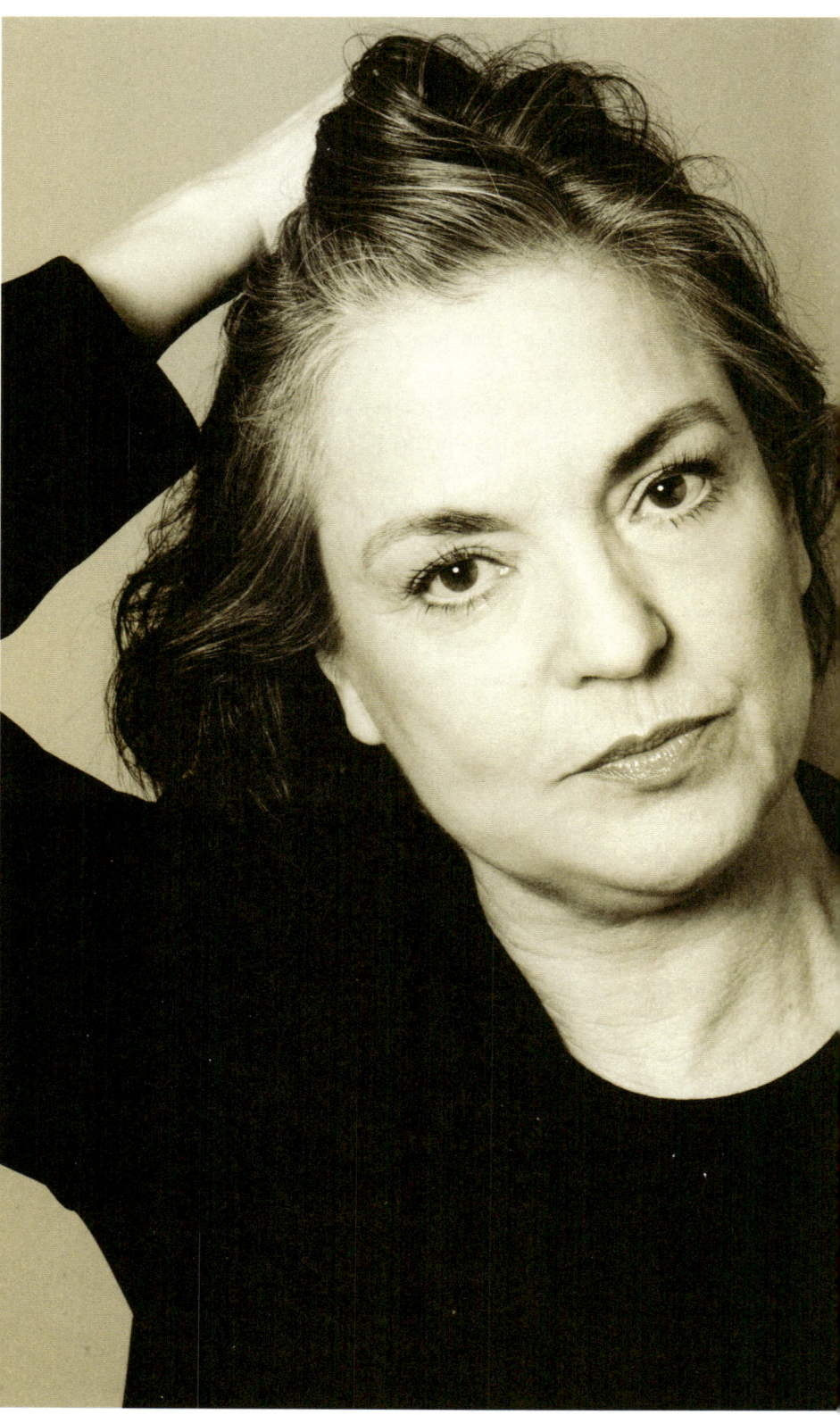

CANTIENICA®-Methode
für Körperform & Haltung

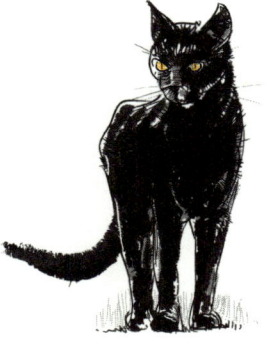

nteressiert Sie die CANTIENICA®-Methode als Anwenderin, Anwender? Unter www.cantienica.com finden Sie unter der Rubrik CANTIENICA®-Anbieter die besten Adressen.

Möchten Sie mehr über das System für Anbieterinnen und Anbieter wissen?

Die CANTIENICA®-Methode für Körperform & Haltung ist ein anatomisch fundiertes Haltungs- und Bewegungskonzept, »logische Anatomie, anatomische Logik«: Das Skelett wird so aufgespannt und ausgerichtet, wie es der individuelle Bauplan vorsieht. In dieser Grundaufspannung, dieser Grundausrichtung sind 100 Prozent der skeletthaltenden Muskulatur, Sehnen, Bänder, Faszien, in einem Grundtonus, einer Vitaldehnung. Aus dieser Neutralhaltung des Skeletts werden Kraft, Beweglichkeit, Ausdauer trainiert. Die daraus resultierende persönliche Bestform formt den Körper gesund und schön und verleiht ihm Ausstrahlung und Selbstbewusstsein – unabhängig von Alter, Größe, Gewicht.

Die Ziele der CANTIENICA®-Diplomausbildungen sind: sichere, gezielte und nachhaltig erfolgreiche Vermittlung der anatomischen Grundsätze und Übungen der CANTIENICA®-Methode. Bewusstheit und Wahrnehmung für die optimale Haltung des Skeletts. Freiheit von Schmerzen und Beschwerden am Bewegungssystem. Präventive Gesunderhaltung des gesamten Bewegungsapparats durch gezieltes Training der Haltung, der Muskulatur, der Beweglichkeit. Vorbeugung vor und Linderung oder Selbstheilung von Altersbeschwerden und -deformationen aller Art, zum Beispiel:

- Gelenkarthrosen, Abnützung der Knochen
- Osteoporose
- Deformationen der Wirbelsäule (Rundrücken, Hohlkreuz, Buckelbildung, Beckenschiefstand, Versteifung der Kreuzbeingelenke, Bandscheibenvorfälle)
- Verspannungen an Hüften, Schultern, Nacken
- Kopfschmerzen
- Verkürzungen von Sehnen, Bändern
- Muskelschwund
- Abnehmende Sensomotorik
- Urin- und Stuhlinkontinenz
- Organsenkungen, Prostatavergrößerungen

Die Methode unterstützt die Gesundheit des Bewegungsapparats durch

- Steigerung/Erhalt von Muskelmasse, Muskelkraft, Muskeldynamik
- Steigerung/Erhalt der Beweglichkeit
- Verbesserung/Erhalt der Sensomotorik durch konsequent hirngerechtes Körpertraining
- Steigerung/Erhalt der sexuellen Erlebnisfähigkeit
- Stimulation der neuronalen Netzwerke des gesamten Körpers
- Stimulation der Bewegungsfreude, Steigerung der Lebensenergie

Aufbau der Methode

Die CANTIENICA®-Methode für Körperform & Haltung lässt sich an die Bedürfnisse der Anbieter genauso flexibel anpassen wie an jene der Anwender. Sie ist in sechs Bausteine gegliedert. Außer CANTIENICA® – Coaching ist jeder Baustein ein in sich abgeschlossenes, funktionsfähiges System, mit dem sofort gearbeitet werden kann. Alle CANTIENICA®-Programme und -Übungen unterliegen einer strengen Kontrolle in puncto Sicherheit und Wirksamkeit.

CANTIENICA® – Das Beckenbodentraining
Ein gezieltes und sorgfältiges Programm für die Vernetzung und Kräftigung der gesamten Beckenmuskulatur. Für Hebammen und Therapeuten, die mit Menschen arbeiten möchten, die unter akuter Beckenbodenschwäche leiden.

CANTIENICA® – Das Powerprogramm
Ein Programm für 100 Prozent Muskelkraft und Beweglichkeit für alle Gelenke. Für Fitnessinstruktorinnen und -instruktoren, Therapeutinnen und Therapeuten, die körpergerechte Übungen zur Gesundheitsvorsorge anbieten möchten.

CANTIENICA® – Das Coaching
Dieser Baustein dient der Qualität des Unterrichts. Mit gezielter Sprache, klarer Demonstration und behutsamen Berührungen können die Absolventen ihre Lektionen effizienter, wertschätzender und erfolgreicher anleiten.

CANTIENICA® – Das Rückenprogramm, CANTIENICA® – go!, CANTIENICA® – Faceforming

Wer CANTIENICA® – Das Beckenbodentraining, CANTIENICA® – Das Powerprogramm, CANTIENICA® – Das Coaching absolviert hat, qualifiziert sich für diese spezialisierten Weiterbildungen.

CANTIENICA® – Das Rückenprogramm befähigt zur Arbeit mit Menschen, die unter Wirbelsäulenverkrümmungen, Bandscheibenvorfällen, Nervenkrankheiten etc. leiden.

CANTIENICA® – go! lehrt, wie sich Menschen trotz Rückenleiden, Arthrosen, Fußdeformationen, Migräne etc. schmerzfrei und federleicht bewegen können.

CANTIENICA® – Faceforming ist das Programm gegen Falten, Kopfschmerzen, Zähneknirschen, Tinnitus etc.

Das ausführliche Kursprogramm können Sie ganz einfach von der Homepage herunterladen oder bestellen unter infotiger@cantienica.com.

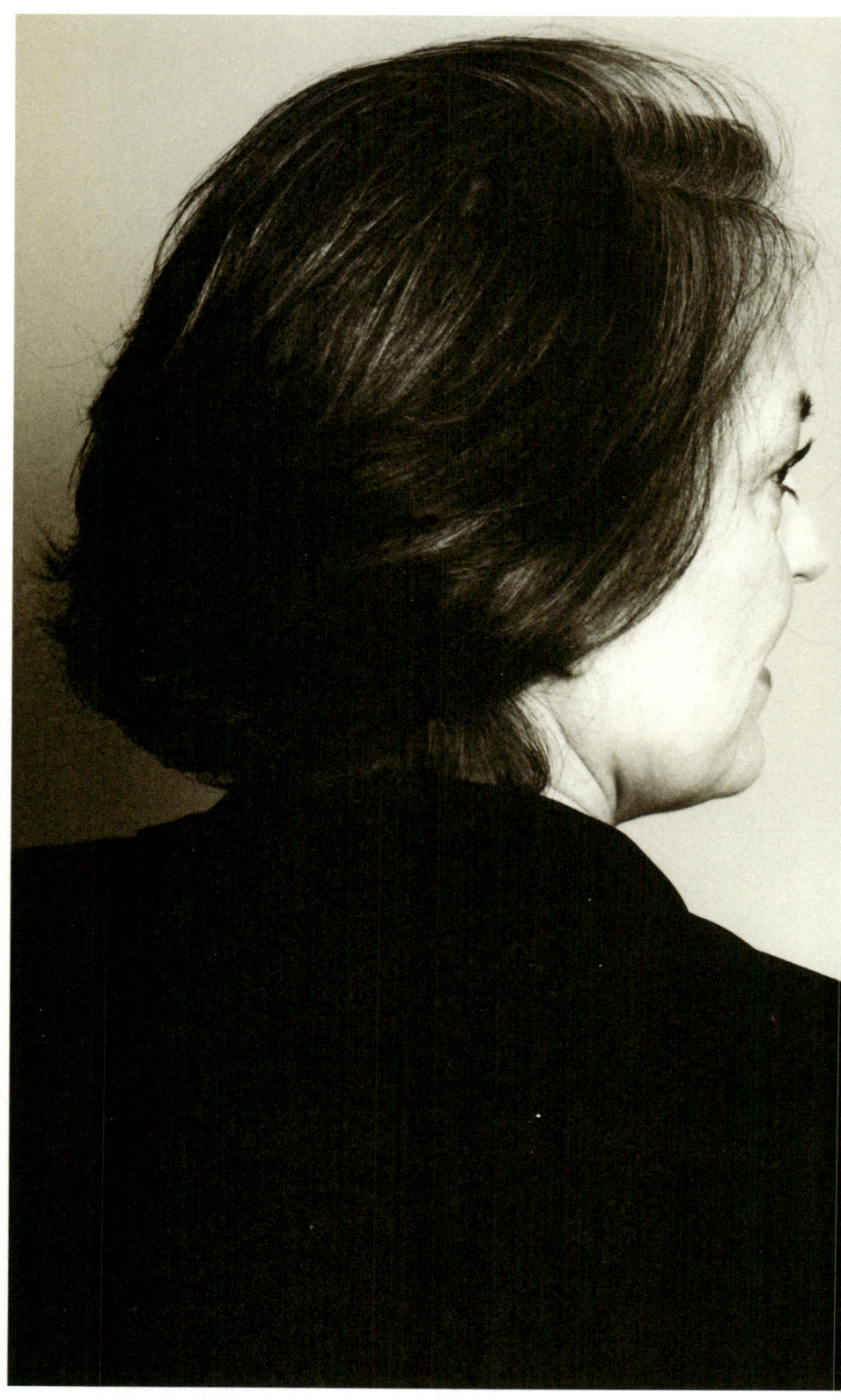

Häufig gestellte, interessante, kuriose und ein paar andere Fragen

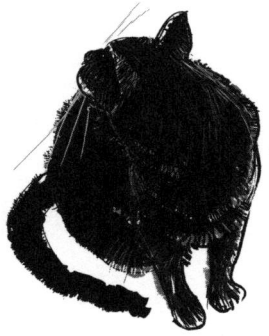

Warum schrumpfen im Alter praktisch alle Menschen, wenn Ihrer Ansicht nach die Schwerkraft doch das ideale Medium für den aufrechten Menschen und seinen aufrechten Gang ist?

Genaues weiß man nicht, ich kann Ihnen »nur« meine Hypothese anbieten: Das wurde uns hochzivilisierten Menschen gründlich eingeredet, und heute glauben wir es einfach, weil so viele am Gleichen leiden. Muss doch stimmen, wenn neun von zehn im Alter wirklich kleiner werden. Mir scheint, dass die Newton'schen Gesetze der Schwerkraft von Apfel, Nuss und Birne einfach auf den Menschen übertragen wurden. Zieht es den Apfel nach unten, so muss die Schwerkraft doch auch uns Menschen mit der Zeit »bodigen«. Es wird vergessen, dass wir uns in und durch die Schwerkraft entwickelt haben. Die Schwerkraft ist die Mutter unserer Knochen und Muskeln. Den Beweis tritt jeder Mensch an: Jede, jeder von uns ist als Kind in die Schwerkraft gewachsen, wurde in die Schwerkraft, in der Schwerkraft groß. Dieses Prinzip dreht sich nicht um, nur weil wir 25 und ausgewachsen sind. Und noch einen Beweis habe ich für meinen Standpunkt: Wer »meine« logische Anatomie umsetzt, wächst wieder, holt die verlorenen Zentimeter wieder aus der Schwerkraft heraus, unabhängig vom Alter. Ich habe durch den Umbau meines krummen Körperhauses in ein gerades mehr als vier Zentimeter erobert.

Sie behaupten, die meisten Beschwerden am Bewegungsapparat, von Fußdeformationen bis Rundrücken, seien selbst gemacht und daher heilbar. Sind wir denn alle körperdumm?

Nein. Wir sind nicht körperdumm. Das Gegenteil ist der Fall. Sobald Menschen verstehen, wie sie ihre Gelenkarthrose, ihren Bandscheibenschaden, ihre Nackenverspannungen, ihren Beckenschiefstand selber machen und selber un-machen können, werden fast alle zu Körpervirtuosen. Das ist die Essenz meiner Arbeit: Ich zeige Ihnen, wie Ihr Körper funktioniert, denn sobald Sie ihn verstehen und gut behandeln, sind Sie das beste Team, Ihr Körper und Sie. Uns allen fehlt die Gebrauchsanweisung für unser Meisterwerk aus Fleisch, Blut und Knochen. Wir erhalten weder von unserer Familie, noch in der Schule, noch im Sportunterricht, noch in der Hausarztpraxis erklärt, wie unser Bewegungskörper funktioniert, wie er behandelt werden will, damit er uns das ganze Leben lang begleitet. Nun wird dieses Lebenslang immer länger, die Liste der Altersbeschwerden wird immer länger. Höchste Zeit, dass wir die Prävention in die eigenen Hände nehmen, die Gebrauchsanweisung studieren und den Körper gut behandeln.

Bezahlt meine Krankenkasse, wenn ich CANTIENICA®-Lektionen besuche?

Konsultieren Sie einen Physiotherapeuten, eine Physiotherapeutin, der, die zusätzlich CANTIENICA®-Diplomausbildungen besucht hat, ja. Einige sehr gute CANTIENICA®-Studios wurden von Quereinsteigerinnen wie mir aufgebaut. Wir haben's in der Willkür der Gesundheitsbürokratie schwer. Das tut mir einerseits leid für Menschen, die Behandlungen bezahlt bekommen, die nichts bringen. Andererseits finde ich, Prävention ist auch Privatsache. Ich habe den beweglichsten, kraftvollsten, lustvollsten Körper meines Lebens. Ich sehe voller Zuversicht in mein eigenes Alter, weil ich weiß, wie ich Arthrose verhindern oder ausheilen, wie ich Osteoporose vorbeugen kann, wie ich den Rücken schmerzfrei halte. Ich habe 100 Prozent Nutzen aus meiner Investition, 100 Prozent »Return on Investment«.

Was, wenn ich auch ohne Gymnastik bis 100 fit bleibe? Dann hätte ich mit der Prävention Zeit und Geld verschwendet ...

Es ist leider schwierig, Prävention nachzuweisen. Ich kann Ihnen nicht beweisen, wie ich dran wäre, hätte ich meine Methode nicht entwickelt. Behaupte ich, ich wäre im Rollstuhl, können Sie mir zu Recht vorwerfen, dass ich keinen Beweis habe für diese These. Ich weiß, dass es mir mit diversen künstlichen Gelenken und einem versteiften Kreuzbein nicht gut gehen würde. Ich hatte 47 Jahre meines Lebens jeden Tag Schmerzen, nun habe ich seit ein paar Jahren keine Schmerzen, ich kann tanzen und laufen und springen und Purzelbäume schlagen und Spagate hinlegen. Das ist für mich Beweis genug. Einige Bekannte, die mich vor fast 20 Jahren auslachten, weil ich mich ihrer Ansicht nach auf das niedrige Terrain der Körperlichkeit herunterließ, sind heute im Rollstuhl, gehen am Stock, sind teilinvalid durch misslungene Operationen. Was ich sagen will: Wollen Sie das Risiko eingehen? Ich will es nicht darauf ankommen lassen. Ich sehe sehr wenige bis gar keine 100-Jährigen, die so fit sind, wie ich es mit 100 sein will, wenn ich denn 100 werden muss ...

Statistiken besagen, 65 Prozent aller Erwachsenen über 35 leiden regelmäßig an Rückenbeschwerden. Wie kann ich Rückenbeschwerden vorbeugen, wenn doch der aufrechte Gang ganz offensichtlich ein Modell mit großen Mängeln ist?

Der aufrechte Gang des Menschen, präziser: der aufrechte Kreuzgang ist ein Geniestreich der Evolution. Nur die Vögel haben sich zu noch mehr Leichtigkeit aufgeschwungen. Dieses Meisterwerk Menschenkörper taugt für eines nicht: fürs Herumsitzen. Vor ein, zwei Jahren geisterte eine Studie durch die Presse, die beweisen wollte, dass der menschliche Rücken eine Stuhllehne brauche, um sich gut zu fühlen. Wenn das so wäre, hätten wir uns in sechs Millionen Jahren eine Lehne aus Knochen wachsen lassen und wären in den Steinzeithöhlen sitzen geblieben. Stehen Sie auf, richten Sie sich auf, bewegen Sie sich. Verbannen Sie das Kriechtier aus Ihrem Kopf, werden Sie Mensch. Richten Sie sich ganz auf, die Schwerkraft trägt Sie. Werden die Knochen gemäß Bauplan aufgereiht und so hochgezogen, dass keiner an einem anderen reibt, so aktivieren sich durch diese Aufspannung 100 Prozent der skeletthaltenden Tiefenmuskulatur. So aufgespannt und muskelaktiv ist der Körper leicht und reaktionsbereit, geschmeidig, beweglich, schnell und kräftig.

Als Mann brauche ich einfach ein bisschen mehr als Ihr Haltungsturnen. Ich arbeite an Kraftmaschinen. Wetten, dass Sie es mit meiner Kraft nicht aufnehmen?

Wetten, dass doch? Ich habe schon 1983 Kieser-Training gemacht. Gebracht hat es mir ein paar sichtbare Muckis und noch mehr Schmerzen. Wenn die Grundhaltung, die Grundaufspannung nicht stimmt, ist das Training mit Gewichten oder an den Maschinen ein Training in einer Grundaufspannung, die anatomisch nicht stimmt ... Solange Übungsanleitungen wie »Gesäß anspannen und Rücken ins Polster drücken« an sündteuren Hightech-Geräten stehen und Sie diese Anleitung befolgen, haben Sie keine Ahnung, wie sich geschmeidige, gedehnte, aufgespannte Kraft anfühlt. In den Muckibuden herrscht immer noch das Weltbild des Turnvater Jahn. Muskeln werden erst verkürzt und dann aufgeplustert. Lassen Sie mich ein Beispiel bilden: Der Waschbrettbauch ist nichts anderes als ein absichtlich und willentlich verkürzter langer Bauchmuskel (Musculus rectus abdominis). Die Verkürzung am Bauch zieht die Brust- und Thoraxmuskeln nach unten. Selbst bei jungen Mister-Irgendwas-Männern schauen die Brustwarzen nach unten und der Hals wirkt dick. Die Verkürzung vorne am Körper verkürzt auch die Muskulatur am Rücken. Kurzer Bauch, kurze Rückenstrecker, Enge zwischen den Wirbeln, Belastung für die Bandscheiben. Sie würden staunen, wie viele der Trainer und Trainerinnen in den Kraft- und Fitnessstudios selber Probleme mit dem Bewegungsapparat haben! Ich habe schon genug aus der Schule geplaudert und mich weit aus dem Fenster gelehnt, und so nenne ich hier keine Namen mehr. Würde ich mir durch mein Training Arthrosen heranzüchten, Bänder reißen, ich würde meine Methode in Zweifel ziehen ... Umkehrschluss: »Lesen« Sie die Gebrauchsanweisung für Ihren Körper, respektieren Sie die anatomischen Gesetzmäßigkeiten und setzen Sie diese Prinzipien um, so ist Krafttraining eine tolle Sache für Körper und Geist.

Ich liebäugle seit Jahren mit Ihrer Methode. Es stößt mich ab, wie sehr Sie den Aspekt der Schönheit betonen, wenn es doch um Gesundheit geht.

Noch so ein Glaubenssatz, Gesundheit darf nicht schön sein? Ich habe mein ganzes Vermögen in den Aufbau meiner CANTIENICA®-Methode gesteckt. Ganz klar, ich möchte (muss) sie auch verkaufen. Ich weiß aus meinem früheren Berufsleben als Journalistin bei Frauenzeitschriften, dass Frauen über die Schönheit sehr leicht verführbar sind. Also versprach ich am Anfang wohlgeformte Beine, einen knackigen Po, einen flachen Bauch, schöne Brüste, harmonische, entspannte Schultern. Und dann geschah das Wunder: Es sprach sich in Windeseile herum, dass es sich um Therapie handelt, die auch schön macht. Die auch Spaß macht. Es sind vor allem Therapeuten, Therapeutinnen aus sehr unterschiedlichen Richtungen, die zur CANTIENICA®-Methode konvertieren, weil sie verstehen, dass Gesundheit und Schönheit untrennbar zusammengehören. Toll, nicht wahr? Also, CANTIENICA®-Methode, die therapeutische Fitness, die auch schön macht.

Seit ich konsequent nach Ihrer Methode trainiere, haben sich sämtliche Wechseljahrbeschwerden verflüchtigt. Wie kann das sein? Eine Art Hormon-Yoga?

Ich teile Ihre Beobachtung, und viele Klientinnen meines Studios ebenfalls: Regelmäßiges Training der Haltung und Tiefenmuskulatur, und die Wechseljahre sind beschwerdefrei. Wie das geschieht, weiß ich nicht, wäre ein spannendes Thema für eine wissenschaftliche Untersuchung. Bewegung, Muskelarbeit verbessern die Körperchemie (Hormonproduktion, Enzyme, Aminosäuren). Die konsequente Aufspannung befreit Rückenmark und Nervendurchgangslöcher von Druck. Über »Hormon-CANTIENICA®« denke ich ernsthaft nach.

Sie behaupten, Sie hätten mit Ihrer Methode bei sich selbst eine mittelschwere Skoliose geheilt. Können Sie das beweisen?

Ja und nein. Als ich mit meiner Körperarbeit 1993 anfing, ahnte ich nicht, was möglich ist. Die Röntgenbilder aus meinen krummen Tagen hatte ich auch längst bei einem meiner vielen Umzüge aus den Augen verloren. So gibt es leider den direkten Vergleich nicht. Also eher nein. Vor einem Jahr ließ ich aus einem organischen Grund eine Computertomografie durchführen. Organisch wurde nichts gefunden, doch sei das Skelett sehr interessant, große Abnützungen an den Lendenwirbeln, das Kreuzbein sehe auch nicht einwandfrei aus, ob ich denn sicher sei, dass ich mich schmerzfrei und gut bewege, fragte der Arzt. Das heißt: Die alten Schäden sind durchaus noch sichtbar. 45 Jahre Fehlhaltung hinterlassen Spuren an Knochen und Gelenken. Auch am rechten Oberschenkelkopf kann klar festgestellt werden, dass in den letzten Jahren eine »Knorpelfrischbildung« stattgefunden hat. Der Arzt würde mich allerdings eher im Vatikan als Wundergeheilte anmelden, als mir zuzuhören, wie ich das gemacht habe So gesehen: ja, kann bewiesen werden. Reihe ich Fotos aneinander, kann ich die Entdrehung und Gesundung am Kopfstand und an der Schädelform sehen. Den Rest hatte ich auf alten Fotos immer gut und schön verpackt. Ich bin eitel und war Weltmeisterin darin, meine Deformationen zu verstecken.

Vieles von dem, was Sie sagen und schreiben, leuchtet ein. Trotzdem bin ich skeptisch, ich leide unter Arthrose in den Füßen, an einem Knie und an einem Hüftgelenk. Wie können »kaputte Gelenke« wieder heil werden?

Arthrose entsteht, wenn durch Druck, Fehlbelastung, Stauchung, Kippung etc. zwischen Gelenkteilen der natürliche Gelenkspalt verloren geht. Erst trocknet die Gelenkflüssigkeit aus, dann wird der Knorpel angegriffen und abgetragen, durchgescheuert. Ist der Knorpel weg, reibt Knochen an Knochen, und das tut weh. Im schlimmsten Fall entstehen bakterielle Entzündungen und die Knochenoberflächen sterben ab (Nekrose). Eine Arthrose heilt aus, wenn die Reibung entfällt. Knochenteile auseinanderziehen, schwupps breitet sich die Gelenk-Knorpelflüssigkeit wieder aus, schmiert die Knochenenden. Bleibt diese Freiheit zwischen den Knochen, bildet sich neuer Knorpel, der Knochen darunter wird wieder heil. Mein rechtes Hüftgelenk sieht auf dem Röntgenbild aus wie neu, Pfanne und Kopf perfekt. Der Fachmann sieht an den Farbschattierungen, dass sich Knorpel »erst in späteren Jahren« gebildet hat. Bei Nekrose lassen sich die Knochenteile nicht mehr auseinanderdividieren, da hilft nur noch die Operation. Das abgestorbene Knochengewebe muss abgetragen werden.

Das heißt in Ihrem Fall: von unten nach oben erst die Füße entlasten und anatomisch gut kräftigen und ausrichten, dann durch die anatomisch vorgesehene Verschraubung der Beinachse die Kniescharniere entlasten. Die Ausrichtung des Beckens bringt wieder Raum und Knorpelsaft in die Hüftgelenke, und dann zeige ich Ihnen noch, wie Sie schmerzfrei und heiter einen Spagat machen können.

Ich bin jung, sexuell sehr aktiv und behaupte, das sei das beste Beckenbodentraining für uns Männer. Einverstanden?

Hier ist die Checkliste: Sie stoßen in der typisch männlichen Sexualaktivität mit gedehnter Lendenwirbelsäule, mit aufgerichtetem (nicht gekipptem) Becken, mit entspannten Gluteusmuskeln und vollkommen entspannten Muskeln am vorderen Oberschenkel. Sie können ohne Erregung willentlich die Hoden hochziehen und mit »Männlichkeit auf halbmast« geschmeidig weitermachen. Sie haben nicht den Hauch einer Hämorrhoide, brauchen keinen Lesestoff auf der Toilette, gewinnen jeden Wettbewerb beim »Weitpieseln«: Weiter so, Sie setzen den Levator Ani ein, haben einen super fitten Pudendusnerv. Ihre sexuelle Aktivität ist auch Gesundheitsvorsorge.

Eine Frage mit Nein beantwortet? Überlegen Sie sich das mit dem gezielten Beckenbodentraining noch mal. Damit Sie auch mit den Dritten noch herzhaft stoßen können ...

Platz für Notizen zu Ihrer Catpower

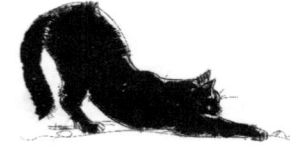

Impressum

© 2009 by Südwest Verlag, einem Unternehmen der Verlagsgruppe Random House GmbH, 81637 München.

Hinweis

Die Ratschläge/Informationen in diesem Buch sind von Autorin und Verlag sorgfältig erwogen und geprüft, dennoch kann eine Garantie nicht übernommen werden. Eine Haftung der Autorin bzw. des Verlags und seiner Beauftragten für Personen-, Sach- und Vermögensschäden ist ausgeschlossen.

Bildnachweis Catpower

Illustrationen:
Christian M. Weiß, München

Fotos:
Sabine Wunderlin, Zürich

Cover:
Benita Cantieni: Südwest Verlag/ Christian Weiß;
Rücken: Getty Images/Photonica/Mossadegh

Projektleitung
Sabine Gnan
Dr. Harald Kämmerer

Redaktion
Bernhard Schnüriger

DTP/Layout
Regina Bocek

Bildredaktion
Tanja Nerger

Umschlaggestaltung und Konzeption
Christian M. Weiß

Druck und Verarbeitung
GGP Media GmbH, Pößneck

Printed in Germany

ISBN 978-3-517-08425-1

9817 2635 4453 6271

FSC
Mix
Produktgruppe aus vorbildlich
bewirtschafteten Wäldern und
anderen kontrollierten Herkünften
Zert.-Nr. SGS-COC-1940
www.fsc.org
© 1996 Forest Stewardship Council

Verlagsgruppe Random House
FSC-DEU-0100
Das für dieses Buch verwendete
FSC-zertifizierte Papier
Munken Premium Cream
liefert Arctic Paper
Munkedals AB, Schweden.